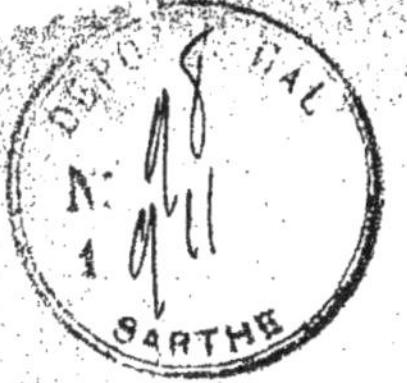

AF332622

LA

TUBERCULOSE DES PETITS OS LONGS

DE LA MAIN ET DU PIED

CHEZ L'ENFANT

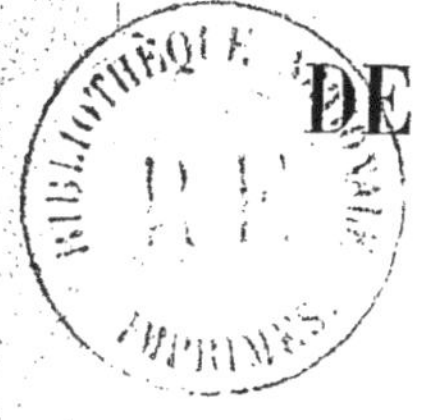

PAR

Le Dr L.-C. BAILLEUL

ANCIEN INTERNE DES HOPITAUX DE PARIS

PARIS

G. STEINHEIL, ÉDITEUR

2, RUE CASIMIR-DELAVIGNE, 2

—

1911

TUBERCULOSE DES PETITS OS LONGS

DE LA MAIN ET DU PIED

CHEZ L'ENFANT

BIBLIOTHÈQUE NATIONALE — R F — IMPRIMÉS

LA
TUBERCULOSE DES PETITS OS LONGS
DE LA MAIN ET DU PIED

CHEZ L'ENFANT

PAR

Le Dr L.-C. BAILLEUL

ANCIEN INTERNE DES HOPITAUX DE PARIS

PARIS

G. STEINHEIL, ÉDITEUR

2, RUE CASIMIR-DELAVIGNE, 2

1911

BIBLIOTHÈQUE NATIONALE — RF — IMPRIMÉS.

A MON PRÉSIDENT DE THÈSE,

M. le Professeur KIRMISSON

CHIRURGIEN DE L'HOPITAL DES ENFANTS MALADES,

MEMBRE DE L'ACADÉMIE DE MÉDECINE,

CHEVALIER DE LA LÉGION D'HONNEUR.

A M. le professeur ALBARRAN

CHIRURGIEN DE L'HOPITAL NECKER,
OFFICIER DE LA LÉGION D'HONNEUR.

M. le professeur agrégé CUNÉO,

CHIRURGIEN DE L'HOPITAL SAINT-LOUIS.

M. le docteur CHIFOLIAU,

CHIRURGIEN DES HOPITAUX.

MM. les Docteurs HEITZ-BOYER, LAVENANT
LEBRET, LEMIERRE, PAISSEAU, PICOT.

En expression de ma reconnaissance.

A MON MAITRE M. NÉLATON.

PROFESSEUR AGRÉGÉ DE LA FACULTÉ,
CHIRURGIEN DE L'HOPITAL BOUCICAUT.
(Externat 1901-1902. Internat 1904-1905).

*Hommage de respectueux et
profond attachement.*

A MES MAITRES.

A L'ÉCOLE DE MÉDECINE
ET A L'HOTEL-DIEU DE RENNES.

MM. les docteurs PERRIN DE LA TOUCHE, directeur de l'école de médecine. DAYOT, professeur de Clinique chirurgicale. FOLLET professeur de Clinique médicale (Internat).

DANS LES HOPITAUX DE PARIS.

M. le docteur L. GUINON, médecin de l'hôpital Trousseau. M. le docteur MOSNY, médecin de l'hôpital Saint-Antoine. M. le docteur TOUPET (*in memoriam*).

Externat.
M. le professeur LE DENTU (1899-1900, Hôpital Necker).
M. le professeur agrégé RIEFFEL (1900-1901, Hôpital Cochin).

Internat.
M. le docteur J. VOISIN (1902-1903, Salpétrière).
M. le docteur POTHERAT (1902-1903, Hôp. Dubois).
M. le docteur Gérard MARCHANT (*in memoriam*) (1903-1904, Hôp. Boucicaut).
M. le professeur agrégé LEGUEU (1903-1904, Hôp. Trousseau).
M. le professeur agrégé J.-L. FAURE (1903-1904, Hôp. Trousseau).
M. le professeur POIRIER (*in memoriam*) (1905-1906, Hôp. Lariboisière).

A MM. les professeurs agrégés, MAUCLAIRE, OMBRÉDANNE, BRINDEAU, PIERRE DUVAL, LEQUEUX, POTOCKI, PROUST.

A MM. les docteurs DEMOULIN, GUIBÉ, HERBET (*in memoriam*), MICHON, VEAU, chirurgiens des Hôpitaux, GANDY, médecin des Hôpitaux.

A M. MÉNARD

CHIRURGIEN EN CHEF DE L'HOPITAL MARITIME DE BERCK,

CHEVALIER DE LA LÉGION D'HONNEUR.

INTRODUCTION

Ce travail est essentiellement constitué par l'exposé des faits anatomopathologiques, radiographiques et cliniques que j'ai réunis, en étudiant les ostéites tuberculeuses des petites pièces squelettiques longues de la main et du pied, chez l'enfant; il ne saurait avoir d'autre prétention.

Ces ostéites occupent, dans le chapitre des tuberculoses osseuses, une place marquée par l'appellation particulière qui s'attache à elles depuis les temps les plus lointains de l'histoire chirurgicale. Nous leur conserverons ce nom de *spina-ventosa*, dont le seul mérite est évidemment de souligner de réelles particularités, en évoquant, par l'un de ses termes, un caractère clinique exact de ces ostéites diaphysaires, auxquelles une personnalité fut accordée par ceux qui, les premiers, observèrent, au temps où n'étaient connus, ni le bacille tuberculeux, ni l'expression histologique la plus habituelle de son évolution, ni même l'aspect anatomique de ses lésions.

Je n'ai pas retracé ici l'histoire des ostéites tuberculeuses des petits os longs. Elle appartient au passé si intéressant de la tuberculose, et le spina-ventosa, comme toutes les manifestations bacillaires, n'acquit, après une longue carrière obscure, ses caractères précis et définitifs, qu'à la période bactériologique de son histoire. A l'époque où des individualités morbides naissaient d'aspects cliniques particuliers, la tuberculose diaphysaire dut, des premières, attirer l'attention : on la devine sans peine dans les descriptions d'Ammanus, de Severinus, de Fred. Lud. Augustin. « In genere autem, écrit Augustin, plerumque ossa extremitatum longiora spina ventosa corripi observationes unanimi consensu docent ». Mais on confond ces manifestations que l'on rattache déjà, avant Boyer, à la scrofule, avec toutes les affections soit des os, soit des parties molles qui s'accompagnent d'une augmentation de volume de la région atteinte. « Spina ventosa malum adultis pariter atque pueris familiare », avait dit Ammanus ; « Recentiores vero pluries etiam in adultis spinam ventosam observaverunt et quamvis non negandum sit, accidentibus caussis (*sic*) infra explicandis, infantilem œtatem ob teniorem ossium structuram auctamque vasorum sensibilitatem, huic morbo prœ aliis obnoxiam esse », peut-on lire dans Augustin, dont les planches reproduisent des pièces anatomiques paraissant appartenir aux sarcomes des grands os. Sa thèse (1797), résume d'ailleurs d'une façon intéressante, les connaissances antérieurement acquises sur le spina-ventosa. (V. bibliogr.).

C'est en 1803 que Boyer, marquant le geste traducteur de l'idée qui se trouve chez ses devanciers, isola, pour le rattacher nettement à la scrofule, le spina-ventosa des enfants ; les ostéites que nous étudions eurent, dès lors, rang parmi les individualités cliniques, le seul qu'il fut possible de justifier encore. Pendant plusieurs années, sans qu'on parvint à les distinguer des manifestations de même aspect qui se voyaient aussi chez les enfants, telles que celles de la syphilis, elles devaient échapper à tout autre moyen d'étude.

En 1836, Auguste Nélaton, dans une thèse restée, à juste titre, comme l'affirmation première d'un caractère vrai et définitif des lésions macroscopiques de la tuberculose, donna au spina-ventosa sa signification anatomique de tuberculose osseuse.

Au cours du chemin lentement parcouru, de 1836 à 1882, par l'idée exprimée par Nélaton, la destinée du spina-ventosa fut celle de l'infection dont il était justement devenu une expression locale. L'étude du follicule tuberculeux, sa constatation au niveau des lésions diaphysaires, la connaissance très précise des manifestations histologiques de la réaction des tissus à un agent que l'on ne connaissait pas encore, prépara l'application des données nouvelles que devait apporter la découverte de Koch.

Le terme de spina-ventosa aurait pu dès lors disparaître devant l'unification des manifestations tuberculeuses, et être remplacé par celui, plus justifié, d'ostéite bacillaire. En 1889, M. Lannelongue exprima cette idée et ne conserva l'appellation de spina-ventosa, qu'après des réserves précises sur le sens qu'il entendait lui donner; ces remarques essentielles subsistent, et c'est seulement après les avoir invoquées, que nous continuerons à dire spina-ventosa pour ostéite tuberculeuse des petits os longs. Ce terme aura pour nous un sens plus précis encore ; il voudra dire ostéite diaphysaire totale, se présentant avec des caractères anatomiques justifiant vraiment une individualisation du type que l'on retrouve aussi rarement sur les autres pièces du squelette, qu'il se voit fréquemment sur les petites pièces longues des extrémités.

La raison de cette localisation particulièrement fréquente nous apparaît dans son expression macroscopique, mais nous échappe dans sa valeur intime qui relève des affinités biologiques précises du bacille tuberculeux. Que ce bacille vive plus facilement dans le tissu spongieux, tel que celui du bulbe ou des épiphyses, que dans la mœlle diaphysaire, ceci est démontré par ce que nous savons de toutes les tuberculoses osseuses; qu'il se développe plus volontiers sur les pièces osseuses de l'enfant, et, même, plus volontiers sur certaines d'entre elles aux différents âges de l'individu, cela paraît incontestable; mais, là doit en rester l'affirmation qui ne saurait aborder la justification de faits qu'il faut constater seulement.

L'aspect anatomique, exprimé par l'aspect clinique du spina-ventosa, est lié à deux conditions rarement associées sur les grandes pièces squelettiques, et, au contraire, souvent réunies sur les petits os longs, pendant une période de leur existence. La présence de tissu spongieux jeune, très différent, semble-t-il, par les conditions biologiques qu'il offre au bacille, du tissu médullaire diaphysaire, dans une gaine dont le périoste possède les propriétés d'activité qui sont le propre du périoste de la diaphyse, essentiellement différent, au nom même de son origine histogénique, de l'enveloppe périostique des épiphyses, est la condition essentielle de la réalisation du spina-ventosa; nous aurons l'occasion de revenir sur ces points en montrant les caractères de « faux os longs » qu'il faut reconnaître aux métacarpiens, aux métatarsiens et aux phalanges. Le spina-ventosa acquiert ainsi sa juste valeur de forme réactionnelle d'éléments histologiques groupés d'une façon particulière, et l'importance apparaît, que l'on doit accorder, dans la réalisation d'un type clinique, à la physiologie normale des éléments soumis à l'action pathologique par laquelle elle peut être mise en relief.

Les ostéites diaphysaires totales des petits os longs se présentent dans des conditions étiologiques très particu. lières ; elles appartiennent, mieux que tout autre foyer tuberculeux des os, au syndrome de la scrofule, et concourent à l'expression, chez l'enfant, des premiers ensemencements bacillaires. Ce côté de la question de leur pathogénie m'a conduit à des considérations générales que justifient les caractères mêmes de ces multiples lésions locales, procédant suivant des données qui ne sont pas livrées au hasard, et révélant la dissémination des agents infectieux dans l'organisme entier de ces enfants, véritables « *ensemencés* ». Nulles circonstances ne démontrent plus clairement la valeur d'infection générale de la raison d'être de ces foyers que nous avons gardé coutume d'appeler tuberculoses locales.

On trouvera, au début de l'Anatomie Pathologique, les observations de Parrot, de Lannelongue, de Gœtz ; elles m'ont paru avoir une valeur, échappant au temps, de documents très précis.

En opposition anatomique avec le spina-ventosa, tuberculose diaphysaire totale, j'ai réuni plusieurs observations de tuberculose des petits os longs, dans lesquelles les lésions, plus ou moins complètement localisées au voisinage de la zone dia-épiphysaire, n'offrent plus l'aspect que présentait la forme précédente. Je les ai décrites sous le nom d'ostéites à forme dia-épiphysaire.

L'exposé des signes cliniques du spina-ventosa a été fait magistralement par Parrot, Lannelongue, Gœtz; il semble difficile d'y rien ajouter. A ce point de vue clinique, comme au point de vue du diagnostic, il est légitime de distinguer, à côté de cas où la bacillose crée sur les petits os un ou quelques foyers, ceux où le nombre de ces derniers répond à une véritable forme à localisations multiples, particulière aux jeunes enfants.

Au chapitre du traitement de ces ostéites, dont les principes sont dictés par les idées recueillies au cours de la pathogénie et de l'anatomie pathologique de ces lésions, nous retrouverons toute la valeur d'expression locale d'une infection générale qu'il faut accorder au spina-ventosa. L'importance absolue du traitement général comme moyen le plus utile pour obtenir à la fois la guérison des manifestations réalisées et l'atténuation, au moins, de la faculté du terrain à servir au bacille de milieu de culture favorable, m'a conduit à ne réclamer pour les enfants l'intervention chirurgicale qu'en présence de certaines menaces locales, pouvant avoir des conséquences graves pour l'avenir des doigts atteints.

Pour justifier l'opportunité, alors seulement, d'un acte chirurgical précis, j'ai dans la deuxième partie du chapitre d'anatomie pathologique, exposé l'origine des difformités des doigts, qui peuvent être engendrées par les lésions tuberculeuses de leur squelette.

L'évidement, tel que le pratique M. Ménard, peut devenir le moyen de prévenir ces destructions graves. Les procédés d'ostéoplastie demeurent comme les moyens proposés pour remédier à ces lésions réalisées, et auxquels il est légitime de recourir avant d'en arriver au sacrifice d'un doigt de l'enfant.

Les figures de pièces anatomiques m'ont été confiées par M. Ménard. Pour l'orientation des dessins de radiographies, j'ai fait choix de la position anatomique qui réunit à l'avantage de faciliter la description, celui de placer chacune des images du côté auquel elle correspond. Les détails de ces figures et l'exposé des aspects cliniques, sont groupés dans les observations que j'ai dû condenser en une forme aussi brève que possible.

Je dois tous ces documents à M. Ménard; MM. les docteurs Andrieu et Calvé, ses assistants, m'ont bien souvent facilité des recherches pour lesquelles MM. Bougot, Gouguet de Girac, Lenoël, Trémolière, m'ont apporté une aide précieuse; avec une amabilité très grande M. Caussin a mis son talent à la disposition de ce modeste travail; je suis heureux de pouvoir ici les remercier très cordialement.

STATISTIQUE

J'ai étudié, à l'hôpital maritime de Berck, 274 observations de bacillose des métacarpiens, des métatarsiens et des phalanges.

1° *Fréquence des spina-ventosa.* — J'ai trouvé, *à Berck*, comme localisations tuberculeuses chirurgicales :

CHEZ 100 ENFANTS	de 2 à 5 ans	de 5 à 10 ans	de 10 à 15 ans
Spina-ventosa	42	7	4
Ganglions.............	30	38	52
Gommes.............	22	5	3
Colonne vertébrale	16	29	27
Calcanéum	13	2	2
Radius et cubitus......	12	0	0
Os malaire	9	0	0
Hanche	8	15	13
Coude	3	0	3
Genou...............	3	9	7
Carpe et tarse........	1	3	0
Tibia et péroné........	1	0	0
Radiocarpienne........	0	1	1
Tibiotarsienne	0	1	1
Sternum et côtes	0	1	4
Nombre de localisations.	160	111	117

D'autre part, nos 274 observations de spina-ventosa se répartissent ainsi :

Troisième année......	50	observations
Quatrième............	39	—
Cinquième ....·...	35	—
Sixième..............	19	—
Septième......	26	—
Huitième.............	22	—
Neuvième	16	—
Dixième.............	15	—
Onzième ....·....	14	—
Douzième............	11	—
Treizième ....·....	11	—
Quatorzième	13	—
Quinzième............	3	—
Total......	274	

Si la première et la deuxième année de l'enfance ne figurent pas dans ce tableau, c'est que très peu d'enfants sont envoyés à Berck avant 2 ans 1/2. J'ai dû, pour ces deux premières années, m'adresser aux chiffres donnés par ceux qui ont examiné des enfants apportés à la consultation des hôpitaux de Paris, vers le début par conséquent de leur affection. Parmi les cas observés à Berck, chez des enfants de 4 et 5 ans, un grand nombre appartiennent à des spina-ventosa dont le début remonte à plusieurs mois, à 18 mois, 2 ans même, et qu'il faudrait, par conséquent, attribuer aux premières années. Cette remarque ne fait que souligner le maximum de fréquence du spina-ventosa de la deuxième à la quatrième année de l'enfance, qui résulte du tableau précédent.

2° *Rapport du nombre des spina-ventosa au nombre d'observations.* — Les 274 observations sur lesquelles porte cette statistique, m'ont donné un total de 495 localisations aux métacarpiens, métatarsiens, phalanges. Dans 97 cas seulement il n'existait qu'un seul spina-ventosa de ces os, *associé* à d'autres manifestations bacillaires. Chez 154 en-

fants la pluralité des spina-ventosa réalisait plus ou moins
nettement la forme dite à foyers multiples, qui se rencontre surtout chez les jeunes enfants. Au contraire, les cas
dans lesquels un seul spina-ventosa était la seule manifestation bacillaire *constatée*, sont rares, j'en ai relevé 23.

3° **Associations des spina-ventosa à d'autres foyers
bacillaires.** — S'il est de règle d'observer chez le même
enfant plusieurs spina-ventosa, il est également fréquent de
constater la coexistence avec ces foyers de diverses autres
lésions bacillaires.

J'ai trouvé le spina-ventosa associé :

à des gommes et abcès cutanés			89	fois.
»	ganglions *suppurés*		74	»
»	lésions bacillaires du radius et du cubitus.		34	»
»	—	du calcanéum	27	»
»	—	du coude	27	»
»	—	du carpe et du tarse..	19	»
»	—	des os malaires	18	»
»	—	de la colonne vertébrale	17	»
»	—	du tibia et du péroné.	15	»
»	—	de l'humérus	10	»
»	—	de la radiocarpienne..	7	»
»	—	de la tibiotarsienne ...		
»	—	du genou	6	»
»	—	de la hanche	4	»
»	—	du sternum et des côtes	3	»
»	—	du fémur	2	»
»	—	de la rotule	1	»

Les lésions viscérales ne sont pas fréquentes chez les
porteurs de spina-ventosa : elles répondent aux cas dans
lesquels il s'est fait une profonde tuberculisation de l'organisme. Il faut aussi tenir compte du fait qu'on ne garde à
Berck que les enfants dont les poumons ne présentent pas
de lésions cliniquement perceptibles ; j'ai noté l'atteinte :

des poumons et des plèvres	6	fois.
du testicule	2	»
du péritoine	1	»
des méninges	3	»

4° **Fréquence des localisations aux différentes pièces osseuses.** — Les 495 localisations bacillaires que j'ai réunies, se sont réparties ainsi :

  Métacarpiens......... 183 localisations.
  Métatarsiens.......... 82 —
  Phalanges des doigts.. 198 —
  Phalanges des orteils.. 32 —

Le maximum de fréquence du spina-ventosa au niveau des os de la main est évident : de même, à la main, il se fait, au niveau des métacarpiens, qui, environ trois fois moins nombreux que les pièces phalangiennes, apportent, dans le tableau précédent, un nombre de localisations presque égal à celui fourni par les phalanges.

Métacarpiens. — Je les ai trouvés atteints :

  le deuxième................... 52 fois.
  » premier .... 42 —
  » troisième................... 36 —
  » cinquième.................. 32 —
  » quatrième .... 21 —

Métatarsiens. — Les lésions siégeaient sur :

  le premier.................... 45 fois.
  » deuxième .... 14 —
  » cinquième.................. 10 —
  » troisième.................. 8 —
  » quatrième .... 5 —

Phalanges des doigts. — Elles étaient atteintes :

  les premières .... 148 fois.
  » deuxièmes.................. 46 —
  » troisièmes................. 4 —

J'ai trouvé, parmi les *premières phalanges* :

  celle du pouce................. 36 fois.
  » du médius............... 32 —
  » de l'annulaire........... 31 —
  » de l'index .... 29 —
  » de l'auriculaire.......... 20 —

Parmi les *deuxièmes phalanges*, y compris la phalange unguéale du pouce :

celle de l'annulaire............... 18 fois.
 » du médius................. 15 —
 » de l'index................. 8 —
 » du pouce (unguéale)....... 3 —
 » de l'auriculaire............ 2 —

Parmi les *troisièmes phalanges*, phalanges unguéales, non compris celle du pouce :

celle de l'auriculaire............ 2 fois.
 » de l'index.................. 1 —
 » de l'annulaire .... 1 —

Phalanges des orteils. — Elles étaient malades :

les premières................... 27 fois.
 » deuxièmes................. 5 —

Des *premières phalanges* :

celle du gros orteil............ 12 fois.
 » du 3e orteil................ 7 —
 » du 2e orteil................ 5 —
 » du 4e orteil............... 2 —
 » du 5e orteil............... 1 —

Des *deuxièmes phalanges*, y compris la phalange unguéale du gros orteil :

celle du gros orteil.............. 4 fois.
 » du deuxième orteil......... 1 —

5° **Fréquence des localisations aux différentes pièces, aux différents âges de la 3e à la 15e année**. — J'ai analysé à ce point de vue, 172 observations, comprises dans notre statistique générale et relevées, au hasard de l'ordre chronologique, sur les registres de M. Ménard. Ces observations m'ont fourni un total de 329 localisations, pour lesquelles j'ai trouvé la répartition exposée dans les tableaux suivants :

Troisième année : 28 observations, — 51 localisations.

		Ier	IIe	IIIe	IVe	V^e d./o.
Métacarpiens						
20 localisations		4	5	5	2	4
Phalanges	1re phal. 8....	3	2	3		
	2e phal. 5....		1		4	
13 localisations	3e phal.					
Métatarsiens						
12 localisations		5	4	3		
Phalanges	1re phal. 6....	5				1
6 localisations						

Quatrième année : 27 observations. — 66 localisations.

		Ier	IIe	IIIe	IVe	V^e d./o.
Métacarpiens						
18 localisations ,.............		6	6		2	4
Phalanges	1re phal. 26...	8	6	4	3	5
	2e phal. 3			1	1	1
31 localisations	3e phal. 2				1	1
Métatarsiens						
12 localisations		9		1	1	1
Phalanges	1re phal. 4....	1	2	1		
	2e phal. 1			1		
5 localisations						

Cinquième année : 18 observations. — 38 localisations.

		Ier	IIe	IIIe	IVe	V^e d./o.
Métacarpiens						
16 localisations		1	8	3	2	2
Phalanges	1re phal. 10...	3	4	2	1	
11 localisations	2e phal. 1		1			
Métatarsiens						
5 localisations		1	1	2	1	
Phalanges	1re phal. 4....	2		1		1
6 localisations	2e phal. 2	2				

Sixième année : 17 observations. — 32 localisations.

		Ier	IIe	IIIe	IVe	V^e d./o.
Métacarpiens						
13 localisations		4	4	2	1	2
Phalanges	1re phal. 10 ...	1	2	3	2	2
11 localisations	2e phal. 1	1				

	Iᵉʳ	IIᵉ	IIIᵉ	IVᵉ	Vᵉ n. o.
Métatarsiens					
6 localisations	4	1	1		
Phalanges — 1ʳᵉ phal. 2....	1		1		
2 localisations					

Septième année : 22 observations. — 42 localisations.

	Iᵉʳ	IIᵉ	IIIᵉ	IVᵉ	Vᵉ
Métacarpiens					
10 localisations	1	1	3	2	3
Phalanges — 1ʳᵉ phal. 17...	3	2	5	4	3
21 localisations — 2ᵉ phal. 4....		2	1	1	
Métatarsiens			1	1	1
8 localisations	5		1	1	
Phalanges — 1ʳᵉ phal. 2 . .					
3 localisations — 2ᵉ phal. 1	1				

Huitième année : 15 observations. — 20 localisations.

	Iᵉʳ	IIᵉ	IIIᵉ	IVᵉ	Vᵉ
Métacarpiens					
9 localisations	1	2	3	2	1
Phalanges — 1ʳᵉ phal. 4....			1	2	1
9 localisations — 2ᵉ phal. 4....		2			2
— 3ᵉ phal. 1					1
Métatarsiens					
1 localisation	1				
Phalanges — 1ʳᵉ phal. 1...	1				
1 localisation					

Neuvième année : 8 observations. — 12 localisations.

	Iᵉʳ	IIᵉ	IIIᵉ	IVᵉ	Vᵉ
Métacarpiens					
6 localisations	2	1	1	2	
Phalanges — 1ʳᵉ phal. 1....				1	
3 localisations — 2ᵉ phal. 2	1		1		
Métatarsiens					
Néant					
Phalanges — 1ʳᵉ phal. 2. ..	2				
3 localisations — 3ᵉ phal. 1			1		

Dixième année : 8 observations. — 16 localisations.

	Iᵉʳ	IIᵉ	IIIᵉ	VIᵉ	Vᵉ d. o.
Métacarpiens 7 localisations	1	1	1	2	2
Phalanges 4 localisations — 1ʳᵉ phal. 3. . . .		1	2		
Phalanges 4 localisations — 2ᵉ phal. 1. . . ,				1	
Métatarsiens 5 localisations	1	3			1
Phalanges. Néant.					

Onzième année, 9 observations. — 15 localisations.

	Iᵉʳ	IIᵉ	IIIᵉ	VIᵉ	Vᵉ d. o.
Métacarpiens 5 localisations			1	3	1
Phalanges 7 localisations — 1ʳᵉ phal. 6. . . .	2	2	1	1	
Phalanges 7 localisations — 2ᵉ phal. 1				1	
Métatarsiens 2 localisations			1	1	
Phalanges 1 localisation — 1ʳᵉ phal. 1. . . .	1				

Douzième année, 6 observations, — 7 localisations

	Iᵉʳ	IIᵉ	IIIᵉ	VIᵉ	Vᵉ d. o.
Métacarpiens 2 localisations				1	1
Phalanges 4 localisations — 1ʳᵉ phal. 3. . . .	1		2		
Phalanges 4 localisations — 2ᵉ phal. 1			1		
Métatarsiens Néant					
Phalanges 1 localisation — 1ʳᵉ phal. 1. . . .	1				

Treizième année, 7 observations. — 14 localisations.

	Iᵉʳ	IIᵉ	IIIᵉ	VIᵉ	Vᵉ d. o.
Métacarpiens 6 localisations	1	1	2	1	1
Phalanges 4 localisations — 1ʳᵉ phal. 3. . . .		1		2	
Phalanges 4 localisations — 2ᵉ phal. 1					1

	Ier	IIo	IIIe	IVe	Ve d. o.
Métatarsiens					
1 localisation............	1				
Phalanges 1re phal. 2....	1		1		
3 localisations 2e phal. 1	1				

Quatorzième année, 7 observations. — 16 localisations

	Ier	IIo	IIIe	IVe	Ve d. o.
Métacarpiens					
5 localisations	2			2	1
Phalanges 1re phal. 6....	4		1	1	
7 localisations 2e phal.				1	
Métatarsiens					
3 localisations	2				1
Phalanges 1re phal. 1....	1				
1 localisation					

ETIOLOGIE ET PATHOGÉNIE

§ 1. — Etiologie

Les ostéites des petits os longs engendrées par le bacille
de Koch, et auxquelles je conserverai, après les restrictions
que j'ai exposées, l'appellation générale de *Spina-Ventosa*
s'observent, avec un maximum de fréquence, chez les jeunes
enfants de 2 à 4 ans; elles sont entourées, alors, des multiples lésions qui furent décrites, avec elles, dans le tableau de
la *Scrofule*, et auxquelles la bactériologie a reconnu la valeur
de foyers bacillaires, en consacrant l'unité de l'agent dont
certains caractères semblent, en l'état de nos connaissances,
établir l'individualité.

Bacille. — Agent acido-résistant virulent, le *bacille de
Koch* se différencie, par ce dernier caractère, mieux que par
tout autre, des bacilles acido-résistants qui serencontrent, en
particulier chez l'homme sain, à l'état de saprophytes non virulents. La conception qui fait de ces bacilles des para-tu-
berculeux plutôt que des pseudo-tuberculeuxest particulièrement intéressante ; mais on n'a pu encore passer de l'aci-
dophile avirulent au bacille de Koch qui tuberculise le cobaye en série. Arloing, Courmont et Auclair ont obtenu des
cultures homogènes du bacille de Koch de virulence très
atténuée ou nulle; Auclair considère son bacille homogène,
comme une forme saprophytique du bacille de Koch ; il ne
lui a pas restitué sa virulence.

On sait d'autre part, grâce aux travaux de Behring, de
Bartel et Spieler, que le bacille de Koch peut exister pendant
un temps fort long au niveau des ganglions ou des autres

organes où l'on peut constater sa présence, sans qu'il engendre des lésions perceptibles de ces tissus. J'aurai l'occasion d'insister plus loin sur deux points que je préciserai ici à propos du spina-ventosa : la fréquence maxima des lésions bacillaires d'une pièce osseuse à certains moments de sa vie physiologique, qui répondent aux périodes actives de sa croissance, et le groupement des tuberculoses osseuses de l'enfant en tableaux cliniques de lésions contemporaines, dont il est possible d'observer la succession chez les mêmes sujets. Pour interpréter ces faits, on peut, soit invoquer des ensemencements successifs, auxquels est exposé l'enfant, et que justifierait en particulier l'existence d'un premier foyer bacillaire ; soit penser que l'ensemencement qui a créé ce premier foyer, ou plus souvent *les premiers foyers*, a aussi disséminé, dans les autres pièces osseuses, des agents qui y demeurent à l'état latent, jusqu'au moment où leur développement se réalise, à l'occasion d'une cause incidente tenant au terrain. telle que l'activité physiologique.

Bibliographie. — J. Auclair et L. Paris : Constitution chimique du bacille de Koch ; ses rapports avec l'acido-résistance. *Ac. des Sc.,* janvier-février, 1907. — Auclair : L'acido-alcoolo-résistance dans ses relations avec l'identité du bacille de Koch. *Presse méd.,* 8 juillet 1908. — Bartel : Importance du ganglion comme organe de protection contre l'infection tuberculeuse. *Wiener med. Woch.,* 12 octobre 1905. — Infection tuberculeuse chez le cobaye et le lapin nourrisson, *ibid.,* 20 octobre 1905. — Bartel et Spieler : L'évolution de l'infection tuberculeuse naturelle chez le jeune cobaye. *Wiener klin. Woch.* 11 janvier 1906. — Behring : *Pathogénie de la Tub. Lutte antitub. et alimentation du nourrisson,* Berlin, 1904. — Crouzon et Villaret : Le bacille pseudo-tuberculeux, *Rev. de la Tub.,* 1903, X. p. 188. — Hutinel et Pierre Lereboullet, in *Mal. des Enfants,* t. II, 1909. — E. Mosny et L. Bernard : in Brouardel et Gilbert, 1906, IV. Tuberculose. — Potet : *Études sur les bactéries dites acidophiles.* Thèse de Lyon, 1902.

Perrot, dans sa thèse sur « les tubercules externes à foyers multiples de la seconde enfance », qui constituent un véritable syndrome répondant à la réalité clinique de la scrofule, donne la première place au spina-ventosa. Envisagé à ce point de vue, il représente une des manifestations les plus fréquentes et les plus précoces au niveau du tissu osseux, des

premiers ensemencements de l'organisme de l'enfant, par
un agent dont la large dissémination est démontrée par la
multiplicité des spina-ventosa, et des autres lésions, incontestablement de même origine, qui les accompagnent. Chez
l'enfant plus âgé, on le rencontre, avec une fréquence dé-
croissante (p. 1); il peut s'y trouver associé aux autres localisations osseuses et articulaires de la bacillose, plus rarement
à des lésions viscérales, et, plus rarement encore, à une altération de l'état général.

Les observations suivantes établissent l'aspect clinique de
cette forme ; les unes ont été rapportées par les auteurs qui,
successivement, ont étudié cette question ; les observations
de M. Lannelongue, que l'on trouvera au chapitre des abcès
lymphangitiques bacillaires, pourraient utilement figurer ici ;
les autres ont été prises à Berck ; il serait facile de les multiplier.

Obs. 1 (PARROT résumée, in th. MAUCLAIRE, p. 109). — Enfant de
5 ans, la mère morte de tuberculose pulmonaire. On note successivement chez la petite malade des lésions de tuberculose apparaissant
dans l'ordre suivant : 1° Spina-ventosa de l'index gauche non ulcéré ;
2° abcès tuberculeux de la face inféro-externe du poignet gauche ;
3° de même et symétriquement à droite ; 4° abcès au niveau de la tête
du radius du côté droit ; 5° abcès tuberculeux sur le bord interne du
pied droit, un peu en arrière de la racine du gros orteil ; 6° abcès tuberculeux au niveau du mollet gauche. Toutes ces lésions ont évolué
à peu près dans le même temps ; celle du poignet paraissant les plus
avancées. Première intervention pour les lésions les plus avancées.

Quatre mois après : 7° deux abcès apparaissent à la jambe gauche ;
8° deux mois après abcès tuberculeux sous-cutané sur le bord externe
des pieds ; raclage. Deux mois après, 9° abcès tuberculeux en arrière
de la malléole externe à droite ; 10° un au niveau du creux poplité du
même côté ; 11° un en arrière de la malléole externe gauche, curettage ;
12° le mois suivant ostéite tuberculeuse du 1er métatarsien droit, puis
13° ostéite tuberculeuse de l'os malaire près de deux mois après ;
14° abcès tuberculeux du creux poplité gauche ; 15° abcès de la face
dorsale du poignet gauche ; 16° et 17° deux lupus du talon et de la
fesse ; et 18° douleurs au coude gauche ; c'est le commencement d'une
ostéo-arthrite tuberculeuse.

Malgré ces dix-huit localisations tuberculeuses et les interventions
multiples, l'état général se maintient excellent.

Obs. 2 (MAUCLAIRE in th. p. 112). — *Infection tuberculeuse adéno-
osseuse à foyers multiples de la deuxième enfance.* Enfant de 5 ans vient

à la consultation de l'hôpital Trousseau en mai 1892. La mère est encore vivante et bien portante ; elle ne tousse pas ; le père est mort tuberculeux, un petit frère bien portant, une sœur morte de convulsions. Depuis un an des lésions locales tuberculeuses sont apparues dans l'ordre suivant : osteoarthrite tuberculeuse tibiotarsienne du pied gauche et du pied droit, avec trajet fistuleux à la partie externe. Spina-ventosa du gros orteil gauche. Spina-ventosa non ulcéré du médius droit. Gomme non ulcérée de l'avant-bras droit. Adénite épitrochléenne ulcérée du coude droit. Ostéo-tuberculose de l'os malaire gauche. Adénite tuberculeuse sous-maxillaire du côté gauche, et sterno-mastoïdienne du côté correspondant ; micropolyadénites dans les aines, les aisselles, et le cou, à droite.

Malgré toutes ces lésions l'enfant est gros, potelé ; bon appétit, celui-ci est même exagéré ; il ne tousse pas : rien au poumon, ni aux autres viscères.

Obs. 3 (Perrot in th. p. 25 *résumée*). — P. Maurice, 32 mois. Dans les antécédents héréditaires : grand-père maternel mort tuberculeux à l'âge de 58 ans. La mère a une sœur qui s'enrhume facilement. Le père a depuis un an une laryngite chronique. Pas de syphilis. Un premier enfant est mort à 15 mois, de la poitrine. La mère n'a pas fait de fausse couche. Une petite fille de 16 mois est vivante et bien portante

Le petit malade a été nourri à la campagne jusqu'à l'âge de 15 mois ; il a mangé, à partir de 4 mois, la nourriture commune ; à 8 mois, abcès sous-maxillaire droit qui s'est vidé et n'a pas été suivi de cicatrice adhérente.

Il y a 5 mois chute sur le coude droit, et la partie droite du front ; deux mois après, tuméfaction aux points contus. Depuis lors éclosion d'un grand nombre de lésions :

1° Tumeur blanche du coude droit, *lésion olécrânienne* ; 2° gomme intra-dermique de la face antérieure du bras droit ; 3° spina-ventosa non ulcéré de la première phalange du médius gauche ; 4° spina-ventosa non ulcéré de la première phalange de l'annulaire gauche ; 5° spina-ventosa non ulcéré du premier métatarsien ; 6° gomme sur la face antérieure de la jambe droite ; 7° gomme sur la face antérieure de la cuisse gauche ; 8° cicatrice adhérente au rebord orbitaire inférieur droit ; 9° abcès froid de la région malaire gauche, lié à un point de périostite ; 10° cicatrice linéaire adhérente à la portion droite du frontal ; 11° périostite et petit abcès ossifluent de l'apophyse palatine droite.

L'état général est excellent. L'enfant est gros, potelé, a un excellent appétit. Il ne tousse pas. L'auscultation des poumons ne permet de constater aucune modification de rythme, aucun bruit surajouté. Pas de signes de syphilis héréditaire.

Obs. 4. — J... Antoinette, 9 ans, entrée à Berck, le 12 juin 1907, sortie le 15 décembre 1908. — *Membre supérieur droit* : Tuberculose de

la partie inférieure du massif carpien semblant avoir son origine dans
le 3ᵉ métacarpien. Gommes multiples, disséminées à la surface du bras
et de l'avant-bras. Spina-ventosa du 5ᵉ métacarpien avec abcès sur sa
face dorsale apparu le 22 juin 1908. — *Membre supérieur gauche :* Abcès
sur la face dorsale des 2ᵉ et 3ᵉ métacarpiens. Ulcération de la partie inférieure de la face dorsale de l'avant-bras. Spina-ventosa de la 2ᵉ phalange de l'annulaire. — *Membre inférieur droit :* Tuberculose du calcanéum ; masse fongueuse sous le tendon d'Achille. Petites gommes
disséminées à la surface de la jambe, grosse gomme ramollie à la face
postérieure de la cuisse. — *Membre inférieur gauche :* Tuberculose du
calcanéum, avec abcès sur sa face externe; gomme volumineuse sur la
face postérieure du mollet ; grosse gomme de la face postérieure de la
cuisse; petites gommes multiples disséminées sur la jambe et la cuisse.

Obs. 5. — W... Germaine, 3 ans, entrée à Berck, le 13 septembre
1907. Abcès froids multiples, à gauche de la colonne vertébrale dans la
région dorsale ; pas de lésion vertébrale. *Fistule palmaire* au niveau du
4ᵉ métacarpien gauche. Foyer tuberculeux à la base de l'olécrâne gauche. Abcès de la région épigastrique. Ostéite du tibia droit. Adénite cervicale suppurée. Gros abcès du dos du pied gauche, d'origine tarsienne.
Gommes multiples fistuleuses de la cuisse gauche, gommes multiples de
la cuisse droite. Spina-ventosa de l'olécrâne droit.

Obs. 6. — D... Marie, 6 ans et demi, entrée à Berck, le 10 octobre 1905, sortie le 10 novembre 1906. Spina-ventosa de la 3ᵉ *phalange*
de l'annulaire droit. Tuberculose de l'extrémité inférieure de l'humérus
droit. Tuberculose de l'extrémité inférieure de l'humérus gauche.
Ostéite du cubitus gauche à sa partie moyenne. Ostéite du radius gauche. Spina-ventosa du 5ᵉ métatarsien gauche, fistuleux et opéré. Abcès
froid sur la face interne de la cuisse gauche. Spina-ventosa du 1ᵉʳ métatarsien droit opéré. Adénite cervicale suppurée à gauche. Tuberculose
de l'os malaire droit.

Obs. 7. — S... René, 10 ans et demi, entré le 25 avril 1908. Spina-
ventosa du 4ᵉ métacarpien droit. Mal de Pott lombaire. Gomme fistuleuse au tiers moyen de l'avant-bras droit. Arthrite du coude gauche
avec abcès. Ganglions sus-claviculaires ramollis. Ostéite de l'os malaire
gauche. Gommes fistuleuses au tiers inférieur de la cuisse droite. Ostéite
du calcanéum droit. Arthrite tibio-tarsienne avec volumineux abcès.
Gomme suppurée du tiers moyen de la cuisse gauche.

Pour concilier avec la conception de l'unité du bacille tuberculeux, les aspects sous lesquels évoluent ses lésions,
aussi différents que ceux de la scrofule, des tuberculoses
chirurgicales et des tuberculoses médicales, il faut concevoir

toute l'importance qu'acquièrent, dans le problème infectieux, les facteurs agent et terrain, le premier pouvant, peut-être, subir l'influence biologique de son mode de pénétration.

Nocard, au Congrès de la Tuberculose de 1888, a voulu expliquer par la rareté des agents bacillaires, l'évolution dite scrofuleuse des lésions. Cette opinion a eu pour défenseurs Straus, de Renzi, Hirschberger, Gebhardt, Wyssokowicz, etc.

Arloing, dont les premiers travaux remontent à 1884, établit par une série de recherches, complétées par celles de Courmont et de Dor, toute l'importance que possède, en la question, le degré de *virulence du bacille*. Il présenta au même Congrès, un essai de différenciation, entre les lésions dites scrofuleuses et celles dites tuberculeuses, basée sur ce fait expérimental que l'inoculation des premières, toujours positive chez le cobaye, restait négative chez le lapin. L'ob servation XVII du tableau d'Arloing a trait à des ostéo-arthri tes métatarso-phalangiennes; elle porte l'indication « scro fule ».

L'observation suivante de Perrot, établit un résultat ana logue :

Obs. 8. (Perrot, in thèse p. 27). — R... Fernande, âgée de 28 mois, entre le 10 juin 1891 dans le service de M. le professeur agrégé Piéchaud.

On ne relève dans les antécédents héréditaires ni tuberculose ni syphilis. L'enfant est née à terme dans de bonnes conditions; elle était néanmoins très petite et chétive. Elle a été nourrie par sa mère jusqu'à l'âge de 18 mois, et a marché à 9 mois. Rougeole bénigne à 12 mois. Varicelle à 2 ans.

Il y a deux mois, ganglion dans l'aine qui suppura à la suite d'applications de cataplasmes; en même temps le premier métatarsien du pied droit se boursouflait. Bientôt après, micro-polyadénite. Le ganglion sus-épitrochléen droit, augmenté de volume, menace de s'ouvrir à la pression. Actuellement, spina-ventosa du premier métatarsien droit, gomme tuberculeuse, elliptique, rouge vineux, de la face interne de la cuisse droite; ganglion sus-épitrochléen suppuré.

Le 11 juin 1891, l'enfant est chloroformée et, après applications successives de la bande hémostatique, on procède à l'évidement du métatarsien et au râclage des autres lésions. Lavages à l'eau phéniquée et applications d'iodoforme. La température n'a pas dépassé 38° et les lésions sont en bonne voie de réparation. Un abcès froid évolue dans le creux poplité droit.

M. le Dr Solles, médecin des Hôpitaux, a inoculé positivement trois cobayes avec les fongosités extraites du métatarsien au cours de l'opération. Trois lapins sont inoculés en même temps, l'un par fongosité sous-dermique, les deux autres par fongosité d'une lésion osseuse. « Par une incision faite à la peau, nous introduisons sous le derme, dit notre Maître, dans un mémoire inédit, à 3 ou 4 centimètres de l'orifice cutané, une ou deux des fongosités précitées ; la plaie est suturée et collodionnée ». Ces trois lapins n'ont présenté aucune espèce de lésion, la guérison a été immédiate.

Les cultures homogènéisées d'Arloing et Courmont, dont la virulence est très faible, ont donné, par voie veineuse et sans traumatisme antérieur, des ostéo-arthrites chroniques chez le lapin. Landouzy, Gougerot et Salin ont tout récemment obtenu avec les mêmes cultures, des résultats analogues. La tuberculose ostéo-articulaire semble donc avoir pour agent un bacille peu virulent.

Des différences de virulence existent de même entre le bacille humain et le bacille bovin, que, seules, elles permettent vraiment de différencier. Après les efforts de Koch pour les isoler complètement l'un de l'autre, Arloing insista sur la difficulté réelle que l'on peut avoir à les individualiser. Cependant le bacille bovin reste plus virulent que le bacille humain. Th. Smith défendit la légitimité de leur distinction, malgré leur proche degré de parenté. Au Congrès de la tuberculose de Washington, 1908, P.-A. Lewis communiqua les résultats d'examens personnels et empruntés à Th. Smith, dans lesquels des adénites cervicales avaient donné des bacilles à type bovin. Dans tous ces cas, il s'agissait d'enfants. Nous dirons avec quelle fréquence les spina-ventosa sont associés aux adénites du cou. Chez les adultes, les examens révélèrent en grande majorité des bacilles du type humain. En dehors de cette différence de virulence, les deux bacilles bovin et humain semblent se confondre, pouvant, le premier, ensemencer l'organisme humain (observations irrécusables en grand nombre), le second, être efficacement inoculé aux bovidés (Arloing, Ravenel). Le lait bacillifère conserve donc tout son danger pour l'enfant.

Si le bacille aviaire et, surtout, le bacille pisciaire sont beaucoup plus éloignés encore du bacille humain, ils semblent cependant pouvoir n'être eux-mêmes que les variétés lointaines du genre auquel appartiennent les bacilles humain et bovin.

Bibliographie. — ARLOING : *Congrès de la Tub.* 1888, L'inoculation aux animaux comme élément du diagnostic de la tuberculose et de la scrofulose chez l'homme. — ID. Hérédité de la scrofulose chez le cobaye. *Ibid.* — ID. *Leçons sur la tuberculose et certaines septicémies*, 1892.— ID. Etude comparative des diverses tuberculoses. *Rapp. au Congr. de la Tub.*1905 ; *C. Int. Hyg. et Dem. Berlin*, 22-29 septembre 1907.— ID. Variations de virulence du bacille : *Congr. Washington* 1908. —ARLOING et COURMONT : Cultures homogènes. *Ibid.*— ID. Variations morphologiques du bacille de la tuberculose. *Ac. des Sc.*, 27 janvier 1908.—BIONDI(de Bologne). *Congr. de Berlin.* 1890. — CADIOT, GILBERT, ROGER : Tumeurs blanches produites chez le lapin par inoculation intra-péritonéale de tuberculose aviaire. *Bull. soc. de Biol.*, 31 janvier 1891, p. 66. — CALMETTE et GUÉRIN : La détermination de l'origine bovine ou humaine des bacilles de Koch isolés de lésions tuberculeuse de l'homme. *Acad. des Sc.*, 1909. — COURMONT et DOR : *Prov. méd.* 1890. — *Etudes sur la tuberculose, de Verneuil*, 1891, t. III, fasc. I. — *Prov. méd.*, février 1891. — COURMONT : Virulence des tuberculoses articulaires. *Prov. méd.*, 21 octobre 1899. — DOR : Th. de Lyon, 1892.—Ch. W. DUVAL (de Montréal). *Cong. de la Tub. de Washington* 1908 : Types bacillaires isolés d'adénites cervicales.— GEBHARDT : *Virch. Arch.*, 1890. Bd. 119. — GRANCHER et LEDOUX-LEBARD : Tuberculose aviaire et humaine. *Arch. de méd. exp.*, mars 1891 et 1892. — HIRSCHBERGER : *Deut. Arch. f. klin. Med.* 1889. — N. JANESO et A. ELFER : Variabilité du bacille.— ID. Bacille aviaire chez l'homme. *Congr. Wash.*, 1908. — KOCH : *Cong. de Londres* 1901. — *Congr. de Berlin*, 1903.—*Congr. de Washington*, 1908.— KOSSEL : *Cong. Tub.*, 1905. — LANDOUZY, GOUGEROT, SALIN : Arthrites bacillaires expérimentales. *Acad. des Sc.*, 17 oct. 1910. — A. LEWIS. Bacilles du type bovin isolés d'adénites cervicales. *C. Wash.*, 1908. —NOCARD : *Congr. de la Tub.*, 1888. — PEREZ : Atténuation du virus tuberculeux dans les ganglions. *Ann. d'Igiene speriment.*, analyse in *Cent. f. Bakt.*, 10 mai 1898. — PERROT : *Contribution à l'étude des tubercules externes à foyers multiples.* Th. Bordeaux, 1891. — PIZZINI : *Zeitsch. f. klin. Med.*, Leipzig, 1892.— PUPITER : Thèse Lyon, 1902-1903 : hic exp. et rapp. d'ARLOING. — RAVENEL : *Congrès Washington*, 1908. — DE RENZI : Sull'identitia della scrofula colla tuberculosi : *Rev. clin. e terap.*, ann. IX, april, 1887.— ROSENAU : Variabilité du bacille. *Cong. Wash.*, 1908. — STRAUS : *La Tub. et son Bacille*, 1895. — TERRE : *Essai sur la tuberculose des vertébrés à sang froid.* Th. Lyon, 1902. — WYSSOKOWICZ : *Verh. des X. int. Congr.*, vol. II, p. 271.

Toxines. — L'action des *poisons bacillaires* n'a pas été, que je sache, expérimentée sur les petits os longs, mais il n'est pas de raison pour qu'elle ne soit pas analogue à celle de ces mêmes toxines sur tous les tissus de l'organisme où l'expérimentation a pu l'analyser. L'histogénèse de ces lésions a démontré leur valeur d'expression réactionnelle des cellules aux atteintes, d'intensités variables, que leur font subir les secrétions bacillaires. Les aspects anatomiques de la réaction peuvent emprunter certains caractères particuliers à la constitution même du tissu sur lequel on l'étudie ; il en est ainsi pour le tissu osseux.

Parmi les poisons adhérents, on connaît ceux qu'Auclair a obtenus sous les noms d'éthéro-et de chloroformo-bacilline. Leurs propriétés ont été expérimentées sur les principaux viscères ; elles sont apparues comme la cause essentielle des lésions histologiques de la tuberculose. J. Camus et Ph. Pagniez ont démontré la part qui revient dans la genèse de ces lésions aux acides gras adhérents aux bacilles, et dissouts par l'éther et le chloroforme.

La destruction cellulaire, qui est l'une des caractéristiques histologiques et cliniques de l'activité bacillaire suffisante, est le fait des toxines. Il en est ainsi, incontestablement, dans le spina-ventosa. Si l'on constate fréquemment dans cette forme de bacillose osseuse, l'existence de séquestres, c'est qu'elle se distingue également par une diffusion souvent totale des bacilles dans la diaphyse des petits os. L'action des toxines engendre la disparition des éléments vivants de ce tissu diaphysaire, dont la trame minérale subsiste, pendant un temps plus ou moins long, sous la forme de séquestres. Nous verrons que les phénomènes de destruction dominent, en général, au niveau de ces derniers, l'existence de zones d'ostéite condensante, pouvant traduire, en certains points, une efficacité moindre de l'atteinte bacillaire, et une réaction de défense utile des tissus, analogue aux scléroses que l'on observe sur les viscères. Peut-être encore les zones condensées, qui peuvent occuper certaines parties d'un séquestre total, partout ailleurs raréfié, expriment-elles l'inclusion

dans un terrain osseux où ont été largement semés les bacilles, de petits territoires où ces agents ont été moins abon-
dants, et dont les éléments ont surtout réagi indirectement.
En tout cas, l'origine toxinique des séquestres est établie par
l'histogènèse même du tubercule osseux, et il ne saurait plus
être question, pour expliquer leur formation, d'interpréter
dans le sens d'une ischémie vasculaire, que les examens
démontrent, au contraire, être l'exception, le siège primitivement capillaire ou juxta-capillaire des lésions folliculaires.
Tout au plus peut-on concevoir le rôle de l'appareil artériel
d'un os, dans la détermination des dimensions d'un séquestre,
comme celui d'un moyen vecteur, dont le territoire a pu
dicter, dans une certaine mesure, la disposition primitive de
l'ensemencement.

La physiologie pathologique des lésions bacillaires expérimentales montre que le premier acte des éléments cellulaires d'un tissu, au contact des toxines adhérentes, est de
revenir à l'état d'éléments actifs. Les cellules osseuses se
libèrent, par des phénomènes de résorption particuliers, des
formations calcaires qui les enclavent, et elles peuvent dès
lors prendre part à la formation des cellules dites épithé-
lioïdes et géantes. Si, au contraire, leur atteinte par les
toxines est moins grave, elles emploient l'activité, qu'elles ont
récupérée, dans le sens d'ostéoblastes où les porte leur
physiologie normale. Les autres éléments indifférents évoluent dans le même sens, et il en résulte de l'ostéite condensante, pouvant aboutir elle-même à une séquestration par
ischémie ; sur les zones condensées, les canalicules et les
alvéoles mêmes ont disparu ; l'aspect compact peut être
parfait.

L'action des toxines bacillaires dépasse le centre du foyer
actif et s'exerce sur les éléments voisins (*Périoste* : périostose, soit sur la pièce elle-même, soit encore sur les pièces
voisines ; *Zone active*, soit de l'os lui-même, soit des pièces
voisines : allongement, ou ossification plus précoce). On ne
connaît pas, je crois, la part qui revient dans ces phénomènes aux poisons adhérents et aux poisons solubles du
bacille, et il serait intéressant de chercher aussi quelle

importance ils peuvent avoir dans la genèse des troubles trophiques, faciles à constater sur les pièces osseuses d'un membre, ou d'un segment de membre, porteur d'un tel foyer bacillaire, et qui peuvent ne pas recevoir une explication suffisante, soit de l'immobilisation à laquelle est soumis ce membre, soit de troubles, mal précisés, d'ordre nerveux.

Bibliographie. — ARMAND-DELILLE : Rôle des poisons du bacille de Koch dans la méningite tuberculeuse. Th. de Paris, 1903. — ID. Les poisons du bacille humain. *Rev. de la Tuberculose*, juillet 1898. — AUCLAIR : Poisons du bacille tuberculeux humain. *Arch. de méd. exp.*, 1899. — Th. Paris, 1897. — ID. Sclérose pulmonaire d'origine tuberculeuse. *Arch. de méd. exp.*, mars 1900. — AUCLAIR et PARIS : Isolement d'un nouveau poison, bacillo-caséine, *Ac. des Sc.*, février 1908. — Léon BERNARD et SALOMON : *Journ. de Phys. et Path. gén.*, septembre 1904. — *Bull. Soc. biol.*, n° 30, 6 novembre 1903. — *Ibid.*, 13 novembre 1903. — BEZANÇON et GOUGET : Action comparée du poison tuberculeux. *Soc. biol.* juin 1899. — BORREL : Action de la tuberculine et de certains poisons bactériens. *Soc. biol.*, 1901. — J. CAMUS et Ph. PAGNIEZ : Acides gras et bacille tuberculeux. *Presse méd.*, 30 janvier 1907. — ID. Recherches sur les acides gras, recherches expérimentales. *Acad. des Sc.*, 6 novembre 1905. — COURCOUX et RIBADEAU-DUMAS : Cellules géantes développées dans le foie à la suite de l'injection par la veine-porte de chloroformo-bacilline. *Soc. biol.*, 24 décembre 1904. — ID. Des lésions créées par l'éthero- et par la chloroformo-bacilline d'Auclair dans le foie. *Cong. de la Tub.*, Paris, 1903, p. 467. — JOSUÉ : Moelle osseuse des tuberculeux et histogénèse du tubercule. Th. de Paris, 1897-98. — OPPENHEIM et LOEPER : *Arch. gén. de méd.*, mai 1903. — PRUDDEN et HODENPYL : Studies on the action of dead bacteria in the levingbody, *New-York Med. Jal.* 6 et 20 juin 1891. — RADIGUER : *Rôle des toxines tuberculeuses locales dans le processus tuberculeux.* Th. Paris 1905, G. Steinheil.

Caractères et fréquence du spina-ventosa suivant l'âge, le sexe. — Le spina-ventosa se présente avec une netteté toute particulière de sa forme clinique et anatomique, chez les jeunes enfants ; au contraire, chez les adolescents, l'aspect s'en trouve, comme le disait Krause, considérablement modifié. Les termes de spina-ventosa et d'ostéite bacillaire des petits os longs ne sont donc, même cliniquement parlant, vraiment synonymes que pendant les premières années de l'enfance. J'ai relevé un maximum de fréquence du spina-ventosa au cours des 3ᵉ et 4ᵉ années. Sur 274 observations, 89 appartiennent à ces deux années, 50 à la 3ᵉ et 39 à la 4ᵉ, pour 185 réparties de 4 à 15 ans. Il ne faut pas oublier que le maximum serait plus accentué encore, si les enfants étaient observés plus près du début des lésions.

Ceci apparaît très nettement de ces chiffres, apportés par M. le Pʳ Kirmisson, qui établissent un maximum accentué de 1 à 2 ans; M. Kirmisson (1) a trouvé que les 35 cas réunis par lui à la polyclinique des Enfants malades, se décomposaient ainsi :

De 0 à 1 an........................ 6
— 1 à 2 ans 18
— 2 à 3 — 3
— 3 à 4 — 3
— 4 à 5 — 3
— 5 à 6 — 1
— 6 à 7 — 1

La statistique de Karewski (2), portant sur 135 malades, confirme ce maximum au cours de la 2ᵉ année :

Dans la 1ʳᵉ année................... 4
— la 2ᵉ — 35
— la 3ᵉ — 29
— la 4ᵉ — 16
— la 5ᵉ — 12
— la 6ᵉ — 8
— la 7ᵉ — 10
— la 8ᵉ — 4
— la 9ᵉ — 6
— la 10ᵉ — 6
De la 11ᵉ à la 18ᵉ — 5

Goetz, dans sa thèse, a rapporté 35 cas de spina-ventosa vus à Paris, en partie à la consultation de Trousseau ; ils se répartissent ainsi :

(1) KIRMISSON : *Les difformités acquises de l'appareil locomoteur pendant l'Enfance et l'Adolescence.* Paris 1902.
(2) KAREWSKI : *Die chirurg. Krank. der Kind.* 1894, p. 180.

de 1 à 4 ans.................... 23 cas
— 4 à 8 — .... 7 —
— 8 à 15 — .... 5 —

Brezzi (1) décompose les 30 observations de sa thèse, de la façon suivante :

15 observations ont trait à des enfants de 1 à 4 ans
8   —   —   4 à 8 ans
7   —   —   8 à 15 ans

Roussel (2) apporte 17 observations, dont 13 de 1 à 5 ans, avec une fréquence maxima à 2 ans, où 4 cas, pour 3 à 1 an, 3 à 3 et à 4 ans, et 4 au-dessus de 5 ans.

Ainsi la fréquence du spina-ventosa au début de l'enfance, parmi les autres manifestations de la scrofule, conduisit Boyer à dissocier le groupe que désignait cette appellation, et à isoler, avant tout autre, la forme des jeunes enfants. Cette distinction constitua dès lors un fait justement établi, que confirmèrent les chiffres apportés par Goetz, puis par Brezzi. Volkmann, de même que Krause, considérait comme exceptionnelle, en dehors de la toute première enfance, la forme typique du spina-ventosa. M. Lannelongue a insisté sur la prédilection de cette forme bacillaire pour les os très jeunes. Karewski, sur 135 malades, en compte 96 qui ont moins de 5 ans. M. Kirmisson (3) écrit : « Chez l'enfant même, la tuberculose des petits os longs de la main et du pied, ne se montre pas indifféremment à toutes les périodes de l'enfance ; c'est essentiellement une affection de la première enfance, c'est-à-dire surtout fréquente avant la 5e année ; elle devient beaucoup plus rare dans la seconde enfance, à mesure que l'on se rapproche de l'adolescence. » Gangolphe admet également cette fréquence maxima, de 2 à 4 ans. Pour Nové-Josserand elle serait aussi grande après qu'avant 5 ans. Petitjean et Chalier, accentuant cette idée, pensent que le spina-ventosa n'est pas rare chez les adultes et chez les vieillards. Je crois qu'à ce sujet quelques distinctions anatomiques sont indis-

(1) Brezzi : in Th. Paris 1888-89, p. 8.
(2) Roussel : Th. Paris 1896-97.
(3) Kirmisson : *Précis de Chir. infantile*. Paris 1906, p. 448.

pensables. Avec Volkmann et Krause je serais tout disposé à considérer la forme *diaphysaire totale*, c'est-à-dire, le *spina-ventosa typique*, comme étant presque exclusivement réalisée au cours des premières années de l'enfance. Il est incontestable que les adultes et les vieillards peuvent faire, quoique très rarement, des ostéites bacillaires des petits os longs, mais ces ostéites ne présentent plus la forme typique du spina-ventosa. Pour des raisons anatomiques que j'exposerai plus loin, au-dessus de 5 ans déjà, la bacillose de ces petits os ne comporte pas ordinairement la diffusion des lésions qui s'observe chez les jeunes enfants ; elle tend à se localiser à certaines zones de ces pièces osseuses.

Il existe un nombre restreint d'observations de ces ostéites bacillaires chez les adultes et les vieillards : Puyhaubert(1) a présenté à la Société anatomique de Bordeaux, un métacarpien enlevé par Demons à un malade de 78 ans ; Cotte (2) rapporte l'observation d'un homme de 57 ans ; Arbaud (3) en 1885 a réuni à une observation de spina-ventosa chez un homme de 21 ans, une observation de Chassaignac (4), une de Foucher (5) et deux de Vincent, de spina-ventosa chez des adultes. Vincent dit lui-même que lorsqu'on rencontre de telles ostéopathies elles sont le plus souvent récidivées, ou ont été précédées, à une époque antérieure, d'ostéites de même nature en d'autres points. Cette remarque se trouve exacte pour le malade de Cotte, chez lequel une lésion, qui était apparue à l'âge de 7 ou 8 ans, avait évolué en 3 mois, puis s'était cicatrisée pour redevenir active 50 ans plus tard, en donnant un abcès et une fistule. La pièce de Puyhaubert représentait les 2/3 inférieurs du 3e métacarpien droit qui avait été curetté auparavant, et était creusé d'une cavité centrale, répondant à l'extrémité inférieure de l'os presque doublée de diamètre. Collet et

(1) PUYHAUBERT : Spina-ventosa. *J. de Méd, de Bordeaux*, 1907, XXXVII, p. 250.
(2) COTTE : Spina-ventosa et rhumatisme tuberculeux. *Lyon Méd*, 1905.
(3) ARBAUD : *Un cas de spina-ventosa chez l'adulte*, Th. Bordeaux 1885-86.
(4) CHASSAIGNAC : Phlegmon chronique de la 2e phalange, in *Bull. Soc. Anat.* Paris, 1re S. t. XV. 1840.
(5) FOUCHER : Un doigt extirpé pour une ostéomyélite de sa 1re phalange. in *Bull. Soc. Anat.* Paris, t. XXXI p. 175-1856.

Troullieur ont aussi rapporté une observation qu'ils disent de
« spina-ventosa typique » au niveau de la 2ᵉ phalange de
l'annulaire gauche chez un homme de 67 ans, porteur de
multiples manifestations bacillaires. Il manque à cette observation tout renseignement anatomique.

Perrot donne, dans sa thèse, une observation de spina-ventosa congénital. Anatomiquement le fait est possible, les
points diaphysaires des métacarpiens et des phalanges existant, avant la naissance, à l'état osseux, et recevant, par conséquent, des vaisseaux par lesquels peut être apporté le bacille. Cette observation est la seule que j'àie rencontrée (1).
Si ce fait se retrouvait, bactériologiquement constaté, il aurait au moins tout l'intérêt que gardent, en l'état de la question, les bacilloses congénitales.

Obs. 9 (PERROT, in Th. p. 33). — *Spina-ventosa* **congénital** *de la
première phalange de l'index gauche ; foyers de lupus tuberculo-ulcé-
reux disséminés. Guérison.*

Le père était bien portant, mais la mère eût plusieurs enfants qui
moururent de tuberculose ; elle-même mourut de tuberculose pulmonaire quelques années après la naissance de l'enfant, qui fait le sujet
de cette observation. Celui-ci portait à sa naissance un *spina-ventosa
congénital* localisé à la première phalange de l'index gauche, qui était
uniformément renflée à son centre, et présentait un aspect fusiforme ;
un docteur constata ces lésions à la naissance de l'enfant celui-ci ne
présentait aucune lésion cutanée, ni aucune autre lésion osseuse. Cette
lésion congénitale augmenta progressivement de volume, le métacarpien correspondant se prit dans l'intervalle, si bien que la racine du
doigt était, à l'âge de 6 ans, boursouflée comme un boudin ; une petite
saillie, dure, violacée, se vida à travers un trajet fistuleux qui apparut
vers la face dorsale de la main, au niveau de l'extrémité inférieure du
premier métacarpien. Ces lésions étaient médiocrement douloureuses
et à peu près apyrétiques. Puis à l'âge de 9 ans, adénite tuberculeuse
préauriculaire. À 10 ans adénite tuberculeuse axillaire. A 12 ans adénite tuberculeuse cervicale, abcès tuberculeux sur le dos de la main
gauche et sur l'avant-bras.

Il ne m'a pas paru que le spina-ventosa fut plus fréquent
dans l'un ou dans l'autre *sexe*. Goetz avait trouvé 22 garçons
et 13 filles sur 35 observations. On a dit que les garçons y

____

(1) On ne peut admettre, comme telle, le cas rapporté par RICARD. Voir PEHU et
CHALIER : De la Tub. humaine congénitale, in *Arch. de méd. des Enfants*, 1908.

étaient plus exposés au début de la vie, les filles après 20 ans. Sur 150 observations chez des enfants de 2 à 15 ans, j'ai trouvé 80 filles et 70 garçons.

Fréquence du spina-ventosa sur les différents os. — Cette fréquence relative du spina-ventosa sur tel ou tel groupe des petits os longs, soit de la main, soit du pied, et, pour chacun de ces groupes, sur tel ou tel os, a déjà donné lieu à des recherches dont les résultats, comme les opinions des auteurs sur ces points, ne concordent pas toujours.

Les statistiques antérieures à la nôtre sont celles :

1° de Goetz (1877) ; elle établit, sur 30 observations, la plus grande fréquence du spina-ventosa au niveau des os de la main, et du 3e doigt. Les métacarpiens sont moins fréquemment atteints que les phalanges, dont la première est presque seule affectée. Le troisième métacarpien et la phalange du 3e doigt sont le plus souvent le siège de la maladie.

2° de Brezzi (1889), qui donne le tableau suivant :

Chez 30 malades présentant 48 lésions tuberculeuses des os de la main, les métacarpiens étaient atteints 18 fois, les phalanges 30 fois.

Sur les 18 cas, le premier métacarpien était malade 6 fois.

—	deuxième	—	—	2 —
—	troisième	—	—	1 —
—	quatrième	—	—	5 —
—	cinquième	—	—	4 —

Les métacarpiens sont atteints, au point de vue de la fréquence, dans l'ordre suivant : le 1er, le 4e, le 5e, le 2e et le 3e.

La première phalange est plus souvent malade que la deuxième : 23 fois la première pour 7 fois la seconde. Parmi ces 7 cas, il y en a un où il s'agit de la deuxième phalange du pouce.

3° de Petitjean et Chalier : (1907) d'après Nové-Josserand.

Mains............................... 69
Doigts............................. 39
Pouce............................... 5
Index............................... 6

Médius (première phalange)......	9
Médius (deuxième phalange).....	2
Annulaire (première phalange)...	11
Annulaire (deuxième phalange)...	1
Auriculaire..................	5
Métacarpiens..................	30
Premier métacarpien...........	7
Deuxième —	7
Troisième —	7
Quatrième —	3
Cinquième —	6
PIEDS........................	15
Orteils.....................	4
Gros orteil (première phalange)..	4
Métatarsiens................	11
Premier métatarsien...........	8
Troisième —	1
Quatrième —	1
Cinquième —	1

Les petits os de la main sont plus fréquemment atteints que ceux du pied. Ceci ressort des chiffres que j'ai donnés plus haut. Petitjean et Chalier trouvent 69 localisations aux mains pour 15 aux pieds; j'ai trouvé moi-même 381 localitions aux premières pour 114 aux seconds. « La maladie, écrit M. Kirmisson, est beaucoup plus fréquente à la main. » C'est donc à tort, me semble-t-il, que l'on a pu considérer les os du pied comme étant aussi fréquemment atteints que ceux de la main. C'est à la main que se rencontre surtout le spina-ventosa. (Gangolphe.)

MÉTACARPIENS. — Parmi les os de la main, les métacarpiens sont, d'une façon absolue, moins souvent atteints que les phalanges : j'ai obtenu 183 localisations sur les premiers, pour 198 sur les secondes. Mais, si l'on veut tenir compte du fait qu'il n'y a que cinq métacarpiens pour 14 phalanges, la fréquence relative des lésions métacarpiennes devient supérieure à celle des lésions phalangiennes. Tous les auteurs que j'ai déjà cités indiquent un maximum de fréquence sur ces dernières. L'accord n'existe pas quant au classement des cinq métacarpiens par ordre de fréquence sur chacun d'eux des lésions bacillaires, car, à côté de Goetz et de Brezzi qui mettent en première ligne, l'un le 3ᵉ, l'autre le 1ᵉʳ métacarpien, Petitjean et Chalier ont trouvé le 1ᵉʳ, le 2ᵉ et le 3ᵉ, figurant sur les registres de Nové-Josserand, pour un même nombre d'observations. Gangolphe dit que le 3ᵉ métacarpien est le plus fréquemment atteint, avec la première phalange du médius.

La statistique générale que j'ai donnée plus haut, classe ainsi les métacarpiens, par ordre de nombre décroissant de leurs lésions : le 2ᵉ, le 1ᵉʳ, le 3ᵉ, le 5ᵉ et le 4ᵉ. En étudiant les tableaux de fréquence des localisations aux pièces métacarpiennes aux différents âges (p. 5), j'ai constaté que les résultats fournis par le groupement des cas répondant aux 3ᵉ, 4ᵉ, 5ᵉ et 6ᵉ années, ne concordaient pas avec ceux donnés par le groupement des observations des 11ᵉ, 12ᵉ, 13ᵉ et 14ᵉ années, extrêmes également de la statistique. Le classement des métacarpiens, d'après le nombre des lésions observées sur chacun d'eux, est, dans la première période, le suivant :

Deuxième..............	23	localisations.
Premier...............	15	—
Cinquième.............	12	—
Troisième.............	10	—
Quatrième.............	7	—

Tandis que l'on obtient pour la seconde :

Quatrième métacarpien..	7	localisations.
Cinquième.............	4	—
Troisième.............	3	—
Premier...............	3	—
Deuxième.............	1	—

Ce deuxième tableau représente presque exactement le renversement du premier. Il semble en résulter la fréquence inégale des localisations bacillaires sur une même pièce osseuse, suivant les phases de sa vie physiologique. Je préciserai ici pour les métacarpiens, cette démonstration générale qu'il serait intéressant de vérifier pour les autres pièces du squelette.

J'ai étudié, après leur développement depuis leur apparition jusqu'à la naissance, la croissance des métacarpiens de 3 à 15 ans. J'ai relevé sur des radiographies de mains saines, faites à Berck, par M. le Dr Calvé, et obtenues après application des mains au contact de la plaque, dans une extension complète et après centrage précis, les longueurs des métacarpiens aux différents âges. Je ne veux donner à ces chiffres qu'une *valeur relative*, par suite de la déformation dont je ne contesterai pas la possibilité, bien que je la croie minime dans ces conditions, et je ne les utiliserai que pour établir certains rapports entre eux, qui ne pourront être récusés, puisqu'ils portent sur des éléments soumis tous aux mêmes conditions. Après avoir groupé les résultats obtenus, par année. et avoir établi, pour chacune, une moyenne, voici, en ce qui nous intéresse ici, ce que j'ai constaté : L'accroissement en longueur des métacarpiens, se fait suivant un schéma qui se retrouve sur toutes les mains ; la marche de l'allongement des pièces osseuses peut être plus ou moins actif suivant les sujets, mais garde certains caractères constants et n'est pas livrée au hasard ; il y a persistance chez les différents enfants des proportions d'allongement des pièces entre elles.

Ces pièces ne croissent pas, de 2 à 15 ans d'une façon également continue. Certaines d'entre elles commencent leur développement plus tôt, et l'achèvent alors que celui des pièces apparues et développées plus tardivement, se fait encore. J'ai relevé, pour préciser les données précédentes, les détails suivants (1) :

Le deuxième métacarpien est celui dont le point diaphysaire apparaît le premier. C'est aussi celui qui acquiert le premier son point épiphysaire et le développement des deux points se fait avec une activité très marquée. De 3 à 5 ans *la diaphyse* passe de 27 à 30 millimètres et cet allongement se poursuit jusqu'à 12 ans. De 12 à 15 ans au contraire, il cesse presque complètement, et le métacarpien semble avoir atteint sa longueur diaphysaire que modifiera peu désormais, l'activité ralentie de la zone dia-épiphysaire.

(1) Il s'agit ici de longueurs diaphysaires.

Le premier acquiert son point épiphysaire assez tard, vers la 4ᵉ année, alors que celui du 2ᵉ apparaît très nettement sur les radiographies, au cours de la 2ᵉ, ou au commencement de la 3ᵉ année, beaucoup plus tôt, par conséquent, que ne le disent les traités classiques. Son allongement diaphysaire de 3 à 5 ans est de 2 millimètres ; sa diaphyse passant de 17 à 19 millimètres. Il se prolonge jusqu'à la 15ᵉ année au moins, avec une activité surtout marquée jusqu'à 8 ans ; de 12 à 15 ans, il croit encore de 4ᵐᵐ5.

Le troisième apparaît presque en même temps que le 2ᵉ par son point diaphysaire et par son point épiphysaire. Son développement est très comparable à celui du 2ᵉ, mais se prolonge plus longtemps, et de 12 à 13 ans, le 3ᵉ métacarpien s'allonge encore de 1ᵐᵐ5.

Le cinquième, dont les lésions se rapprochent par leur fréquence de celles du premier et du troisième, se développe avec une activité assez marquée au début de la vie, et existant encore de 12 à 15 ans où l'os s'allonge de 4 millimètres, c'est-à-dire plus que le 3ᵉ et que le 2ᵉ.

Le quatrième se développe plus tardivement encore que le cinquième ; de 3 à 5 ans il croît seulement de 1ᵐᵐ5, beaucoup moins par conséquent que le 2ᵉ, qui dans le même temps s'accroît de 3 millimètres. Il constitue avec ce dernier l'extrême de la série dont les termes moyens sont représentés par les 1ᵉʳ, 3ᵉ et 5ᵉ métacarpiens.

Il m'a paru intéressant, quand il s'agit de la fréquence des ostéites bacillaires des métacarpiens, de rapprocher des tableaux suivants qui établissent les localisations les plus habituelles de ces lésions :

1° *Au cours des* 3ᵉ, 4ᵉ, 5ᵉ *et* 6ᵉ *années :* Deuxième, premier, cinquième, troisième, quatrième ;

2ᵉ *Au cours des* 11ᵉ, 12ᵉ, 13ᵉ *et* 14ᵉ *années :* Quatrième, cinquième, troisième, premier, deuxième ;
ces autres tableaux qui montrent l'ordre dans lequel ces pièces osseuses se classent, si l'on envisage l'activité maxima de leur développement diaphysaire :

1° *Au cours des* 3ᵉ, 4ᵉ *et* 5ᵉ *années :* Deuxième, premier, troisième, cinquième, quatrième ;

2° *Au cours des* 12e, 13e, 14e *années* : Quatrième, cinquième, premier, troisième, deuxième.

On pourrait rechercher si les faits se présentent de la même façon au niveau des autres os, et si les pièces dont les foyers bacillaires ont des fréquences maxima contemporaines, ne sont pas aussi celles dont les périodes actives du développement coïncident.

Cette conception, qui rattache le maximum de fréquence des localisations tuberculeuses à la phase de la vie d'une pièce osseuse où son activité de développement est elle aussi à son maximum, ne serait d'ailleurs qu'une forme plus précise de la pensée admise par tous et que nous avons si souvent entendu exprimer par M. Ménard, pour traduire le résultat de ses observations cliniques : « la tuberculose aime les os jeunes et, sur ces os, les points les plus jeunes ».

PHALANGES DES DOIGTS.— Elles sont inégalement atteintes, suivant qu'il s'agit des premières, qui figurent sur notre statistique pour 148 localisations, des secondes, qui s'y trouvent pour 46, parmi lesquelles il s'agit trois fois de celle du pouce, ou des troisièmes, dont les observations de spina-ventosa sont au nombre de quatre seulement. Parmi les premières phalanges, celle du pouce m'a paru le plus souvent atteinte ; puis viennent celle du médius, à laquelle Piéchaud donne la première place, et, avec une fréquence vraiment très voisine, celle de l'annulaire qui pour Nové-Josserand serait plus souvent en cause que les autres. Je n'ai pas relevé, au cours de la 3e année de notre statistique, de spina-ventosa des 2es phalanges. A ce moment aussi le nombre des localisations phalangiennes est peu élevé, 13, par rapport à celui des localisations métacarpiennes, 20. On voit ce chiffre dépasser considérablement le second au cours de la 4e année, puis se rapprocher de lui, dans les années qui suivent, avec des fluctuations assez étendues. Les localisations phalangiennes diminuent de nombre à peu près parallèlement aux lésions métacarpiennes, de la première enfance vers l'adolescence. Chez les sujets de 5 à 15 ans, on peut observer, comme j'en apporterai des exemples, une forme localisée dia-épiphysaire de l'ostéite des phalanges, qui répond à celle des métacarpiens. Les spina-ventosa des phalanges unguéales s'observent souvent chez les enfants jeunes, et leur siège de prédilection se trouve au niveau du pouce qui est presque leur localisation exclusive. Les cas de spina-ventosa de phalange unguéale des autres doigts, qui figurent ici, ont été consignés sur les registres de M. Ménard ; je n'ai pu en observer aucun cas ; ils appartiennent à la 4ᵉ année pour deux cas, à la 8ᵉ pour un autre.

MÉTATARSIENS. — Ils sont très inégalement atteints ; le 1ᵉʳ figure pour 45 sur 82 localisations, dans notre statistique. Tous ceux qui ont étudié la question, donnent des chiffres analogues, ou, au moins, affirment la fréquence toute particulière du spina-ventosa au niveau de cet os. Parrot l'a observée ; Gangolphe dit qu'au pied le 1ᵉʳ métatarsien, dans sa moitié antérieure, est un siège de prédilection du spina-ventosa, qui est rare sur les quatre derniers métatarsiens et sur les phalanges des orteils. M. Kirmisson rapproche cette constatation du rôle de soutien important dans la statique du pied qui appartient à cette tige osseuse. Je crois qu'il faut chercher l'explication de ces localisations fréquentes du côté de la structure du premier métatarsien. Elle répond, d'une façon presque parfaite, à celle des os courts (*fig. 30*), c'est-à dire que la diaphyse elle-même est formée de tissu spongieux abondant, avec un très rudimentaire canal médullaire qui, même apparu comme on le voit chez des enfants de 6 à 8 ans, laisse persister à la face profonde de l'étui compact diaphysaire, une épaisse couche de tissu spongieux, qui relie les gros amas de ce même tissu occupant les deux extrémités de l'os. Le 1ᵉʳ métatarsien m'a semblé, parmi les os longs de la main et du pied, être celui qui présente le plus complètement les caractères des faux os longs, auxquels j'attribue volontiers la réalisation du type anatomique spina-ventosa, et dont le tissu spongieux paraît offrir au bacille des conditions de développement très favorables.

Parmi les autres métatarsiens, le 4ᵉ occupe, comme le métacarpien correspondant à la main, le dernier rang de fréquence.

PHALANGES DES ORTEILS. — Les premières phalanges sont le plus souvent atteintes ; la phalange unguéale du gros orteil est parfois, comme l'est celle du pouce, le siège de spina-ventosa. Je n'ai pas trouvé d'observation de lésion siégeant au niveau d'une phalange unguéale des autres orteils.

Associations. — Le spina-ventosa se montre le plus souvent au milieu d'associations bacillaires, dont j'ai voulu rechercher la fréquence. On pourrait dire d'une façon absolue que le spina-ventosa, seule localisation bacillaire, est l'exception.

Gommes. — Elles arrivent en première place parmi les lésions bacillaires associées au spina-ventosa. M. Lannelongue a décrit ces associations avec des lésions cutanées qui apparaissent, les unes, complètement indépendantes de la localisation du spina-ventosa et semblent, dit M. Lannelongue, avoir été disséminées sans ordre, comme les manifestations locales d'une même influence générale, les autres, sur le trajet des lymphatiques qui partent de cette localisation : les premières seules nous intéressent ici. Elles se voient parfois au nombre de 20 ou de 40, comme dans quelques observations de M. Lannelongue, et leurs relations de pathogénie avec les lésions osseuses sont évidentes.

Obs. 10 — G..., Marie, 2 ans, entrée à Berck, le 10 sept. 1906. Sortie le 12 août 1907. Tuberculose à foyers multiples : gommes disséminées sur tout le corps, 26 cicatrices. — Spina-ventosa de la première phalange du médius de la main gauche, foyer bacillaire au niveau du corps du maxillaire inférieur.

Adénites. — Les adénites cervicales suppurées figurent parmi les lésions associées au spina-ventosa, pour un chiffre presque égal à celui des gommes. Ces lésions des ganglions sont, elles aussi, incontestablement de même origine que les ostéites des doigts ou de la main dont elles sont contemporaines. Mais, à côté de ces lésions suppurées des ganglions, il me paraît intéressant de noter la constance, absolue chez les enfants porteurs de spina-ventosa, de ganglions carotidiens et sous-maxillaires, durs, mobiles, plus ou moins gros. Il y a là autre chose que les ganglions, que l'on retrouve d'une façon banale chez les enfants, au niveau de la nuque, auxquels arrivent les lymphatiques du cuir chevelu.

Foyers osseux. — Des lésions osseuses bacillaires qui peuvent s'observer chez les enfants en même temps que les spina-ventosa, les plus fréquemment constatées sont celles *du radius, du cubitus, du calcanéum, des os malaires*; elles appartiennent à l'expression clinique du même ensemencement. Il y a, dit volontiers M. Ménard, des localisations tuberculeuses qui se retrouvent souvent associées, d'autres qui coexistent plus rarement avec les précédentes. Le spina-ventosa est contemporain des foyers tuberculeux des petits os ; il précède les lésions cliniques des gros os. Il n'est pas habituel de le rencontrer avec les grands foyers de la hanche, du genou ; si on le trouve plus souvent associé à des arthrites du coude, c'est que ces dernières peuvent procéder elles-mêmes d'une ostéite dont le siège est souvent le cubitus, qui est volontiers pris en même temps que les petits os longs. La colonne vertébrale est parfois atteinte de lésions qui sont contemporaines des spina-ventosa, mais souvent aussi, en cherchant bien, on trouverait que le mal de Pott, est apparu plus ou moins longtemps après le début de l'affection des petits os ; car on ne fait plus depuis longtemps de spina-ventosa, que l'on fait encore des lésions vertébrales.(M. Ménard.)

Multiplicité. — A cette question du groupement des tuberculoses osseuses en tableaux de localisations contemporaines, se rattache immédiatement celle de la multiplicité des spina-ventosa. Elle paraît de règle générale. « Dès qu'on reconnaît un doigt ou un métacarpien malade, écrit M. Ménard (1), on recherche de suite, et on trouve souvent un et plusieurs autres foyers semblables. »

Sans doute on observe souvent un seul segment d'un doigt ou un seul métacarpien en cause ; M. Ménard dit que le nombre des malades qui portent plusieurs os de la main atteints à la fois de tuberculose, est, pour le moins, aussi grand que

(1) V. Ménard : Extrait de la *Tuberculose Infantile* n°⁵ 6 et 7, p. 18.

le nombre de ceux qui n'ont qu'un foyer unique ; Valette considére que la multiplicité des spina-ventosa s'observe dans 62 °/° des cas.

Je crois pouvoir, surtout en tenant compte des localisations qui passent inaperçues, de celles qui, après une courte durée ont disparu, ou qui même ne se manifestent pas, cliniquement, parce que leurs lésions guérissent après avoir été minimes, affirmer que ces cas de spina-ventosa *isolé* sont rares. En concordance réelle avec cette façon de concevoir ces foyers uniques comme l'expression affaiblie d'une infection, qui a été insuffisante pour se manifester ailleurs *cliniquement*, se trouve la bénignité de leur pronostic ; nous verrons que ce sont ces lésions qui guérissent le plus souvent spontanément, et qui donnent les meilleurs résultats quand on les opère. Essentiellement différentes sont les formes à multiples localisations.

Il y a un contraste frappant entre la multiplicité des petits foyers des jeunes enfants et l'unité fréquente des gros foyers ; pour la coxalgie, par exemple, Calvé (1), en groupant les statistiques établies à Berck par Tillaye, Calvé et Guillaume-Louis, Matry, donne les résultats suivants : 495 coxalgies se décomposent en :

410 coxalgies simples,

84 coxalgies associées : doubles 34 cas, avec mal de Pott, 27, avec genou 3, avec épaule 3, avec coude 6, avec pubis 4, avec métatarse 3, avec radius 1, avec lupus 3.

M. Ménard (2) écrit ces lignes, que Calvé reproduit dans sa thèse : « La coxalgie se trouve surtout associée en ce qui concerne le squelette, avec des foyers tuberculeux de la colonne vertébrale ou des grandes articulations, genou, coude, cou de pied.

« Il est remarquable qu'on n'y trouve pas d'association avec le spina-ventosa des os longs de la main et du pied. Ce qui ne veut pas dire qu'on ne puisse observer le spina-ventosa avec la coxalgie, nous avons rencontré cette association, mais elle est exceptionnelle. »

(1) CALVÉ : *De la coxalgie double chez l'enfant*, Th. Paris, G. Steinheil, 1906.
(2) V. MÉNARD : in *Tuberculose Infantile*, Oct. et Déc. 1903.

Symétrie. — Un autre point intéressant de cette question, est la fréquence de la symétrie de ces foyers ; les observations ne sont pas rares d'enfants qui ont, sur chaque main ou sur chaque pied, les pièces osseuses homologues malades, soit à un degré également avancé des lésions, soit à une phase de leur évolution plus accentuée d'un côté ou de l'autre.

On trouve ce caractère signalé par M. Kirmisson (1): « Non seulement ces localisations sont le plus souvent multiples, mais elles sont fréquemment symétriques. On rencontre en pareil cas, des lésions tuberculeuses développées aux mains, dans des points symétriques du métacarpe et des phalanges. »

Ces particularités s'observent ailleurs et les cas dans lesquels les deux calcanéums, les deux cubitus, les deux cols fémoraux même, sont atteints de lésions tuberculeuses, ne sont pas exceptionnels.

Parlant de la symétrie des lésions, M. Ménard ajoute dans la *Tuberculose Infantile* :

« ... sur un même sujet, la tuberculose affectionne des localisations osseuses anatomiquement analogues. Chez de nombreux enfants, on observe le spina-ventosa des deux mains et même des quatre extrémités, mains et pieds...

« La symétrie de la tuberculose osseuse ou articulaire est relativement fréquente.

« Chacun sait combien on observe le spina-ventosa des deux mains, et même des métacarpiens ou des phalanges symétriques.

« La tuberculose des deux calcanéums, des deux olécrânes se rencontre avec une telle fréquence, qu'après avoir constaté l'affection sur l'un des côtés, on commettrait une faute en ne la cherchant pas sur le côté opposé...

« MM. Calvé et Guillaume, internes de l'Hôpital maritime, ont trouvé sur 3.210 cas de tuberculose osseuse, se rapportant à huit années de l'hôpital, 302 cas de tuberculoses multiples, parmi lesquels 124 exemples de foyers symétriques.

(1) KIRMISSON : in *Précis. de Chir. Infantile*, p. 449.

« Ce tableau tend à établir, comme nous avons l'habitude de le répéter, que la tuberculose osseuse aime les points symétriques. »

La solution du problème dépasse donc la question du spina-ventosa pour s'étendre à celle des tuberculoses osseuses. «Les pieds et les mains renferment une large collection d'os longs participant aux mêmes conditions de développement, et offrant la même structure. On comprend que la tuberculose se greffe sur plusieurs points d'un terrain uniforme. La naissance de plusieurs spina-ventosa chez le même malade, serait comparable à la production du mal de Pott double, qui n'est pas très rare ; de la coxalgie double, dont nous avons toujours aussi quelques exemples en observation. » (M. Ménard.) J'ai indiqué déjà, en comparant l'activité de croissance des métacarpiens à la répartition sur chacun d'eux de leurs lésions bacillaires, la relation qui paraît exister entre elles, et que l'on pourrait invoquer, semble-t-il, pour interpréter la raison d'être des lésions symétriques.

En plus des documents constitués par un certain nombre des observations de cette thèse, les observations suivantes témoignent de ces faits :

Obs. 11. — P. Delphine, 9 ans et demi, à son arrivée à Berck, le 14 juin 1907. Spina-ventosa du 2ᵉ métatarsien droit fistuleux avec ulcération fongueuse du dos du pied. Tuberculose fistuleuse du cubitus droit. Il a été pratiqué, le 8 juillet 1907, une résection atypique du coude droit et l'évidement du 2ᵉ métatarsien. En juin 1908, alors que ces lésions sont complètement cicatrisées, *apparition d'un mal de Pott dorsal moyen*.

Obs. 12. — D. Jean, 3 ans et demi, entré à Berck le 12 février 1907, décédé le 30 juin 1907. Spina-ventosa fistuleux des 4ᵉ et 5ᵉ métacarpiens gauches. Spina-ventosa de la 1re phalange et du 1er métatarsien gauches. Ostéite bacillaire de l'olécrâne droit non fistuleuse. Le 3 avril 1907 : *Apparition d'une coxalgie gauche*; un abcès se forme au-dessus du trochanter.

Obs. 13. — D. Albert, 3 ans, entré à Berck le 8 juillet 1908. Spina-ventosa du 3e métatarsien gauche, avec abcès non fistulisé. Arthrite du coude droit d'origine humérale. Arthrite du coude gauche d'origine humérale. Otorrhée double. Ostéite bacillaire du calcanéum droit avec envahissement de la sous-astragalienne. Ablation le 14 septembre 1908, du 3e métatarsien.

Obs. 14. — B. Robert, 3 ans, entré à Berck le 10 septembre 1908. Spina-ventosa du 2e métacarpien droit et de la 1re phalange de l'index droit. Spina-ventosa du 2e métacarpien gauche. Ostéite des deux malaires. Ostéite de l'extrémité supérieure du cubitus gauche avec abcès. Gommes cutanées multiples. Adénite pré-auriculaire suppurée.

Obs. 15. — P... Georges, 7 ans, à son entrée à Berck, le 16 décembre 1905. Sorti en juillet 1906. Spina-ventosa de la 1re phalange de l'annulaire gauche avec abcès. Ostéite du cubitus avec fistule. Ostéite du tibia gauche. Amputation de l'annulaire gauche en avril 1906. Le 5 mai 1906, *apparition d'un mal de Pott* dorso-lombaire. Albuminurie : 1 gr. 50 par litre.

Obs. 16. — M... Paul, 3 ans, à son entrée à Berck le 12 juillet 1907. Sorti en décembre 1907. Spina-ventosa du 5e métacarpien droit qui a été enlevé. Spina-ventosa du 5e métacarpien gauche qui a été enlevé. Abcès fistuleux du dos du pied droit, répondant probablement au 3e cunéiforme. Fistule sous la face dorsale du pied gauche, répondant au 5e métatarsien. Gomme de la face antéro-interne du coude gauche.

Obs. 17. — X. Georges, 2 ans, à son arrivée à Berck le 11 avril 1906. Sorti le 11 décembre 1906. Spina-ventosa de la 1re phalange de l'index droit; atteinte de l'articulation inférieure. Spina-ventosa de la 1re phalange de l'index gauche. Spina-ventosa du 1er métatarsien gauche. Spina-ventosa de la 1re phalange du 5e orteil droit. Ostéite des 2 cubitus. Otorrhée droite. Le 20 août 1906, évidemment des spina-ventosa.

Obs. 18. — C... Paul, 13 ans à Berck, le 16 octobre 1904, sorti le 15 mars 1906. Spina-ventosa du 1er métatarsien gauche. Spina-ventosa du 1er métatarsien droit. Spina-ventosa du 5e métatarsien droit. Main droite, spina-ventosa de la 1re phalange de l'annulaire et du 1er métacarpien. Main gauche, spina-ventosa de la 1re phalange du pouce et du médius, spina-ventosa du 4e métacarpien. Mal de Pott dorsal ancien. Tuberculose du calcanéum droit, et du calcanéum gauche. Lésions anciennes.

Obs. 19.— C.. Albert 26 mois. Dans les premiers jours de janvier 1906, ses parents remarquent une tuméfaction siégeant sur le métacarpien et la première phalange de l'auriculaire de la main gauche. *Quelques jours après, la même constatation est faite pour l'auriculaire de la main droite.* Enfant revu en février 1907 : diminution de la tuméfaction, augmentation de volume des os malades à la palpation seulement. (Obs. I résumée, Roussel.)

Par rapport à la fréquence des autres tuberculoses osseuses, Nélaton avait attribué au spina-ventosa le 3e rang dans une classification dont la première place était au mal de Pott, et la deuxième aux foyers des grands os. Si l'on observe des enfants de moins de 5 ans, cet ordre est tout différent. Dans la statistique de Brendenberg (1) les nombreux cas d'ostéotuberculose, signalés de 1 à 3 ans, proviennent en grande partie des spina-ventosa.

Perrot a constaté l'absolue fréquence du spina-ventosa parmi les localisations des tuberculoses à foyers multiples de la 2e enfance. « Dans les deux tiers des cas, nous rencontrons cette localisation et souvent elle envahit plusieurs doigts de la même main. » A cet âge, « les grandes articulations sont rarement atteintes, si nous les comparons aux autres. Celle du coude, dans nos observations est le plus souvent malade ».

Claeys a trouvé (statistique de M. Broca), sur 3.750 enfants de 0 à 15 ans, la répartition suivante :

Mal de Pott . . . .   803 soit 18,45 °/₀ des localisations.
Coxalgie. . . . . .   766 — 17,60   —
Tumeur bl. du genou   558 — 12,82   —
Sp. v. de la main. .   361 — 8,29   —
Sp. v. du pied . . .   102 — 2,34   —

Nous avons vu d'autre part, l'absolue fréquence du spina-ventosa avant 5 ans (p. 1.)

§ 2. — **Pathogénie.**

Le spina-ventosa acquiert, par toutes ces notions que nous possédons sur son étiologie, une signification différente de

______

(1) BRENDENBERG : *Correspond. Blatt für Schweizer Aerzte*, 1890, p. 285.

celle qui lui a été longtemps donnée, et ne doit plus être considéré comme la négligeable lésion qui guérit toujours, qu'elle n'ait pas abouti à la suppuration, ou bien qu'elle se cicatrise après l'élimination plus ou moins étendue d'un segment osseux. Je conçois mieux l'importance du spina-ventosa faisant partie du tableau de l'ensemencement de l'organisme de l'enfant par un agent bacillaire, atténué sans doute, de propriétés biologiques particulières peut être, dont la pénétration s'est faite aux premiers temps de la vie, soit au cours d'une imparfaite alimentation artificielle, soit à l'occasion d'une atteinte d'entérite, ou d'une autre maladie infectieuse, soit pendant le séjour de l'enfant dans un milieu contaminé.

Goetz, qui ne pouvait donner à cette constatation toute la valeur que savent lui accorder les connaissances bactériologiques actuelles, avait noté l'action que paraissaient exercer sur l'apparition du spina-ventosa, les troubles intestinaux, qui fréquemment acccompagnent la dentition. On peut admettre aussi la réalité du rôle joué par la *coqueluche*, la *rougeole*, la *grippe* dans l'apparition du spina-ventosa, qui, quelques semaines ou quelques mois après ces maladies, souvent notées dans les observations, apparaît, puis évolue. Je n'aborderai pas ici la question de la valeur réelle de cette cause secondaire qui a pu laisser, à l'occasion de lésions muqueuses, pénétrer l'agent spécifique, ou, au contraire, favoriser son développement au niveau de tissus où il existait déjà, sans que la résistance de l'organisme, avant qu'elle fut atteinte par la maladie accidentelle, lui permit de se manifester.

A ce groupe de causes semble appartenir le *traumatisme*.

Celui-ci doit-il garder l'importance qu'on lui a donnée, depuis les expériences de Max Schüller et jusqu'aux travaux de Lannelongue et Achard? Gangolphe dit que la fréquence extrême du spina-ventosa et de l'ostéite du malaire à cette période de la vie, ne trouve guère son explication dans l'ostéogénèse; qu'il faut, comme on l'a dit, faire intervenir la fréquence des traumatismes de la main et du pied et des chutes sur le visage. On peut accorder un rôle à ces traumatismes, mais on a eu, d'une façon générale, une tendance très marquée à leur attribuer la fréquence, que l'on croyait plus grande à la main droite, du spina-ventosa. Sur 248 localisations bacillaires aux petits os de la main, j'ai constaté que 122, soit 59 métacarpiens et 63 phalanges, siégeaient à droite et 126, soit 62 métacarpiens et 64 phalanges à gauche.

Comme l'a dit M. Lannelongue, le vrai rôle du traumatisme pourrait bien être de faire percevoir une localisation bacillaire jusque là latente. On le trouve sous cette forme assez souvent dans les observations. Goetz fait déjà remarquer que les chutes, les coups, les piqûres n'ont jamais, dans ses observations, coïncidé exactement avec le début de l'affection. On peut toujours se demander quelle est l'influence revenant à un traumatisme sur l'éclosion d'un processus préexistant en puissance, et répondant à un foyer dont l'ensemencement s'est fait d'une façon complètement indépendante du traumatisme.

Bibliographie. — ESTRADÈRE : *Rôle du traumatisme dans l'éclosion des tuberculoses locales primitives*, Th. Bordeaux 1891-92, n° 69, hic bibl. — FRIEDRICH : Experimentelle Beiträge zur Kenntniss der chirurgischen Tuberkulose... und zur Kenntniss ihrer Beziehung zu Traumen. *Deutsche Zeitsch. für Chir.* 1899, t. 53 p. 513 à 546. — FURBRINGER : Fingerverletzung und Miliartuberkulose *Aerz. Sachv. Zeit.* 1904, n° 7. — GUDER : Zusammenhang swischen Trauma und Tuberkulose. *Vierteljahrschrift f. gerichtl. Medecin, VII, VIII, IX.* — HONSELL, B. : Ueber Trauma und Gelenktuberkulose *Beitrage z. klin. Chir.* 1900, t. XXVIII p. 659 à 670). — LANNELONGUE et ACHARD : Sur le traumatisme et la tuberculose. *Bull. de l'Acad. des sc.* 1er mai 1899. — LANNELONGUE et ACHARD : Influence du traumatisme et des mouvements sur l'évolution des ostéo-arthrites tuberculeuses. *Bull. de l'Acad. de méd.* 7 février 1905. — LEMGEN, A. : *Zur Aetiologie der localen Tuberkulose, mit besonderer Berücksichtigung von Traumen.* Thèse de Bonn, 1898. — PETROV N. : Arthrite tuberculeuse et traumatisme. *Zentr. Bl. f. chir.* 26 novembre 1904. — PIETRZIKOWSKI E. : Des rapports entre les traumatismes et la tuberculose, surtout au point de vue de la tuberculose des os et des art. *Zeitsch. f. Heilkunde* XXIV, 9, 1903.

Perrot qui trouve les antécédents tuberculeux évidents pour 12 cas sur 34 observations rapportées, insiste sur l'importance du facteur *hérédité* tuberculeuse dans la genèse des tuberculoses à foyers multiples des enfants. Cette importance n'est pas contestable en tant qu'agent de préparation du terrain. M. Kirmisson lui accorde une réelle valeur. Le plus souvent il s'agit chez les parents de lésions viscérales. J'ai eu l'occasion cependant, de voir la mère d'un enfant porteur de spina-ventosa multiples, qui avait eu elle-même, vers l'âge de 4 ou 5 ans, plusieurs spina-ventosa. Parmi ses autres enfants, deux avaient été atteints des mêmes lésions bacillaires. Il est d'ailleurs fréquent, à Berck, de rencontrer plusieurs enfants de la même famille atteints de tuberculose ostéo-articulaire.

L'hérédité d'après Demme (1) se retrouverait dans 72 % des cas de tuberculoses viscérales, dans 70 % des tuberculoses ostéo-articulaires, et dans 65 % des tuberculoses ganglionnaires.

Brendenberg (2) a insisté sur le danger de « l'infection dans la famille » pour les nourrissons. Sur 203 cas de tuberculose chez les enfants, il trouve que 34 % des observations de tuberculose osseuse peuvent recevoir cette origine.

Estor, étudiant la tuberculose de tarse chez l'enfant, constate que l'hérédité existe 44 fois sur 324 observations personnelles, soit 13,38 %. Sur ces observations 22 se rapportaient à des spina-ventosa.

Des expériences de Solles tendent à montrer que les produits d'animaux tuberculeux sont facilement tuberculisables.

Dollinger conclut, d'après 250 cas, que la tuberculose osseuse se développe non pas chez les enfants, mais seulement chez les petits enfants des tuberculeux pulmonaires.

Voies de pénétration des bacilles. — Nous avons vu que les adénites cervicales soit suppurées, soit dures, mobiles, petites, et répondant alors aux polymicroadénopathies dont Legroux faisait un indice de profonde tuberculisation de l'organisme, accompagnent d'une façon constante le spina-ventosa. Elles peuvent ainsi coexister avec l'augmentation de volume des ganglions inguino-cruraux, sus-épitro-

(1) DEMME : *Berlin. klinische Wochenschrift*, 1884.
(2) BRENDENBERG : *loc. cit.*

chléen, axillaires et sus-claviculaires ; *très souvent* elles m'ont paru plus marquées que les lésions de ces autres groupes qui peuvent n'être pas perceptibles. Il serait particulièrement séduisant d'envisager ces réactions personnelles des ganglions sous-maxillaires et carotidiens comme l'expression du premier relai des bacilles ayant traversé la muqueuse de la zone bucco-pharyngo-amygdalienne.

On peut considérer à l'heure actuelle plusieurs faits comme étant établis, touchant la pénétration par voie digestive :

1° *La pénétration possible du bacille à travers les muqueuses saines*, sans que ce passage détermine des lésions perceptibles de ces muqueuses : Cornil, Weigert, Cornet, Dobroklonsky etc.

Babès : *Soc. biol.* 1883, avril, n° 14, p. 268.— Cornil : *Congr. Tub.*, 1888. Tuberculose des muqueuses. — Weigert : Die Verbreitung des Tuberkelgiftes nach dessen Eintritt in der organismus. *Jahrbuch für Kinderheilkunde* 1884. — Cornet : Tuberculose des ganglions sans lésion des muqueuses. *Centralblatt für Chir.* n° 29, 1889. — Dobroklonsky : *Congr. de la Tub.* 1888. *Annal. Inst. Pasteur* 1890.

2° *La réalité de ce passage de la muqueuse amygdalo-bucco pharyngienne aux ganglions du cou :* Dieulafoy, Lermoyez, Marfan, etc.

Dieulafoy : *Ac. de méd.* 30 avril 1895. Leçons à la faculté 1894. — Lermoyez : *Soc. méd. hôp.*, 20 juillet 1894. *Presse méd*, 26 octobre 1895. — Marfan : *Traité de méd.* t. III. — Natale Palermo : *Riforma medica*, 1904, n°ˢ 42-43. — Cadéac : *Soc. nat. de méd.* Lyon, 10 fév. 1908. — Bouley et Heckel : Le nez et la gorge considérés comme porte d'entrée de la tuberculose *Cong. de la T.* 1905.

3° *La réalité du passage des bacilles de l'intestin dans les ganglions mésentériques*, avec ou sans lésion tuberculeuse intestinale, et la possibilité de tuberculose pulmonaire réalisée par cette voie, à côté de l'infection par voie directe.

Harbitz : *Recherches sur la fréquence, la localisation et les voies de propagation de la T. chez l'enfant.* Christiania 1903. — In *Sem. méd.* 16 août 1905, analyse. — Bartel : Les voies d'infection dans la tuberculose par ingestion, Iéna 1905 ; *Wien. med. Woch.* art. divers 1905-

1906. — NICOLAS ET DESCOS : *J. de physiol. et path. générale*, 1903, p. 910. — VALLÉE : De la genèse des lés. pulm. dans la T. *Congr. de la T.* 1905. — *Soc. biol.* 1er avril 1905. — CALMETTE ET GUÉRIN : *Ann. Inst. Pasteur*, août 1906, n° 8, *Congr. de la T.*, 1905, I, p. 421.— WATEL : *Origine intestinale de la tub. pulm.* Th. Paris, 1907.

Le lait bacillifère, pourrait être d'une façon générale, le véhicule des agents, Calmette a insisté d'autre part sur l'importance des poussières bacillifères apportées, de façons multiples, au contact des muqueuses digestives.

En accord avec les recherches de Weigert, la distinction est faite par Calmette (1) entre les ganglions de l'enfant à la mamelle ou des jeunes animaux, qui agissent comme des filtres parfaits, et ceux des sujets plus âgés qui sont plus perméables. Tandis que chez les premiers, l'ingestion de repas infectants détermine des lésions ganglionnaires qui peuvent guérir, si la dose des bacilles est faible et unique, ou évoluer avec une rapidité et une généralisation plus ou moins marquées suivant l'importance et la fréquence des doses ; chez les adultes, les bacilles passent rapidement dans la circulation et vont créer des lésions pulmonaires.

Si les ganglions sont des organes d'arrêt, ils sont aussi des organes destructeurs et altérants. Au bout de quatre mois après l'ingestion du repas infectant, ils ont perdu leur pouvoir d'inoculation sur le cobaye; à ce moment l'animal ne réagit plus à la tuberculine. S'il survient, alors seulement, un nouvel apport de bacilles, ces derniers sont arrêtés encore dans les ganglions et y demeurent un temps variable, parfois fort long, à l'état latent, pouvant reprendre leur activité si l'immunité cesse (Calmette). L'infection de l'enfant ne peut être comparée d'une façon absolue à celle des animaux en expérience : elle n'est pas dosée et la fréquence des apports de bacilles n'est pas davantage réglée. Existe-t-il cependant entre le fait observé par Calmette et l'aspect sous lequel se présentent les tuberculoses atténuées, telles que les manifestations scrofuleuses, des relations que la théorie pourrait facilement développer; il n'est pas permis, scientifiquement, de l'affirmer encore.

(1) Voir in *Presse méd.* Décembre 1908.

L'immunité vaccinale de Calmette, obtenue chez les jeunes bovidés, ne semble pas réalisée chez l'homme. Marfan (1), dès 1887, a défendu l'idée d'une certaine immunité, engendrée par les lésions scrofuleuses chez les malades qui contracteraient plus difficilement la tuberculose pulmonaire. Calmette compare cette résistance à celle qu'il rattache à l'existence des mêmes lésions bénignes chez les animaux.

Nous aurons l'occasion de dire qu'on a reconnu des propriétés anaphylactisantes aux poisons du bacille de Koch.

Behring a donné de la pathogénie de la tuberculose, une conception qui repose à la fois sur l'infection par voie intestinale, et sur la latence plus ou moins longue de l'ensemencement. Il résulte de ses recherches, et de celles d'Arloing, de Ravenel, que l'infection bacillaire, d'origine intestinale, est plus facile chez l'enfant. Calmette, Ravenel, ont insisté sur l'importance que prend dans cet acte la division des produits infectieux, particulièrement réalisée par l'émulsion.

Dans un travail très intéressant sur l'étiologie et le traitement des adénites cervicales, Most a montré l'importance de premier ordre qui revient à l'ensemencement des ganglions profonds du cou, par les bacilles recueillis au niveau de la muqueuse amygdalienne. Les deux zones principales de pénétration du bacille sont la zone cutanéo-muqueuse des paupières, du nez et des lèvres, et l'anneau lymphatique pharyngien. Most a examiné 60 cas opérés par lui, et il donne les résultats suivants : dans 22 % des cas, les ganglions envahis sont ceux qui reçoivent les lymphatiques des parties antérieures de la face, de la cavité buccale, des fosses nasales ; dans 11,7 % des cas, ceux qui reçoivent les lymphatiques des parties latérales de la face et de l'oreille ; *dans 38 % des cas les ganglions profonds* parmi lesquels, dans 30 % des cas, ceux qui reçoivent les lymphatiques de l'amygdale.

CALMETTE : Conférence à la Harvey Société de New-York, 24 octobre 1908. *In Presse méd.*, n° 103, 1908, 23 décembre. — RAVENEL, de Philadelphie : *XIVe Congr. Int. d'Hyg. et Démographie*, Berlin, 1907.— MOST, 1909 : Étiologie et traitement des adénopathies cervicales tuber-

(1) MARFAN : *Arch. gén. de Méd.* 1887.

culeuses. *Deutsche Zeitsch. f. Chir.,* t. XCVII f. 3-4, fév. p. 294-345,
5 fig.) ; In LHERMITTE, *Sem. méd.*, 1909, 27 janvier. — BEHRING : *Congrès de Cassel,* 1903 septembre 26. *Soc. Berlinoise de méd. Int.,* 4 février
1904. — BAUMGARTEN : Ueber latent Tuberculose *Volkmanns sammlung,*
1880. — *Zeitsch. f. d. klinische Med.* Bd. VI, 1883, p. 61.— *Ub. Tuberk.,*
Berlin, 1885. — WOLFF : in *Mercredi médical,* 1892, 15 juin.

Voie d'apport des bacilles. — Les bacilles sont apportés
aux pièces osseuses *par leurs artères.*

Le rôle de l'appareil lymphatique(1) dans la pathogénie des
tuberculoses osseuses est celui que nous venons d'indiquer ;
la première étape est ganglionnaire, exprimant l'arrivée au
ganglion de l'agent entré dans le lymphatique afférent au
niveau de la zone muqueuse. Si le bacille dépasse les ganglions, soit dès l'ensemencement, soit secondairement à un
foyer ganglionnaire ayant évolué (adénopathie trachéo-bronchique, Hutinel), il gagne le cœur droit par le canal thoracique et la veine cave supérieure.

Most a montré que les bacilles *ne devaient, dans les lymphatiques, que suivre une direction en rapport avec le cours même
de la lymphe,* du territoire périphérique vers le ganglion,
mais non en sens inverse.

Il est d'autres circonstances dans lesquelles le système
lymphatique contribue à la dissémination des bacilles : c'est
lorsque ces derniers s'engagent dans les origines des vaisseaux en rapport avec une lésion bacillaire ; les abcès lymphangitiques siégeant au-dessus d'un spina-ventosa, et distingués par M. Lannelongue, des abcès disséminés sans ordre anatomique, sont dus à cette circonstance. Dans ces deux cas, les
lymphatiques restent des vaisseaux de retour. Les artères
sont les voies d'apport.

L'existence des *bacillémies tuberculeuses* repose sur un
certain nombre de faits dont les uns, antérieurs à 1903, sont
consignés et discutés dans la th. de Bergeron (Paris, 1903-04).
Parmi les études et observations apportées depuis, on consultera utilement :

(1) MAUCLAIRE : In T. de Paris, 1893. *Essai sur le rôle du système lymphatique
dans l'infection tuberculeuse,* Chap. I, p. 9.

En 1903 : Jousset : Des septicémies tuberculeuses. *Bull. et Mém. Soc. méd. des hôp.*, 8 mai. — Braillon et Jousset : Septicémie et End. tubercul. *Soc. méd. hôp.*, 3 juillet. — Barbier : *Bull. médical.* — Ferrand et Rathery : *Soc. méd. hôp.*, 19 février. — Bezançon, Griffon et Philibert : *Soc. de Biol.*, 10 janvier, 7 février.

En 1904 : Braillon : Th. de Paris — Œttinger et Braillon : End. tuberculeuse primitive. *Bull. et Mém. Soc. méd. hôp.*, 15 juillet. — Jousset : Les bacillémies tuberculeuses. *Sem. méd.*, p. 290. — Lortat — Jacob et Sabaréanu : Bacilles dans les végétations fibrocalc. End. *Soc. anat.*, 11 mars. — Jousset : Néphrite tuberculeuse fibreuse avec inoculation. *Arch. méd. Exp.*, n° 5, octobre. — Léon Bernard et Salomon : Tuberculose expérimentale de l'endocarde. *Soc. de biol.*, novembre. — Jousset : Septicémies tubercul. expérim. *Jal. de phys. et de path. générales*, septembre.

En 1905 : Léon Bernard et Salomon : Tuberculose expérimentale du cœur et de l'aorte. *Rev. de méd.*, 10 janvier. — Gary : Thèse de Lyon, — Lesieur : Bacilles de Koch dans le sang. *Soc. méd. des hôp. de Lyon*, 4 avril.

En 1906 : Weill, Lesieur et Mouriquand : Recherche du bacille de Koch dans le sang de l'enfant. *J. de phys. et de path. générales.* novembre, n° 6. — Lavenant : *La néphrite aiguë tuberculeuse.* Thèse de Paris. — Mosny et L. Bernard in Tté de Brouardel et Gilbert, IV.

En 1908 : Landouzy et Lœderich : Septicémie tuberculeuse bacillaire avec Endocardite. *Presse méd.*, 29 juillet. — Gougerot : Typhobacillose de Landouzy. *Presse méd.*, 22 août, n° 68. — Grandchamp : *La typhobacillose de Landouzy*, Thèse de Paris. — Lortat-Jacob et Sabaréanu : Endoc. chroni. fibrocalc. avec bacilles de Koch, *Presse méd.*, 3 octobre. — Landouzy et Gougerot : Endoc. bacillaires infantiles. *Presse méd.*, 7 novembre.

En 1909 : Léon Bernard et Salomon : La bacillémie tuberculeuse chez les phtisiques pulmonaires. *Ass. fr. pour av. des sc.*, XXXVIIIᵉ S., Lille, 2 août.

En 1910 : Hutinel : Typhobacillose et adénopathie médiastine. *Rev. de la Tub.*, 2ᵉ série, t. VII, n° 1, p. 1, février. — Nobécourt et Darré : Un cas de bacillémie tuberculeuse primitive. *Rev. de la Tub.* — Lafforgue, de Lyon : Recherches sur la bacillémie tuberculeuse. *Ass. fr. av. des sc.*, XXXIXᵉ S., 1ᵉʳ-7 août. — Barrier et Garbau : Rhumatisme tuberculeux avec lésions valvulaires. *Soc. péd.*, 15 février 1910.

La présence du bacille de Koch dans le sang, revêt certains caractères qui rendent sa constatation difficile, et expliquent qu'elle passe inaperçue lorsqu'il ne s'agit pas de formes graves, à marche spéciale de tuberculose aiguë. On connait, comme dans l'observation de Nobécourt et Darré, des cas de septicémie bacillaire primitive, se terminant par la guérison. Braillon avait insisté sur la bénignité de ces bacillémies qui « présentent, manifestement, dit il, les caractères de septicémie atténuée, à marche subaiguë, curable, *souvent latente* ». Nobécourt et Darré croient pouvoir invoquer, pour expliquer cette bénignité, que Braillon rattache à la faible virulence, le peu d'aptitude du bacille à pousser dans le sang. La présence de cet agent y est très transitoire ; au bout de quelques heures, dans les observations expérimentales (voir in Th. Bergeron), les bacilles se sont fixés dans les organes. Jousset et Gougerot insistent sur ce caractère observé par eux, comme par Nobécourt et Darré.

Il semble donc, en l'état de la question, qu'à côté des cas de bacilloses aiguës, dans lesquels l'agent ne se fixe pas et où sa présence dans la circulation est hors de conteste, il existe des cas où le bacille, sans autre expression symptomatique souvent, se trouve apporté par le sang aux organes.

Système artériel des petits os longs. — Le système artériel des métacarpiens et des phalanges a donc l'importance de distributeur des bacilles. L'artère nourricière des métacarpiens, dont j'ai étudié la vascularisation, sur laquelle est, d'ailleurs, reproduite presque exactement celle des phalanges, naît de l'interosseuse correspondante avant l'apparition du point diaphysaire osseux. Elle se porte vers la face latérale, et l'aborde perpendiculairement, plus près de la partie antérieure, mais, d'une façon très exacte, vers la partie moyenne de l'ébauche cartilagineuse.

J'ai pu observer, comme M. Retterer (1) l'avait fait sur un embryon de cobaye, un capillaire artériel abordant une tige métacarpienne d'embryon humain. La pénétration du capillaire détermine l'apparition du point osseux primitif; le canal, qui lui est constitué lorsque l'ossification périostique a édifié la gaine diaphysaire compacte, deviendra le canal

____

(1) Ed. Retterer : Th. doct. Faculté des sc., 1885.

nourricier. On constate sur les métacarpiens, qui n'ont qu'un cartilage dia-épiphysaire, toute l'importance qui revient, dans la direction de ce canal nourricier, soit, pour les os mono-épiphysaires, comme ceux-ci, au siège de la zone fertile, soit, sur les os bi-épiphysaires, au siège de la zone la plus fertile.

Sur ces différentes pièces : *la direction du canal nourri-cier se fait toujours vers l'extrémité de la diaphyse qui n'a pas de point épiphysaire (métacarpiens, métatarsiens, phalanges) ou vers l'extrémité de l'os munie du cartilage le moins actif (grands os longs).*

1° *Artère diaphysaire.* — *Future artère fonctionnelle de la*

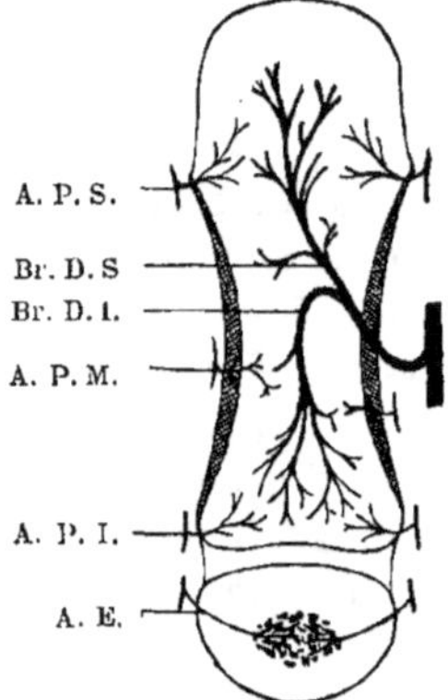

Fig. 1. — *Schéma des artères d'une pièce mé-tacarpienne.* Br. D. S. Branche supérieure de l'artère diaphysaire qui, née de l'interosseuse, traverse l'étui compact (canal nourricier) et se divise en deux branches —B. R. D. I, Branche inférieure de l'artère diaphysaire. — A. P. S. artère périostique supérieure. — A. P. I. Artère périostique inférieure, — A. P. M. Artère périostique moyenne. — A. E. Artère épiphysaire.

moelle, elle n'est, pendant une période assez longue (jusqu'à 3 ou 4 ans environ, avec des variations suivant les os et les sujets) que l'artère nourricière du tissu spongieux qui cons-titue la diaphyse de ces petits os dont le canal médullaire *apparaît tardivement.* Elle a, durant cette période, la valeur des petites artères bulbaires et épiphysaires des os plus âgés.

A son arrivée au point primitif, elle se divise en deux bran-ches dont chacune s'accroît à mesure que s'étend vers l'ex-trémité correspondante la zone d'ossification. Les capillaires terminaux de ces branches se distribuent pour la branche récurrente à la portion dia-épiphysaire de la diaphyse et à cette zone si active de l'os, qu'est la face correspondante du cartilage ; pour la branche directe, à l'extrémité renflée de la diaphyse. Les rameaux collatéraux de ces deux branches sont destinés au tissu spongieux qui, après même l'apparition du canal médullaire, tapissera encore la face profonde de la diaphyse compacte.

Cet appareil diaphysaire central peut, sur quelques os, être constitué par deux artères nourricières dont la distribution se fait de la même façon, et qui sont anastomosées entre elles. Il est complété par les vaisseaux épiphysaires et périostiques (*fig.* 1, p. 48).

2° *Artères épiphysaires.* — L'épiphyse cartilagineuse ne présente pas de canaux veineux, tels que ceux que l'on trouve sur les épiphyses cartilagineuses des grands os. Du réseau artériel périchondral partent un ou plusieurs rameaux qui pénètrent l'épiphyse, au centre de laquelle apparaît un point osseux. Le développement de ce dernier se fait excentriquement, de même que le développement de ses capillaires qui s'anastomosent, en fin de compte, avec les vaisseaux de la couche vasculaire du périchondre devenu périoste.

3° *Artères périostiques.* — Les capillaires du périchondre diaphysaire deviennent, eux aussi, des vaisseaux périostiques, pénétrant, soit dans les canaux de Havers, dont est creusé le tissu compact de l'os d'origine périostique, soit, au niveau de l'extrémité renflée de la diaphyse, dans le tissu spongieux de cette région, soit dans le bulbe de l'os.

Les deux systèmes, qui sont l'un et l'autre, au début de la vie, des appareils de nutrition de l'os, et dont le système périostique, sur l'os adulte, méritera ce nom beaucoup plus que l'artère médullaire, sont largement anastomosés : au niveau de l'extrémité renflée de la diaphyse ; à la face profonde de la gaine compacte que traversent les capillaires périostiques ; au voisinage du cartilage dia-épiphysaire, sur sa face diaphysaire. Tant qu'existe le cartilage, les circulations diaphysaire et épiphysaire sont isolées ; ce n'est qu'après l'ossification de la barrière cartilagineuse avasculaire, que se feront les anastomoses qui existent chez l'adulte.

Chez l'enfant, plus particulièrement au cours des trois premières années, l'artère diaphysaire centrale est un vaisseau se distribuant beaucoup plus à du tissu osseux qu'à de la moelle telle qu'on la voit dans le canal médullaire formé. La vascularisation de la pièce osseuse est essentiellement assurée par ce vaisseau, dont les terminaisons de la branche récurrente, sont intéressantes. Elles forment un riche réseau, auquel contribuent aussi les artères périostiques de cette portion de l'os, et qui représente la voie d'apport du sang à la zone active de ce dernier.

Lorsque se développe le canal médullaire, les rameaux des branches de division de l'artère nourricière, qui se distribuaient au tissu spongieux diaphysaire, deviennent les capillaires de la *moelle diaphysaire*.

Les artères nourricières des petits os longs semblent être, le plus souvent, le chemin suivi par les bacilles ; la manifestation initiale paraît siéger, dans certains cas, au niveau de l'extrémité de la diaphyse, qui répond au cartilage de conjugaison, ou bien être d'emblée totale. Le début par le périoste peut exister, mais il est certainement l'exception, et, dans ce cas, les artères périostiques, appartenant par leur distribution, à la fois à la couche profonde du périoste et au tissu diaphysaire compact, sont la voie d'apport des agents.

Structure des petits os longs. — Charpy (1) a développé l'idée exprimée par Nélaton, qui avait attribué au tissu spongieux, une aptitude particulière à servir de terrain de culture à la bacillose.

La forme adoptée par Nélaton me paraît encore excellente: les os spongieux à moelle rouge sont ceux que préfère la tuberculose, moelle rouge voulant dire moelle vasculaire, *moelle jeune*. — La moelle diaphysaire, écrit Josué, dont la thèse est une étude approfondie de l'histogénèse du tubercule dans la moelle osseuse, est un milieu où le bacille cultive mal. Il est difficile, ne connaissant pas les propriétés biologiques de cet agent mieux que nous ne les connaissons, d'être plus précis sur l'interprétation de faits qu'il n'est encore permis que de constater.

(1) Charpy : *Études d'Anatomie appliquée*, Paris, 1892.

La structure des métacarpiens, des métatarsiens et des phalanges, permet de comprendre ces deux points, dont le premier nous intéresse dans ce chapitre de pathogénie : la fréquence de la tuberculose *diaphysaire* de ces petits os longs; et la *forme anatomique* de leur réaction. Leur diaphyse, comme celle de tous les os longs, se développe au moyen d'un point osseux primitif qui, du centre du cylindre cartilagineux, s'étend vers ses deux extrémités. Le début de l'ossification est visible sur l'embryon du 3ᵉ mois (Sappey); depuis ce moment elle progresse, jusqu'à celui où toute la diaphyse est constituée de tissu jeune à structure aréolaire, qu'une couche compacte, d'origine périostique, engaîne. Le canal médullaire n'existe pas ; la moelle est rouge. Au milieu de l'os apparaît, seulement *vers la 3ᵉ année*, une cellule un peu plus grande que les voisines ; elle résulte de la résorption de quelques travées osseuses, séparant des aréoles ; c'est l'ébauche du canal médullaire. Chez les enfants de 4 à 5 ans, il apparaît comme une très grande cellule irgulière qui n'atteint pas les parois de la gaine compacte, et en reste séparée par une zone de tissu spongieux, qui réunit les deux amas de même nature, occupant les extrémités de la dia-

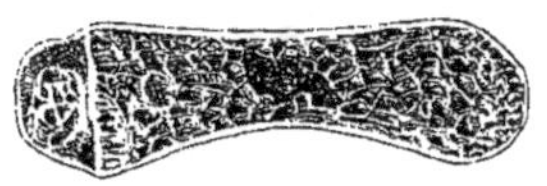

Fig. 2. — Coupe longitudigale du 2ᵉ métacarpien d'un enfant de 3 ans et demi. (2 fois. grand. nat.).

physe, bulbe vers le cartilage dia-épiphysaire, partie renflée de la diaphyse vers l'autre extrémité de l'os.

La figure 2 représente le 2ᵉ métacarpien, à l'état sec, d'un enfant de 3 ans 1/2, sur lequel ces détails se voient nettement.— A l'âge, par conséquent, où le spina-ventosa est à son maximum de fréquence, le canal médullaire n'existe pas et le corps diaphysaire est surtout spongieux. Au contraire, lorsque ce canal est apparu, et qu'il s'est rempli de moelle dont l'aspect jaune, tranche, sur la coupe de ces petits os, avec la couleur rouge vif de l'extrémité de la diaphyse qui répond au cartilage de conjugaison, et que constitue le tissu spongieux dont la zone de production est à la face diaphysaire de ce cartilage, chez les enfants de 5 à 10 ans et au-dessus, on observe, avec une fréquence qui s'accentue avec

l'âge, la forme d'ostéite des métacarpiens que j'étudierai sous
le nom de *dia-épiphysaire*. Le petit os long est, à cet âge, devenu l'équivalent des grands os longs, qui ne font pas, géné-
ralement, de tuberculose diaphysaire, mais de la tuberculose
bulbaire.

Goetz avait déjà noté le développement tardif et peu accentué du canal médullaire de ces petits os : (1)

« Ce n'est qu'à partir de deux à trois ans que le canal médullaire commence a se former ; avant cette époque, le centre
de la diaphyse est occupé par un tissu aréolaire, à mailles
plus ou moins larges et remplies de moelle ; on peut presque
dire que c'est un tissu spongieux. L'apparition du canal central se fait d'abord au milieu de ce tissu ; il n'existe tout
d'abord que sur un très petit point qui grandit peu à peu,
et n'arrive au voisinage des épiphyses, que vers l'âge de 3
ou 4 ans. »

Je n'ai donc fait, en coupant de nombreux métacarpiens et
phalanges, qu'apporter la confirmation des remarques établies, depuis 1877, par Goetz, qui eût pour objectif de réfuter
l'opinion émise par Rognetta, sur l'abondance toute particulière de la moelle dans les petits os.

Le 1ᵉʳ métacarpien et, plus encore, le 1ᵉʳ métatarsien m'ont
paru réaliser, au maximum, ces conditions particulières. Sur
le 1ᵉʳ métatarsien dessiné figure 30, qui appartenait à un enfant
de 7 ans, et qui est intéressant surtout par son point épiphysaire antérieur, le canal médullaire, mal constitué, permet à
peine de refuser à cet os un aspect presque parfait d'os spongieux.

La structure des phalanges présente des particularités analogues ; mais les 3ᵉ phalanges sont très rapidement formées
de tissu plus dense et plus compact que celui des phalanges
supérieures. La 3ᵉ phalange du pouce, seule, reste spongieuse,
tandis que dans les autres, la gaine compacte limite, pour
ainsi dire, une seule cellule triangulaire à base supérieure,
que cloisonnent quelques travées osseuses. Le spina-ventosa
se voit très rarement sur ces 3ᵉ phalanges des 4 derniers
doigts.

(1) Goetz, in thèse, p. 59.

Le tissu spongieux des petits os longs se trouve en rapport, à travers l'étui compact diaphysaire, avec une membrane périostique active. Cette seconde condition joue, elle aussi, un rôle essentiel dans la réalisation de l'aspect anatomique du spina-ventosa, qui est ainsi le résultat du rapprochement, sur une même pièce osseuse, de tissu spongieux, très comparable à celui des épiphyses, et d'un périoste doué des propriétés du périoste diaphysaire, engainant ce tissu, et soumis ainsi à l'action des foyers qui s'y développeront.

ANATOMIE PATHOLOGIQUE

Ce chapitre comprend deux parties, qui répondent, la première à l'étude des lésions à leur phase d'activité, la seconde à l'exposé des difformités des doigts qui peuvent résulter de

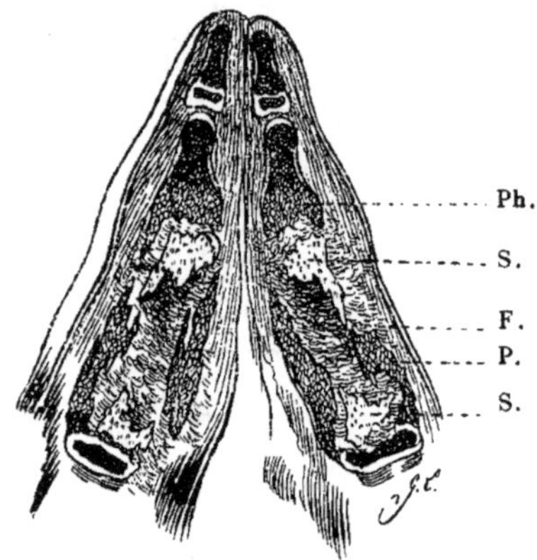

Fig. 3. — *Coupe d'un doigt atteint de lésions avancées* : la 1ʳᵉ phalange est détruite ; son point épiphysaire subsiste et protège l'articulation métacarpo-phalangienne; le corps phalangien a disparu, sauf deux séquestres, S, représentant ses extrémités. La coque périostique, P, est elle-même en partie détruite, fragmentée. L'articulation inter-phalangienne est envahie, et la 2ᵉ phalange, épaissie au niveau de sa base, est profondément atteinte dans sa moitié proximale, Ph. Les fongosités ont envahi les parties molles du doigt, F.

lésions créées à la phase précédente, et survivant à la guérison du foyer tuberculeux.

§ I. — Lésions à la phase active. Pièces et documents radiographiques.

Je décrirai dans cette étude, les lésions du *spina-ventosa* qui répond à la forme classique, et d'ailleurs la plus fréquente, des ostéites bacillaires des petits os longs (1°). J'indiquerai ensuite (2°) les aspects anatomiques des ostéites bacillaires, ne répondant pas au tableau du spina-ventosa, non diaphpsaires.

1° Ostéites diaphysaires — Spina-ventosa.

Le spina-ventosa tel que le réalise l'étiologie particulière que nous venons d'exposer, est la forme anatomo-pathologique des ostéites bacillaires, sur laquelle ont plus particulièrement porté les recherches antérieures aux nôtres. Ceux qui ont fait ces études, ont eu surtout l'occasion d'examiner des lésions arrivées à une phase avancée de leur évolution, alors que tous les éléments anatomiques du doigt sont envahis (*fig.* 3). Plus rares sont les observations de lésions jeunes, telles que celles trouvées par M. Lannelongue au cours d'autopsies (p. 63). La radiographie permet de suppléer, dans une certaine mesure, à la difficulté des examens, que Goetz accusait déjà, et, tout en cherchant à démontrer les lésions au moyen de pièces anatomiques, j'ai dû invoquer souvent, pour préciser leurs caractères, l'aide des images radiographiques (1); je ne cesserai cependant pas de ne vouloir attacher à celles-ci, que la valeur de moyens de confirmation.

C'est en 1803 que Boyer écrivit : « Le spina-ventosa est une maladie dont le siège paraît résider dans le canal médullaire. »

Vers 1836, Nélaton fit des examens de spina-ventosa, et affirma la nature tuberculeuse de ces localisations.

Lebert (2) en 1849, rapporta une observation d'ostéite d'un métacarpien avec examen anatomique.

Parrot présenta, en 1873, à la *Société anatomique*, des pièces de spina-ventosa des petits os longs de la main et du pied, du cubitus, et d'ostéite du frontal.

---

(1) Ces radiographies ont été faites la plupart (1908-10) à l'Hôp. maritime, avec les soins que j'ai indiqués (p. 28). Les dessins que j'en donne ont été exécutés scrupuleusement sur ces images à une échelle précisée pour chacun.

(2) Obs. XLIII in Lebert : *Tubercule cru, isolé et volumineux dans le 3° os métatarsien droit* : « l'os scié par le milieu se montre notablement augmenté de volume; son tissu est légèrement raréfié; à sa partie inférieure et externe se trouve une ouverture qui correspond à une fistule externe. Le tiers inférieur de l'os renferme un tubercule jaune, caséeux, du volume d'une fève. »

Obs. de Parrot (in thèse de Goetz, obs. XI, p. 104). — *Altération des os, d'apparence strumeuse, chez un enfant tuberculeux, garçon d'un an. — Autopsie ; frontal, cubitus gauche, cubitus droit.*

Troisième métatarsien gauche. — Il présente une lésion qui rappelle celle des cubitus, mais qui est beaucoup plus avancée. L'os est décoloré dans sa plus grande étendue, excepté près de son extrémité postérieure. En bas et en arrière, il présente un orifice ovalaire par lequel se montre la substance molle, légèrement ambrée, déjà décrite. En avant et en haut, l'os est complètement détruit d'une manière peu régulière, sur une longueur d'un centimètre environ et sur toute sa largeur. Le cartilage de la tête du métatarsien est dénudé, et la cavité produite de la sorte est remplie par un tissu résistant, un peu jaunâtre dans la profondeur, rosé au niveau de la partie libre, où il se confond sur quelques points avec le périoste. Il ressemble au tissu que nous avons qualifié de gélatiniforme.

A la *main droite*, lésions identiques à celles qui viennent d'être décrites, siégeant au niveau du deuxième métacarpien et de la première phalange du médius.

Deuxième métacarpien. — Epaississement considérable du corps de l'os ; *d'une face à l'autre*, il mesure 12 millimètres, tandis que le métacarpien du médius n'en a que 5. Sur la face dorsale, on observe une perte de substance considérable, longue de un centimètre et large de 10 (?). La cavité très vaste qui en résulte est tapissée par ·une substance gélatiniforme qui adhère à ses parois. Le tissu osseux qui les forme est rugueux, jaunâtre, offre une épaisseur de 1 millimètre; le périoste lui adhère intimement; les articulations voisines ne sont nullement affectées.

Première phalange. — Elle présente une lésion identique, mais beaucoup plus avancée; au niveau de la perforation de la face dorsale, l'os est séparé en deux parties ; le tissu osseux est d'une extrême minceur.

Goetz, dans sa thèse (1877), rapporta plusieurs examens précis de spina-ventosa qui contribuèrent beaucoup à édifier l'anatomie de ces lésions :

Obs. de Lannelongue (in th. de Goetz, obs. I, p. 32). — *Spina-ventosa du médius gauche. Amputation. Autopsie.* — La jeune F. (Marie), âgée de 12 ans.

Autopsie du doigt. — 1° *Du côté de l'extension.* — Une coupe pratiquée des parties superficielles vers l'os, nous montre la peau, amincie en certains points, plus épaisse et plus résistante en d'autres. Le derme et la couche sous-cutanée ne font qu'un au niveau de la 1re phalange. Cette couche adhère à la face superficielle du tendon de l'extenseur, de telle sorte que, de la peau à ce tendon, on ne rencontre qu'une couche unique dans laquelle on ne peut distinguer aucune superposition de plans distincts. La graisse a en partie disparu dans la couche sous-cutanée.

Le *tendon de l'extenseur* adhère, comme il a été dit, à la peau par sa face superficielle, et il peut être suivi jusqu'à la 3° phalange. Par sa face profonde, ce tendon est séparé du périoste, dès la partie moyenne de la 1re phalange, par une couche de tissu lardacé, qui s'étend jusque dans l'articulation de la 1re phalange avec la 2e; cette couche reparaît au niveau de la 2e phalange; elle forme là un noyau qui paraît indépendant du tissu que l'on rencontre dans l'articulation de la 1re avec la 2e phalange. A ce niveau, le tissu lardacé adhère intimement à la face profonde du tendon de l'extenseur; il ne se prolonge pas jusqu'au niveau de l'articulation de la 2e avec la 3e phalange. La surface du tendon de l'extenseur qui correspond à la gaine et aux parties profondes, présente de la vascularisation dans le tissu cellulaire assez dense qui l'unit aux parties voisines.

Le *périoste* adhère par un tissu assez lâche à la face profonde du tendon de l'extenseur, au niveau de la 1re phalange; plus bas, il se confond avec le tissu fongueux qui forme le fond des ulcérations de la peau, déjà décrites.

A partir de l'articulation de la 1re phalange avec la 2e, au point où a été signalé le noyau de tissu lardacé, le périoste adhère à ce noyau. L'adhérence du périoste à l'os est assez prononcée au niveau de la 1re phalange, et la surface osseuse externe présente des aspérités et des godets peu profonds. Cette même surface osseuse, considérée à la 2e phalange, est plus unie et présente une teinte d'un rose légèrement foncé à la partie inférieure de la phalange.

2° *Du côté de la flexion.* — Les lésions des parties molles sont moins accusées que du côté de l'extension. La *peau* n'est pas épaissie et n'adhère pas aux tissus sous-jacents. Le tendon du fléchisseur glisse sous l'aponévrose et dans sa gaine; une partie de cette gaine est absolument libre. Dans d'autres parties, et spécialement dans les points où la gaine envoie de petits appendices aux tendons, on voit une sorte d'aigrette rouge formée par de petits pinceaux vasculaires très nets à l'œil nu.

La partie profonde de la gaine qui repose sur le périoste, offre aussi une rougeur assez prononcée. Les tendons ont, d'ailleurs, conservé leur couleur blanche, bien que leur coupe transversale paraisse un peu colorée.

3° *Coupe longitudinale du doigt.* — Un coup de scie vertical et antéro-postérieur nous montre les particularités articulaires et osseuses suivantes : l'articulation métacarpo-phalangienne n'est pas saine; la synoviale présente un peu de rougeur vers le cul-de-sac, et l'on peut apercevoir quelques petites houppes vasculaires périphériques. Le cartilage articulaire paraît sain, ainsi que le cartilage épiphysaire. Le

noyau d'ossification, très développé, ne présente rien de remarquable ;
on peut donc dire que les lésions articulaires sont très superficielles.

En revanche, la coupe de la 1re phalange nous permet de constater
des altérations osseuses du plus haut intérêt. Ce qui frappe tout d'abord,
c'est *l'agrandissement du canal médullaire*. Le tissu réticulé a
disparu et est remplacé par un tissu fongueux dans lequel on voit la
moelle qui présente une teinte générale jaune, et des points isolés
rouges, comme vasculaires. Ce canal médullaire, augmenté de volume
est limité par un tissu osseux compact, épais à sa partie moyenne, raréfié, au contraire, et friable à ses extrémités ; de plus, et c'est là le
point capital de cet examen, ce tissu compact présente, à la partie inférieure de sa face latérale, *un trou assez volumineux par lequel on voit
sortir le tissu fongueux* déjà signalé dans le canal médullaire. Ce tissu,
sorti par cet orifice, contourne la tête de la 1re phalange, et se continue avec un gros bourgeon, situé à la partie latérale du doigt.

Ce trou, qui a 0^m005 de diamètre environ, est limité par le cartilage
de la tête de la 1re phalange, cartilage qui, du reste, paraît sain.

L'articulation de la 1re avec la 2e phalange ne présente que des lésions très peu avancées ; on y remarque de petites franges très tenues
à la périphérie de la synoviale Les cartilages sont sains : les ligaments latéraux présentent un commencement de destruction ; cette destruction est due à l'action du tissu fongueux du canal médullaire qui,
sorti par l'orifice indiqué, a gagné la surface externe de la synoviale.

Obs. de Goetz (in thèse, obs. II p. 85). — *Spina-ventosa de deux
phalanges et d'un métacarpien, chez un enfant tuberculeux et hydrocé-
phale. Autopsie.* — Sch. (Eugène), âgé de 2 ans.

Autopsie du doigt. — 1° *Examen du 3e métacarpien.* — Une incision
est pratiquée sur le dos de la main, suivant la longueur de l'os dont on
limite la tuméfaction à travers les parties molles.

La peau est saine, les tendons des extenseurs ont leur aspect normal ;
après les avoir écartés, on incise leur gaine et l'on arrive sur une
masse formée exclusivement par des fongosités mollasses, et d'une coloration jaunâtre. L'os est désarticulé et fendu suivant sa longueur :
les extrémités cartilagineuses sont absolument saines.

L'augmentation du volume de la diaphyse de l'os, qui est considérable, si bien que sur les côtés elle est presque en contact avec les métacarpiens voisins, paraît tenir à la cause suivante : la coupe longitudinale fait voir très nettement que le métacarpien malade se compose
de deux parties : 1° une partie centrale, complètement mortifiée, baignant dans le pus, et constituée par un tissu osseux blanc mat, véritable séquestre qui représente par sa forme l'os primitivement malade ;
au centre du séquestre, on constate encore la cavité médullaire, mais
il n'y a plus trace de moelle nulle part.

2° Tout autour de l'os mortifié, existe une coque osseuse de nouvelle formation, dense, légèrement rosée ; elle lui forme une enveloppe complète partout, sauf en un point, où l'on constate une perte de substance par où s'échappent des fongosités qui se répandent à l'extérieur. Le tissu fongueux existe donc aussi bien en dehors qu'en dedans de la couche osseuse nouvelle.

L'épaisseur du métacarpien malade est de 0^m01, tandis que du côté sain, elle ne dépasse pas 0^m006.

2° *Examen de la première phalange de l'index gauche.* — Lésions très avancées ; la phalange a complètement disparu dans la partie médiane ; aux deux extrémités, on ne trouve qu'une petite quantité de tissu osseux, raréfié, blanchâtre, très friable.

Plus trace de moelle ni de cavité centrale : la totalité de la phalange est remplacée par des fongosités jaunâtres qui s'avancent jusque sous la peau et se continuant avec le trajet fistuleux observé pendant la vie.

Les surfaces articulaires métacarpo-phalangiennes sont le siège d'une injection assez intense, mais il n'y a pas d'altération très prononcée : du côté de la phalange, la synoviale est fortement hypérémiée en un point.

L'articulation entre la 1re et la 2e phalange est absolument saine.

3° *Examen de la première phalange de l'index droit.* — En incisant suivant la face externe de la phalange au niveau de l'ouverture de la fistule, on constate une adhérence de la peau avec les bords de cet orifice. La totalité du trajet est remplie par un bourgeon fongueux, de la grosseur d'une forte tête d'épingle, que l'on peut suivre jusqu'au périoste ; il paraît y adhérer, et il est facile de l'isoler par la dissection. Le périoste paraît sain dans toute son étendue, du reste la phalange, dépouillée de ses parties molles, ne semble pas avoir beaucoup augmenté de volume.

Par une première coupe verticale, on sépare la phalange en deux parties ; la moelle osseuse est rouge, de consistance presque normale, la cavité médullaire est un peu élargie, et les parois osseuses qui la circonscrivent sont amincies.

Par une seconde coupe, on voit très manifestement que le bourgeon qui a été signalé à l'extérieur de l'os se continue avec le contenu du canal médullaire à travers une perte de substance très peu étendue de la partie latérale de la diaphyse ; elle ne mesure guère qu'un à deux millimètres.

Ce fait est d'autant plus concluant que le reste de la phalange présente macroscopiquement un aspect normal ; le périoste, avons-nous dit, ne paraît nullement altéré sauf dans le point où il donne passage à la fongosité intra-médullaire signalée plus haut.

La maladie serait donc dans ce cas d'un degré beaucoup moins avancé que dans les deux autres os précédemment décrits. Son point de départ dans une lésion très circonscrite de la moelle osseuse, primitivement atteinte, ne nous paraît pas douteux. — Les surfaces articulaires correspondant à la phalange sont absolument saines.

Obs. de Goetz (in thèse, obs. V, p. 96). — *Ostéo-périostite du premier métacarpien gauche avec abcès symptomatique, prise pour un spina-ventosa. Autopsie.*— Eulalie M. âgée de 25 mois.

Autopsie du doigt. — Le pouce est enlevé en entier et l'on constate les lésions suivantes :

Les muscles de l'éminence thénar sont infiltrés, jaunâtres. *L'articulation carpo-métacarpienne est en partie détruite*, pleine de pus. L'épiphyse du premier métacarpien est décollée.

Le périoste est considérablement épaissi et se laisse très facilement décoller sur toute la longueur de la diaphyse de l'os ; il a pris un aspect fongueux, surtout à sa face interne. Entre l'os et lui, on trouve une notable quantité de pus.

Le premier métacarpien est à nu dans toute son étendue ; l'os est d'un blanc mat, et, à sa surface, on constate à l'œil nu les orifices considérablement dilatés des canaux de Havers dont il est comme criblé. Fendu suivant sa longueur, l'os est trouvé très friable. La cavité médullaire paraît augmentée ; les lames de tissu compact qui la circonscrivent sont d'une telle minceur, qu'elles sont translucides.

La moelle a complètement disparu ; le canal médullaire est traversé par quelques travées osseuses très amincies ; à l'extrémité inférieure de ce canal, on trouve quelques gouttelettes de pus jaunâtre et épais.

Le métacarpien se détache avec la plus grande facilité de son cartilage diarthrodial inférieur qui, du reste, paraît sain. L'articulation métacarpo-phalangienne est intacte et la première phalange du pouce ne présente aucune lésion.

Obs. de Goetz (in thèse, obs. XII, p. 109). — *Spina-ventosa de la première phalange du médius gauche. Autopsie.* (Communiquée par M. Lannelongue.) — Louise-Emma, âgée de 8 ans.

Autopsie du doigt. — Sur le côté interne de la première phalange du médius gauche, il existe une ulcération fongueuse de la grandeur d'une pièce de 20 centimes. — En pratiquant une coupe longitudinale suivant l'axe de la phalange malade, on voit que le canal central, considérablement élargi, est rempli par du tissu médullaire fongueux. Ces fongosités s'échappent de la cavité par une ouverture très nettement circonscrite et comme *taillée à l'emporte-pièce*, que l'on observe au niveau de la face interne de la phalange ; elles se continuent très manifestement avec le bourgeon extérieur.

Le diamètre transversal de la phalange est accru : le tissu osseux présente une coloration rosée ; les canalicules de Havers sont élargis. Quelques trabécules osseuses libres sont nécrosées et environnées par le pus. Le tissu de la phalange placé immédiatement sous le périoste paraît sain.

Les cartilages articulaires et les articulations correspondant à la phalange malade sont absolument respectés.

On voit donc, que l'affection (médullite fongueuse) ne siège absolument que dans le canal médullaire, et ne dépasse pas ses limites.

Parrot, en 1880, réunit, dans une leçon clinique, à l'observation qu'il a déjà présentée (1), trois observations complètes, et établit de nouveau les caractères anatomo-pathologiques du spina-ventosa.

Obs. de Parrot *(Gaz. Méd. de Paris*, p. 662, obs. I, résumée). — *Spina-ventosa de la* 1re *phalange du pouce; des* 1re *et* 2e *phalanges de l'index. Autopsie de ces os.* — Albert M..,, né le 5 septembre 1878, est admis à l'infirmerie le 21 novembre 1879. Il est d'assez belle apparence et gras. L'index de la main droite, très déformé et fusiforme est tuméfié surtout au niveau de la seconde phalange, où il a 22 millimètres d'avant en arrière et 21 transversalement. La peau y est d'un rouge violacé, épaissie, comme élastique et latéralement ulcérée en deux points, par où l'on peut avec un stylet pénétrer dans la profondeur de la partie malade.

A la partie interne des deux premières phalanges du médius de la même main, on voit une petite tumeur cutanée de 8 millimètres de diamètre, un peu rosée, et croûteuse à son centre. A la main gauche, il y a des lésions semblables aux précédentes. La première phalange de l'index a 21 millimètres de diamètre. Les articulations sont libres. Le pouce, dans sa région palmaire est tuméfié. Il a d'avant en arrière 28 millimètres tandis que le droit n'en a que 17. Sur le dos de la main, en dehors, existe une tumeur très intimement unie à la peau. Elle a 25 millimètres de diamètre et sa consistance est celle d'un lipome. On en trouve d'autres sur la jambe droite et la main droite. Au-dessus de l'articulation du genou et sur quelques autres points, on voit des cicatrices violacées avec induration profonde.

La joue droite, au-dessous de la paupière, la plante du pied droit et la partie interne du pied gauche, présentent de petites tumeurs analogues à celle du médius droit.

Le 8 décembre : rougeole, mort.

Autopsie. — Après avoir incisé la tumeur du dos de la main perpendiculairement à sa surface, on voit, au-dessous de la peau saine, une sorte de poche de couleur saumon clair, beaucoup plus épaisse dans sa région cutanée, où elle a plus d'un millimètre d'épaisseur que dans la profondeur où elle semble se confondre avec le tissu conjonctif voisin. Elle enveloppe une masse caséeuse, jaune serin pâle, de consistance crémeuse.

(1) Voir p. 55. — L'obs. de Parrot, communiquée en 1873 à la *Soc. Anat.* fut également publiée dans la thèse de Goetz d'où nous l'avons extraite. Dans la leçon de Parrot de 1880, elle figure sous le titre obs, III. — L'obs. II *(Ibid.)* a trait à un spina-ventosa du cubitus.

La comparaison de la première phalange du pouce gauche qui est malade, avec celle du côté droit qui est sain, donne les chiffres suivants :

	gauche	droite
Longueur	24^{mm}	22^{mm}
Diam. transversal	10,05	6,02
Diam. ant. post.	10,05	5 ^{mm}

Le tissu spongieux de la première phalange de l'index gauche n'est sain que dans une très petite étendue, au voisinage de l'extrémité supérieure. Dans les autres points, on y voit une substance caséeuse jaune serin. Quant au tissu compact, il se décompose en deux couches, l'une interne a 1,6 millimètre d'épaisseur, et paraît saine ; l'autre, périphérique et manifestement constituée par un ostéophyte rosé a sur quelques points 1 millimètre 1/2 d'épaisseur, et près de l'extrémité inférieure est percé un orifice par lequel s'échappe la matière caséeuse ramollie. La deuxième phalange de l'indicateur droit est presque réduite à un gros séquestre, qu'entoure un périoste très altéré.

Obs. de Parrot (*Ibid*, p. 677, obs. IV, résumée). — *Spina-ventosa des 2e et 5e métacarpiens. — Autopsie de ces os.* — Esther Ch... née le 17 mai 1872, admise le 7 juillet 1873. — *Le 5e métacarpien droit* a 22 millimètres de longueur et 9 de largeur. Sur une coupe longitudinale, il est aisé de voir que son épaisseur est due à une couche ostéophytique qui enveloppe complètement une mince lamelle, reste de la diaphyse. A l'exception d'un point très limité situé près de l'extrémité antérieure, le tissu spongieux, dans toute son étendue, est converti en une masse gélatiniforme parsemé de petites masses opaques. A la face dorsale, les perforations laissent arriver le tissu gélatiniforme au contact du périoste. *Le deuxième métacarpien* gauche à 13 millimètres de large, tandis que le troisième n'en a que 5. Il est creusé d'une vaste cavité tapissée par du tissu gélatiniforme et renfermant un séquestre très volumineux, léger et poreux, qui paraît être constitué par les deux tiers environ de l'os primitif, la coque actuelle étant constituée par un tissu de nouvelle formation qui, sur certains points, a plusieurs millimètres d'épaisseur.

M. Lannelongue présenta, en 1880, à la Société de chirurgie, des observations de spina-ventosa, qu'il étudia surtout au point de vue des abcès froids coexistants. Nous avons vu, dans leur partie anatomo-pathologique, ces observations qui avaient été publiées dans la thèse de Goetz (obs. I et XII).

En 1881, dans son travail sur les abcès froids et la tuberculose osseuse, M. Lannelongue donna deux figures de spina-ventosa (1).

M. Ménard, au Congrès de Chirurgie de 1898, a communiqué une étude anatomo-pathologique du spina-ventosa des petits os longs, avec reproductions de pièces.

A. — FORME PÉRIOSTIQUE

La lésion initiale du spina-ventosa, répondant à la réaction cellulaire de défense que provoque, au niveau même du capillaire artériel dans lequel il s'arrête, le bacille tuberculeux, est commune à cette manifestation et aux autres bacilloses.

Ce début paraît se faire, dans la grande majorité des cas, au niveau du centre de l'os; si l'on peut accepter la possibilité d'une forme à début périostique, du moins doit-on la considérer comme peu fréquente. Gangolphe (2) à qui l'on attribue volontiers la description de cette variété d'ostéo-périostite, croit lui-même à sa rareté : « On peut admettre deux formes, dit-il, de spina-ventosa, suivant que la lésion a débuté par le périoste ou par le tissu spongieux central. Le spina-ventosa périostique doit être rare, et si nous le décrivons, c'est qu'il est admis par nombre d'auteurs dignes de foi ; dans les interventions déjà nombreuses que nous avons pratiquées ou vu pratiquer, il s'agissait toujours de lésions centrales prédominantes.

« La tuberculose se développerait donc de préférence à notre avis, à l'intérieur de l'os déterminant rapidement la tuméfaction de ce dernier par suite de l'irritation indirecte du périoste. »

M. Ménard écrit que sur une centaine de pièces étudiées par lui, aucune ne présentait un début de la lésion par le périoste. Petitjean et Chalier ont rapporté ces deux obser-

(1) *Planche XI*, p. 138-139.
Fig. II : Coupe longitudinale d'un premier métatarsien, nombreuses granulations opaques et puriformes, dans les alvéoles agrandies du tissu spongieux.
Fig. III : A. Spina-ventosa avec perforation de la diaphyse.— B. Coupe de la phalange précédente, montrant la moelle qui fait irruption par l'orifice de perforation.
Les lésions observées sur le métatarsien sont assez peu avancées ;
(2) GANGOLPHE : in. *Mal. Infect. et Parasitaires des os*, 1894.

vations, recueillies dans le service de M. Nové-Josserand :

Obs. de Petitjean et Chalier *(Loc. cit.).*— I.— Fille, 5 ans. Spina-ventosa du deuxième métacarpien gauche avec fistule dorsale. Incision. Curettage d'un foyer fongueux. L'os est dénudé, mais ne paraît pas atteint. On le trépane néanmoins et l'on s'aperçoit que les couches profondes de l'os et la moelle sont absolument saines. Pas d'évidement. Drainage. Guérison rapide, maintenue quatorze mois après.

II. — Garçon, 8 ans. Spina-ventosa du deuxième métacarpien gauche avec abcès dorsal. Incision. Curettage d'un foyer sous-périostique, contenant du pus et des fongosités. Pas de lésion apparente de l'os sous-jacent. Pas de trépanation de celui-ci. Guérison complète, maintenue dix mois après.

Valette décrit, sans établir autrement la réalité de cette conception, une forme diaphyso-périostique ou périphérique.

Reichel, Sahut ont admis l'existence d'une forme périostique de la tuberculose diaphysaire des grands os ; mais ils la considèrent comme beaucoup plus rare que les formes intra-osseuses. M. Lannelongue dit avoir trouvé ordinairement, dans ces cas, une altération osseuse avec laquelle communiquait, par un tout petit orifice, l'abcès périostique.

Je ne connais pas de pièce de spina-ventosa sur laquelle ait été vue cette forme, mais cela peut tenir à la fois à sa rareté et à sa bénignité relative. Par contre, l'on peut voir, sur des radiographies, des réactions périostiques très nettes, autour de diaphyses osseuses qui paraissaient presque normales.

Obs. 20. — *Abcès. Réaction périostique. Pas de points osseux dé-nudé.* — B..., 7 ans, à son arrivée à Berck, le 18 février 1910.

Examen a l'arrivée. — *Spina-ventosa (?) du 4ᵉ métacarpien gau-c'ie. Abcès occupant toute la face dorsale de la main.* Abcès au niveau de la 9ᵉ côte gauche, en relation avec un mal de Pott dorsal supérieur probable. Réflexes éxagérés. Abcès au niveau des insertions du trapèze gauche, au niveau de la C. IV, et paraissant d'origine ganglionnaire. Polymicroadénopathies.

19 *février* 1910 : ponction de l'abcès de la main, liquide hématique et pus, injection d'éther iodoformé.

22 *février* : nouvelle ponction, thymol camphré, fistulisation de l'abcès qui se cicatrisa en mars.

Radiographie, *le* 25 *février* 1910.— Sur le 4ᵉ métacarpien gauche, sur chacune de ses faces, épaississement d'origine périostique ; dimensions longitudinales de l'os, égales à celles du côté droit.— Sur le 3ᵉ métacarpien, on voit un épaississement du périoste analogue, mais moins marqué ; comme pour le 4ᵉ métacarpien, la diaphyse ne paraît pas atteinte. Leur aspect ainsi que celui des deux autres métacarpiens est plus foncé sur la main malade qu'à droite.

24 *mars* 1910 : Ponction de l'abcès, 4 cc. de liquide hématique, grosse zone d'empâtement occupant tout le dos de la main, et point culminant menaçant de se fistuliser.

31 *mars* : Nouvelle ponction, liquide hématique et pus, 2 cc. ; peau très amincie, de mauvaise qualité ; fongosités dans l'abcès.

5 *avril* 1910 : Menace de fistulisation.

25 *juillet* 1910 : Incision de l'abcès de la main ; curettage qui évacue d'abondantes fongosités. *Pas de point osseux dénudé. Epaississement périostique sur le 4ᵉ métacarpien gauche.*

EXAMEN CLINIQUE, *le 1ᵉʳ septembre* 1910.— Bon état général, ganglions carotidiens bilatéraux.

Main gauche.— Cicatrice sur la face dorsale entre le 3ᵉ et le 4ᵉ métacarpien, avec fistule à l'extrémité inférieure de la cicatrice. — Les métacarpiens 3 et 4 sont épaissis. Les articulations métacarpo-phalangiennes sont saines. L'annulaire est plus long que celui du côté droit de deux millimètres environ.

Tuméfaction du dos de la main semblant répondre à une lésion des gaines des extenseurs ; elle remonte jusqu'à la région radio-carpienne et fait saillie des deux côtés de la cicatrice. Les doigts sont en demi-flexion ; leur extension se fait mal.

Obs. 21.— *Abcès de la main. — Réaction périostique sur les 3ᵉ et 4ᵉ métacarpiens correspondants.*—L. Jeanne, 10 ans et demi, à son arrivée à Berck, le 9 juillet 1909.

EXAMEN A L'ARRIVÉE. — *Spina-ventosa guéri de la 2ᵉ phalange du médius droit. — Spina-ventosa fistuleux du 4ᵉ métacarpien gauche. — Spina-ventosa du 2ᵉ métatarsien gauche avec abcès non ouvert, sur la face dorsale du pied. — Non opérée.*

RADIOGRAPHIE, *le 24 juillet* 1909.— *Main droite :* La 2ᵉ phalange du médius est recouverte dans toute sa portion diaphysaire d'une enveloppe périostique ossifiée ; pas de lésions articulaires.

Main gauche : Épaississement du périoste sur toute la diaphyse des 3ᵉ et 4ᵉ métacarpiens dont le tissu osseux ne présente pas d'altération perceptible. On peut se demander si l'abcès, qui existe sur la face dorsale de la main est d'origine osseuse.

TRAITEMENT. — 4 *novembre* 1909 : Ponction de l'abcès du dos de la main, très peu de pus épais ; thymol camphré.

10 *novembre* : Nouvelle ponction, pus grumeleux.

9 février 1910 : *L'examen des tibias semble montrer que la face in-*
terne du tibia gauche est arrondie, au niveau du tiers supérieur.
(Dr Andrieu).

11 *juin* 1910 : L'enfant se plaint de sa hanche gauche depuis une
dizaine de jours, la douleur disparaît au lit; elle reparaît après l'exer-
cice.

15 *juin* : On fait le diagnostic de coxalgie gauche.

29 *juillet : Le tibia droit semble également arrondi sur sa face interne.*

EXAMEN, *le* 30 *juillet* 1910.— Etat général bon. Pas de stigmates de
syphilis. Ganglions sous-maxillaires et carotidiens.

Main droite : La 2e phalange du médius est légèrement augmentée de
volume. Tous ses mouvements sont conservés.— *Main gauche :* Sur la
face dorsale du 4e métacarpien, cicatrice, non fixée aux plans profonds,
qui sont épaissis ; pas de modification osseuse perceptible. Mouvements des doigts normaux. Pas de ganglion sus-épitrochléen. Les
cubitus sont normaux des deux côtés. — *Membre inférieur droit* :
Face interne du tibia légèrement convexe; angle antérieur parait un peu
arrondi. — *Membre inférieur gauche :* Immobilisé dans un appareil
plâtré de coxalgie.

Réaction de Wassermann: négative. L'évolution des lésions, la résistance au traitement, ont démontré qu'il ne s'agissait pas de syphilis,
comme le faisait prévoir le tableau cliniqne.

Il est souvent difficile de préciser les caractères des lésions
périostiques, et d'établir, en démontrant leur valeur de manifestation corticale primitive, leur signification réelle de
forme anatomique.

En présence de telles lésions non suppurées auxquelles
ne répondrait pas l'état de la diaphyse osseuse, il resterait,
après avoir écarté par l'examen que nous décrirons, la possibilité d'une périostose syphilitique, à déterminer si cette
gaine périostique n'est pas, en réalité, l'expression d'une
atteinte intra-diaphysaire minime et peu active, pouvant
n'être pas révélée par la radiographie. Dans bien des cas cette
précision est irréalisable.

Il n'est pas impossible encore, lorsqu'un abcès existe,
(obs. 20, 170), en l'absence de lésion osseuse et en même
temps qu'un épaississement du périoste, d'invoquer comme
cause de ce dernier sur les os proches de l'abcès, le voisinage de ce foyer, sans relation autre avec les pièces ostéo-
périostiques.

Pour toutes ces raisons, la forme périostique est demeurée
mal établie.

Je dois à mon ami le Dr Andrieu, de Berck, deux radiographies que j'ai reproduites ici, figures 4 et 5; l'une montre
sur le 3e métacarpien une tuméfaction bien localisée, constituée aux dépens du périoste, la diaphyse osseuse n'étant pas
différente dans ses caractères de l'homologue saine. — Un
abcès s'est formé qui a été ponctionné et a guéri.— Le second
dessin, répondant à la radiographie faite six mois environ
après la première, établit incontestablement qu'aucune lésion
n'apparaît plus sur le métacarpien soit périostique, soit osseux.

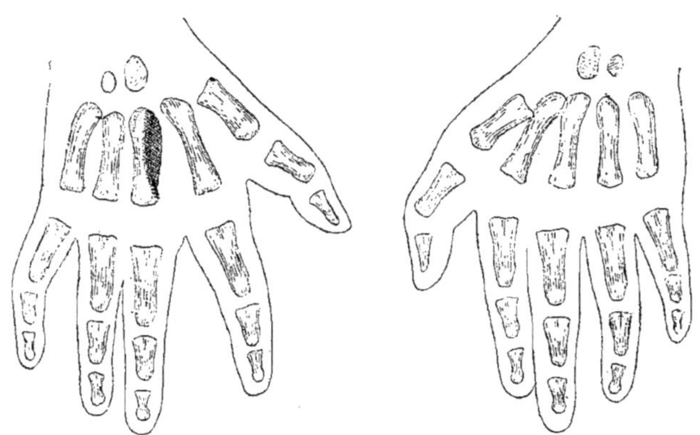

Fig. 4. — Lésion périostique avec abcès (Obs. 22.) — Radiographie
du 26 février 1910. 1/2 grand. nat.

Obs. 22. — *Abcès d'origine périostique.*— *Guérison après ponctions.*
— V. 3 ans, garçon. Pas de maladie antérieure. Élevé au lait bouilli. En
décembre 1909, grippe (?)

1° *En février* 1910. — Apparition d'une tuméfaction non douloureuse,
siégeant sur la face dorsale du 3e métacarpien gauche. — *Le 26 février,*
la radiographie (*fig.* 4) révèle une déformation importante sur la face
externe du métacarpien. Elle apparaît sous la forme d'une saillie bom-
bant dans le deuxième espace interosseux. L'aspect de *l'os* n'est pas
modifié. — Pendant l'été, séjour à Berck : il existe alors une collection

qui occupe l'espace interosseux et se perçoit même sur la face palmaire; elle bombe sur la face dorsale.— Ponctions et injections de thymol camphré. Pus d'abcès froid.

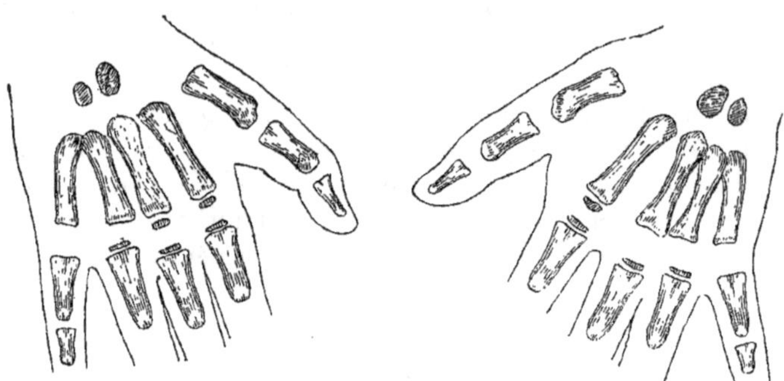

Fig. 5. — Guérison après ponctions (même obs. 22). — Radiographie
de septembre 1910. 1/2 grand. nat.

2° *Sur une seconde radiographie*, faite en septembre 1910, les lésions
ont disparu. Le métacarpien reste à peine légèrement épaissi (*fig.* 5).

3° *Examen clinique, en décembre* 1910. — Il subsiste sur le dos de
la main, un épaississement des parties molles. — Etat général bon;
quelques ganglions sous maxillaires.

J'ai rencontré d'autre part une lésion d'aspect comparable
(obs. 23, fig. 6).

Obs. 23. — *Lésion périostique du 3ᵉ métacarpien gauche.* — M...
3 ans, à son arrivée à Berck, le 15 avril 1910.

Examen a l'arrivée. — Spina-ventosa fistuleux du 3ᵉ métacarpien
gauche. Spina-ventosa fistuleux de la 1ʳᵉ phalange du pouce droit.
Ostéite du cubitus gauche.

Examen, *le* 27 *juillet* 1910. — Mauvais état général. Nombreux ganglions cervicaux, durs, mobiles. Grosses cicatrices d'adénites suppurées parotidiennes et sous maxillaires. Tuberculose incontestable.

Main droite : La 1ʳᵉ phalange du pouce est grosse et subluxée en
avant; cicatrice de fistule dorsale. Envahissement de l'inter-phalangienne. La 2ᵉ phalange est envahie, l'ongle élargi et mince.

Main gauche : A la base du 3ᵉ espace interdigital, fistule dorsale
fermée, adhérant aux plans profonds. Le 3ᵉ métacarpien est gros, au
niveau de son tiers inférieur. Pas d'envahissement articulaire. Le

médius a 4 mill. de plus que celui du côté droit. Ganglion sus-épitrochléen.

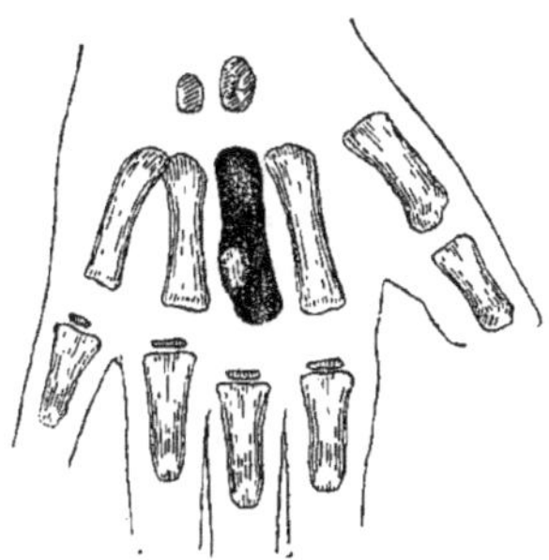

Fig. 6.— Lésions ostéo-périostiques de la face interne du 3ᵉ métacarpien
gauche. (Obs. 23).

RADIOGRAPHIE, *le* 28 *juillet* 1910. — *Main gauche :* Aspect répondant
à la fig. 6.— Le 3ᵉ métacarpien est atteint dans sa moitié inférieure de
lésions qui semblent n'intéresser que les couches superficielles
ostéo-périostiques. Une saillie très convexe se voit sur la face interne de
l'os ; à sa base cercle foncé de réaction ostéo-périostique. Le métacarpien a quelques millimètres de plus que celui de droite.

J'ai vu à Berck, un certain nombre d'abcès froids profonds
de la main, dans lesquels aucune lésion ne se percevait, à
la radiographie, sur les pièces osseuses de la région. Je don-
nerai ces observations au chapitre du diagnostic. Il pourrait
se faire que *certaines* de ces collections, qu'on attribue régulièrement en clinique, à des lésions des os voisins, aient une
origine périostique comme dans les cas précédents (1) qui
paraissent guérir, ainsi que le font ces abcès, après ponctions ou fistulisation, sans intervention.

B. — FORME INTRA-DIAPHYSAIRE

Les altérations macroscopiques de la moelle des os atteints
de spina-ventosa avaient frappé Parrot ; le mal prend naissance,

(1) Voir obs. 167, 168, 169, 170.

dit-il, soit dans le canal intra-diaphysaire (1), soit dans le tissu spongieux; dans ces deux régions, il décrivit des petites masses arrondies, grisâtres ou jaunes et caséeuses; « sous ces deux aspects elles présentaient une grande analogie avec des granulations tuberculeuses ».

Lannelongue, après avoir décrit le follicule tuberculeux des os, constata sa présence au niveau du spina-ventosa: « Nous avons vu, dit-il, toute la cavité phalangienne d'un spina-ventosa remplie par une moelle décolorée et sèche, qui sortait par un orifice de perforation du tissu compact, pour se continuer avec des fongosités extérieures. En dissociant cette moelle, on y remarquait déjà de petits points opaques ; l'inspection microscopique démontra plus tard que la moelle était remplie de tubercules élémentaires, de follicules à plusieurs degrés de leur évolution. » (Lannelongue (2).

Le spina-ventosa devint ainsi une des lésions dont le follicule allait être, très justement, sinon l'absolue, du moins l'utile caractéristique. C'est dans cette période histologique que fut véritablement tracé le chapitre microscopique des lésions bacillaires. Kiener et Poulet (3) en donnèrent une description qui figure encore dans les traités classiques. Ils insistèrent, jusqu'à l'exagérer, sur le rôle joué dans la pathogénie de ces lésions, par les capillaires, sur lesquels « on remarque déjà un manchon de petites cellules vivement colorées en rouge, par le picrocarmin, et qui sont des leucocytes émigrés par diapédèse » ; au stade suivant, « apparaissent des cellules géantes et des follicules, et la moelle devient pâle » M. Nélaton (4), confirma la valeur des lésions des vaisseaux. Dubar (5) la même année (1883), décrivit avec soin les lésions de la médullite, puis de l'ostéite dans le spina-ventosa. Ces faits histologiques, minutieusement précisés avant l'ère bac-

---

(1) Le premier fait de la tuberculose diaphysaire est d'agrandir le canal médullaire. Cet évidement résulte d'une destruction, plus ou moins active, des cloisons du tissu spongieux. (Voir obs. 1 de Goetz, p. 58.)

(2) Lannelongue: *Abcès froids et tuberculose osseuse*, p. 132.

(3) Kiener et Poulet: *Archives de Physiologie*, 1883.

(4) Ch. Nélaton: *Le Tubercule dans les affections chirurgicales*. Th. d'Agrégation, 1883.

(5) Dubar: *Anat. path. des ostéites*, Th. d'Agrégation, 1883.

tériologique, furent éclairés par les notions essentielles qu'apportèrent la connaissance du bacille et l'étude de sa biologie.

Les lésions cellulaires qui se manifestent au niveau de tout foyer bacillaire des os peuvent être réalisées expérimentalement sur certains d'entre eux. Les petits os longs ne sont pas de ce nombre et on ne pourrait qu'appliquer à l'évolution des lésions dont ils sont le siège, les connaissances acquises au niveau des grands os, par l'observation des phénomènes histologiques qui suivent l'arrivée du bacille, avec ses poisons, dans leurs capillaires.

La personnalité anatomo-pathologique du spina-ventosa commence avec les premières expressions réactionnelles des différents éléments histologiques qui constituent les petits os. Sur les pièces qui présentent. les lésions les plus jeunes de ces os, et dont certaines, apportées par M. Lannelongue, ont été découvertes, avons-nous vu, (p. 63), au cours de la période de latence qui correspond à une phase initiale, plus ou moins longue, de la lésion bacillaire, les follicules se voient déjà dans toute l'étendue diaphysaire. Il semble donc que l'ensemencement soit d'emblée total au moins dans certains cas.

J'ai eu l'occasion d'observer à Berck un enfant qui avait constaté, *deux jours* seulement auparavant, l'existence d'un gonflement de la première phalange de son auriculaire de la main droite. Voici son observation avec le dessin de la radiographie qui fut faite le jour même.

Obs. 24. — *Spina-ventosa d'une phalange, au début.*— T... Léon, 13 ans 1/2, à son entrée à Berck, le 10 août 1910.

Antécédents héréditaires : Parents bien portants.

Antécédents personnels : Fièvres éruptives dans la première enfance, bronchites. Envoyé à Berck pour des adénites cervicales bacillaires, suppurées, dont le début remonte à huit mois.

Etat général excellent, rien de pulmonaire.

Le 5 septembre, en jouant, il constate que la pression exercée sur le 5e doigt de la main droite est douloureuse ; il précise très nettement qu'il n'avait jusqu'à ce moment ressenti ni gène ni douleur au niveau de ce doigt.

Examen clinique, *le 7 septembre.* — Augmentation du volume de la première phalange de l'auriculaire droit, dont l'exploration n'est pas douloureuse. Seule la pression forte provoque une légère douleur.

Le diamètre transversal de ce segment digital est de 15 millimètres pour 11 millimètres sur la même phalange du côté opposé. Son diamètre antéro-postérieur est de 15 millimètres pour 13 millimètres à gauche.

Ce gonflement est *tout entier osseux ;* les parties molles ont conservé, avec leur aspect normal, toute leur souplesse et leur mobilité.

Les mouvements, sont entièrement respectés, non douloureux.

Un ganglion sus-épitrochléen dur, mobile, existe des 2 côtés, ayant à droite le volume d'un pois.

Radiographie, *le 7 septembre* 1910.

Sur la 1re *phalange du* 4e *doigt droit (fig.* 7), occupant toute la partie moyenne de la diaphyse, tache claire, surtout accentuée vers la base de celle-ci. Sur l'extrémité inférieure, la décalcification semble moins complète, et il subsiste des petites trainées foncées marbrant la tache claire. Pas de réaction périostique; une ligne très fine, un peu plus épaisse sur le bord interne de la phalange, forme les limites latérales de la tache diaphysaire. L'augmentation des diamètres de la phalange paraît être d'origine osseuse, le diamètre transversal, à la partie moyenne, est de 8^mm 1/2 pour 6 millimètres du côté gauche.

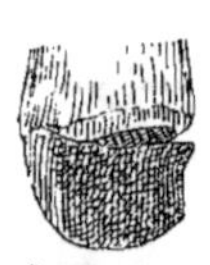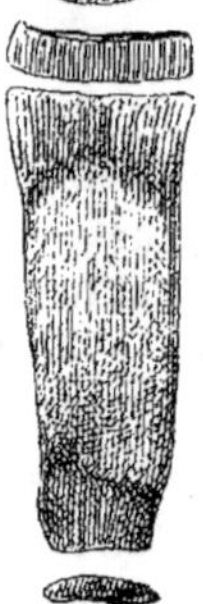

Fig. 7. — Aspect à la radiographie, de lésions diaphysaires au début, sur une 1re phal. (Obs. 24). 1 fois 1^1/3 grand. nat.

A la base de la diaphyse, 10 ^mm 1/2 pour 9 ^mm 1/2.

A l'extrémité inférieure de la diaphyse 6 millimètres des deux côtés.

Au niveau du point épiphysaire : 10^mm 1/2 des deux côtés.

Longueur dia-épiphysaire : 29 millimètres à droite.

— 27 — à gauche.

Allongement de 2 millimètres du côté malade.

La 2e *phalange du* 4e *doigt droit* paraissait saine à l'examen clinique ; elle présente, sur la radiographie, une tache claire occupant la moitié supérieure de sa diaphyse,

Largeur à la partie moyenne	5^mm 1/2 à droite.
— —	5 millimètres à gauche.
Longueur dia-épiphysaire	15^mm 1/2 des deux côtés.

La diaphyse est donc prise dans toute son étendue. La réaction périostique n'y est pas encore visible.

Sur un certain nombre de pièces, dont quelques-unes sont dessinées ici, M. Ménard a constaté un processus d'extension au reste de la diaphyse d'un foyer né, semblait-il, dans l'une de ses extrémités, et plus souvent, peut-être, dans son extrémité munie d'une épiphyse. La région dia-épiphysaire, ou mieux bulbaire du métacarpien ou de la phalange, deviendrait ainsi le lieu de culture initial.

A l'appui des faits anatomiquement rencontrés par M. Ménard, la radiographie fournit parfois des images qui fixent incontestablement un maximum des lésions, au voisinage du cartilage actif. Si l'interprétation de ces images en faveur d'une marche du maximum vers le minimum de ces lésions, n'est pas absolue, du moins peut-on lui accorder une certaine valeur.

Voici l'observation rapportée par M. Ménard, de propagation d'un foyer le long de la moelle d'un petit os chez un jeune garçon de 8 ans. « La 1ʳᵉ phalange, plus anciennement et plus gravement altérée, *est fistuleuse à son extrémité supérieure près du cartilage de conjugaison.* Du petit foyer fongueux intra-osseux, origine de la fistule, part un cylindre étroit et irrégulier d'infiltration grisâtre et puriforme qui s'avance au milieu de la moelle normale jusqu'à l'épiphyse opposée.

« Une coupe de la 2ᵉ phalange, qui n'est pas fistuleuse, montre le même phénomène à un degré moins avancé. La traînée d'infiltration grise, très bien dessinée, parcourt les deux tiers de l'axe de l'os, à partir du voisinage de l'épiphyse supérieure.

« Sur les deux phalanges, le revêtement extérieur hyperostosique est complet. »

Le foyer qui semble primitif, peut siéger dans l'extrémité postérieure d'un métatarsien, et loin, par conséquent, du cartilage dia-épiphysaire vers lequel se porte l'extension purulente ; voici encore la description que M. Ménard donne d'un métatarsien, d'un enfant de 10 ans, que représente la figure 8.

« Sur une coupe longitudinale, pratiquée aussitôt après (l'ablation), on voit, dans le tissu spongieux de l'extrémité

postérieure de l'os, une petite masse fongueuse communiquant par un orifice de trépanation spontanée avec un abcès
de la plante du pied, qui a motivé l'opération. Cette masse,
qui semble représenter la partie la plus ancienne du foyer, se
continue avec une traînée grisâtre, puriforme, s'avançant au
milieu de la moelle jusqu'au voisinage du cartilage de conjugaison de l'extrémité osseuse antérieure. Une couche mince
de moelle, d'aspect normal, entoure la culture bacillaire.
Dans ce cas, la progression du foyer tuberculeux est saisie
sur le fait. Bien que l'altération paraisse d'origine récente,
déjà cependant la diaphyse est revêtue complètement d'une
couche assez épaisse d'hyperostose. »

La conclusion de M. Ménard est celle qu'il faut adopter en
présence de ces faits : ils « montrent, *au moins sous l'un de*

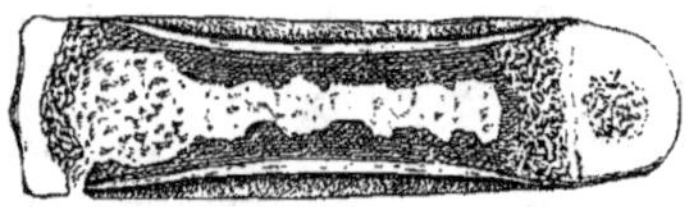

Fɪɢ. 8. — Coupe longitudinale d'un 4° métatarsien d'un enfant de 10 ans, atteint
de spina-ventosa. Un foyer siège dans le bloc spongieux postérieur et envoie
d'arrière en avant un prolongement dans le canal médullaire.

ses aspects, le mode de diffusion de la culture bacillaire ».
Dans ces observations la lésion procède par extension ; elle
peut et elle doit souvent marcher rapidement dans cet envahissement de l'os. Je crois cependant que dans les formes
types du spina-ventosa, que l'on observe chez les *jeunes* enfants, et qui aboutissent à une mortification rapide de tout le
corps diaphysaire, l'ensemencement doit être du premier coup
total et efficace, grâce peut-être à la structure complètement
spongieuse des petits os à cet âge. Lorsque s'est développé,
au contraire, le canal médullaire, on assiste à la réalisation
de foyers locaux dia-épiphysaires qui ne se propagent plus.
Existe-t-il un type de spina-ventosa intermédiaire à ces deux
extrêmes, dans lequel se fait encore l'extension de la lésion
des extrémités spongieuses à travers le jeune canal médul-

laire ? Je le croirais assez volontiers d'après certains aspects
que j'ai observés sur des radiographies d'enfants de 5 à 10 ans,
et surtout les pièces décrites par M. Ménard, qui se rapportent
justement à des enfants de cet âge.

Aux expressions histologiques, marquant le début de la
lésion bacillaire, succèdent des altérations qui s'étendent aux
différents éléments de la pièce métacarpienne, métatarsienne
ou phalangienne.

Tissu osseux.— Il est le siège de phénomènes qui n'ont ici
rien de particulier dans leur histologie. Sous l'action des
toxines, se réalisent des lésions, diversement distribuées,
d'ostéite raréfiante ou condensante, qui représentent au niveau des os, les deux tendances inégales de la bacillose. Les
trabécules qui séparent les loges du tissu spongieux sont dé-
truites par le processus tuberculeux, d'autant plus rapidement

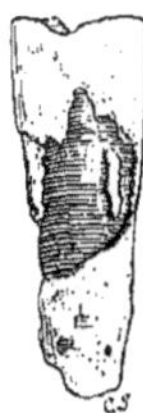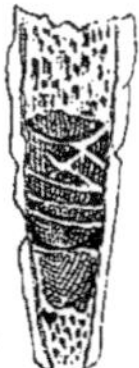

Fig. 9. — Spina-ventosa d'une 1re phalange. — Sur la pièce entière, une large
trépanation de la gaine ostéo-périostique laisse voir la diaphyse séquestrée.
— Sur une coupe longitudinale, on voit un évidement du corps diaphysaire, avec
quelques travées osseuses subsistant. Aux extrémités de la diaphyse, deux blocs
de tissu spongieux mortifié.

que le tissu est plus jeune : il en résulte une sorte d'évidement
de l'os, dont le canal médullaire est agrandi (1) ; cette destruction est irrégulière ; des travées osseuses peuvent être res-

(1) C'est la partie moyenne de la diaphyse qui est d'abord évidée ; il subsiste à
ce moment (*fig.* 9 par exemple), aux deux extrémités du corps diaphysaire, deux
blocs de tissu spongieux souvent séquestrés (*fig.* 9). — Nous verrons que dans un
séquestre total, la partie intermédiaire à ses extrémités est vide de tissu spongieux,
plus tôt détruit (*fig.* 10).

pectées et devenir même le siège d'ostéite condensante, tandis que les cloisons voisines disparaissent (*fig.* 9). Parfois la cavité centrale ainsi réalisée se trouve traversée par des débris fibreux que Kiener et Poulet, ont bien décrits et qui viennent de la persistance des fibres conjonctives intra-osseuses, dont l'élément calcaire enveloppant a disparu.

Ces phénomènes existent à des degrés d'évolution variables, suivant que l'on s'éloigne du centre du foyer bacillaire s'il s'agit d'une lésion circonscrite, la destruction pouvant se faire par extension de proche en proche et disparition de tout le tissu spongieux intra-diaphysaire. L'os subit ainsi un travail lent de désagrégation. Dans le spina-ventosa type, les lésions sont étendues, avec des aspects différents, selon les points, à toute la pièce osseuse. Cette diffusion des bacilles peut engendrer la mortification de la diaphyse entière.

Séquestres.— Plus ou moins volumineux, les séquestres sont l'expression de cette mortification, et on les trouve ici particulièrement fréquents.

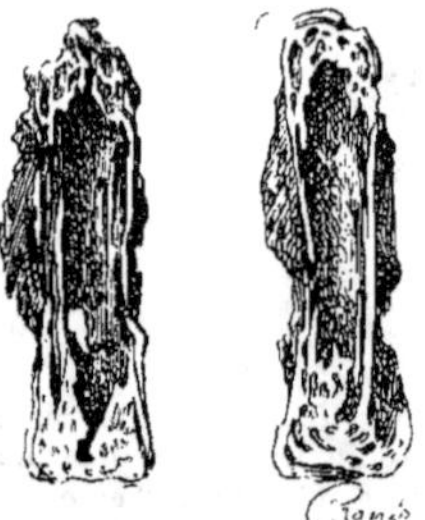

Fig. 10.— Coupe longitudinale d'un 3° métacarpien entièrement séquestré, dessiné à l'état frais.— 1 fois 1/2 grand. nat.

Je n'insisterai pas sur leur pathogénie ; ils sont le fait des toxines, et il n'existerait plus, à l'heure actuelle, aucune raison de les attribuer à des troubles circulatoires, résultant de l'oblitération des capillaires artériels par les néoplasies bacillaires.

Les séquestres du spina-ventosa se présentent sous plusieurs aspects; ils sont le plus souvent spongieux, friables, ayant quelque ressemblance (*fig.* 12), avec les séquestres, en dentelle, de l'ostéomyélite. Ce sont des séquestres très raréfiés, *vivants*. Dans leurs anfractuosités, pénètrent des fongosités qui sont, par leurs agents bacillaires, les ouvriers de la destruction osseuse ; des vaisseaux peuvent constituer au séquestre de véritables pédicules. Au contraire les séquestres éburnés, blancs, durs, *morts*, sont assez rares dans le spina-ventosa. Ils se rencontrent parfois cependant, sans qu'il soit aisé de reconnaître les raisons de leur existence (1). On peut les trouver, ainsi que j'en ai représenté un exemple, occupant le centre d'un séquestre raréfié qui leur forme une sorte d'enveloppe plus ou moins complète, la partie éburnée pouvant, sur certains points, comme c'est le cas pour la pièce représentée, arriver à la surface du séquestre total. Cette pièce se rattache à l'observation suivante :

Obs. 25. — *Spina-ventosa multiples. Séquestre total du* 1er *métacarpien.* — H... Adrienne, 2 ans, à son arrrivée à Berck, le 10 mai 1910, Lazaret 2.

Examen a l'arrivée. — *Spina-ventosa multiples : premier métacarpien droit*, sur le point de s'ouvrir; *troisième métacarpien gauche* ; *premier métatarsien droit*, sur le point de s'ouvrir. — *Ostéites tibiales* bilatérales suppurées, celle de droite ouverte. *Abcès plantaire gauche.*

19 mai 1910 : *Ponction de l'abcès du premier métacarpien droit.* 1 centimètre cube de pus hématique. *Ponctions d'abcès* multiples : trochantérien gauche de la face antéro-externe de la jambe gauche, plantaire gauche.

Radiographie, *le 7 juillet* 1910. — *Main droite :* Grosse déformation *du* 1er *métacarpien*, pris dans sa totalité. *La diaphyse* apparaît encore en sombre avec taches claires. *Gaine périostique* complète; trépanation au niveau du bord externe et en bas. *Dimensions :* longueur dia-épiphysaire, 24 millimètres pour 21 millimètres du côté sain; largeur, 12 millimètres pour 5 millimètres du côté sain. — Le point épiphysaire est plus marqué du côté malade. L'articulation métacarpo-

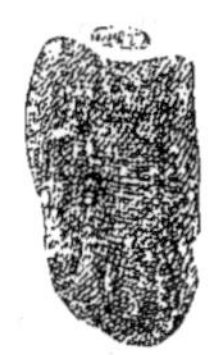
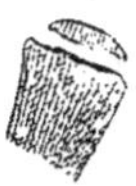

Fig. 11. — Aspect radiographique d'un séquestre diaphysaire total du 1er métacarpien droit (obs. 25, fig. 12).

(1) V., p. 19, l'action des toxines.

phalangienne du pouce est menacée, non envahie. Grosse déformation des parties molles qui prennent une part importante au gonflement.

Main gauche. — *Troisième métacarpien* : Maximum marqué des lésions vers le tiers inférieur de l'os, qui est atteint dans toute son étendue ; diaphyse encore visible, décalcifiée. — Grosse réaction périostique, maxima en bas, et finissant sur l'extrémité supérieur du corps diaphysaire. — Pas de lésions articulaires. La partie inférieure de la diaphyse semble nécrosée. Longueur, 2 millimètres de plus qu'à droite.

Pied droit. — *Premier métatarsien* : La diaphyse apparaît en sombre. Réaction périostique jeune. Diamètre transversal : 12 millimètres pour 6 millimètres du côté sain. Articulations saines. — *Première phalange* : Plus sombre qu'à gauche. Réaction périostique ; pas de trépanation, gaine jeune, plus encore que celle du métatarsien.

Examen clinique, *le* 26 *août* 1910. — Nombreux ganglions carotidiens et sous-maxillaires bilatéraux. Pas de stigmates de syphilis.

Main droite : Tuméfaction thénarienne ; le 1er métacarpien est gros dans toute son étendue. — *A la face palmaire*, fistule fermée. Mouvements conservés.

Main gauche : Empâtement au niveau du 3e métacarpien qui est augmenté de volume, la peau restant mobile. Vers l'extrémité inférieure de l'espace interosseux, *petit abcès gros comme un pois, relié à la tête métacarpienne par un pédicule. Les mouvements métacarpo-phalangiens sont conservés.*

Pied droit : Gonflement au niveau du *premier métatarsien*, qui est doublé d'épaisseur ; peau mobile ; mouvements conservés dans la métatarso-phalangienne. — *La première phalange* est grosse, 5 centimètres de pourtour pour 3 centimètres à gauche ; les téguments sont mobiles. Ganglions inguinaux.

Autres localisations bacillaires : Gommes et abcès, notés à l'entrée, au niveau du trochanter gauche, des tibias des deux côtés, de la région plantaire gauche.

Opération le 29 *août* 1910. — 1° *Premier métatarsien droit.* — Incision sur la face dorsale, de la peau et du tissu cellulaire sous-cutané, on découvre un petit abcès qui, ayant déjà traversé la gaine d'hyperostose, envahit les parties molles. On évite et on récline les tendons. Ouverture de la gaine avec la curette, puis la petite pince coupante. *Pas de séquestre.* La petite curette ramène *des débris parcellaires de tissu osseux représentant les restes de la diaphyse,* qui se voyait encore entière sur la radiographie du 7 juillet, perdus au milieu de fongosités. — L'évidement est complété, la gaine réséquée dans une large mesure. Articulations saines. Pansement à plat.

2° *Premier métacarpien droit.* — Incision dorsale, en évitant les tendons ; la gaine périostique offre une trépanation, par laquelle sortent des bourgeons fongueux. Ouverture de la gaine qui renferme un séquestre diaphysaire qui est extrait. — *Description du séquestre* : (c'est celui

que représente la figure 12). Il était formé par tout le corps diaphysaire,
détaché en haut de la zone dia-épiphysaire, en bas de cartilage diarthrodial.— A sa surface se voyait, une large bande verticale blanche, éburnée contrastant avec les parties avoisinantes qui étaient creusées de dé-
pressions dans lesquelles étaient engagées des fongosités, et friables.

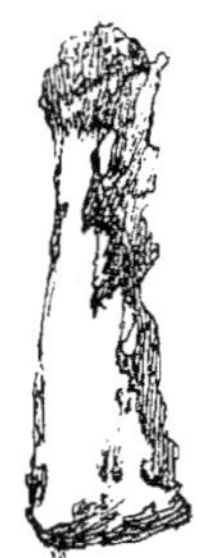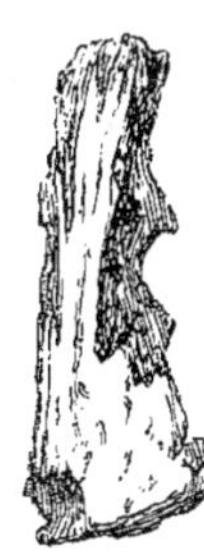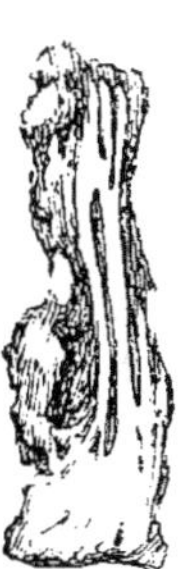

Fig. 12. — Séquestre total du 1er métacarpien d'une enfant de 2 ans. A gauche,
aspect extérieur du séquestre à l'état frais; à droite, surface de la coupe verticale et antéro-postérieure de ce séquestre. La portion éburnée se voit en blanc.
(Obs. 25). 2 fois grand. nat.

Sur une coupe suivant le grand axe, on trouvait une zone centrale, con-
densée, avec des expansions sur les côtés, et une zone corticale d'aspect
raréfié. Une petite caverne, répondant à la face externe de la diaphyse
représentait le point de départ de l'abcès osseux qui avait créé la trépanation périostique en regard de laquelle il se trouvait.

Au point de vue de leurs dimensions, les séquestres du
spina-ventosa appartiennent assez souvent, et plus fréquemment dans les spina-ventosa des jeunes enfants, à la variété
des grands séquestres totaux. Une diaphyse entière est
atteinte par une véritable infiltration bacillaire et se mortifie
en bloc ; il en résulte un séquestre comme celui que représente encore la figure 13. Il comprend tout le corps métacarpien ou phalangien, et se détache, lui aussi, d'une part du cartilage dia-épiphysaire qui subsiste, et, d'autre part, du cartilage
diarthrodial, qui peut protéger efficacement l'articulation voisine, comme nous l'avons déjà vu à l'observation précédente.

Obs. 26.— *Séquestre total. Evidement.* — S... Andrée, 2 ans et demi,
à son arrivée à Berck, le 11 avril 1905 ; sortie le 1er novembre 1908.
Tuberculoses multiples. — 1er métatarsien droit, spina-ventosa non
ouvert, pas d'abcès. 3e métacarpien gauche, spina ventosa-fistuleux —

Ganglions sous-maxillaires volumineux. Ostéite du maxillaire inférieur.
Le 9 septembre 1905. Ponction de l'abcès de la main droite.
Le 9 octobre 1908. Evidements du 1er métatarsien droit, du 2e métacarpien gauche avec *séquestre total*, articulation non ouverte.

Obs. 27. — *Séquestre total. Evidement.* — Ch... Jean, 5 ans, à son arrivée à Berck, le 15 avril 1908.—Spina-ventosa du 5e métatarsien fistuleux gauche. Ostéite du calcanéum gauche. Spina-ventosa du 3e métacarpien gauche fistuleux, ostéite du tiers inférieur du cubitus gauche.

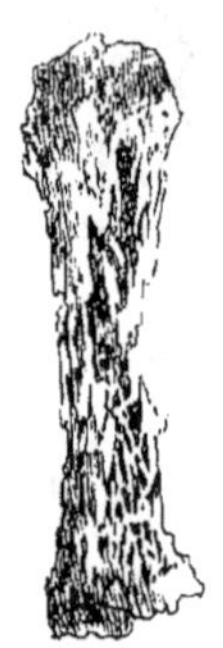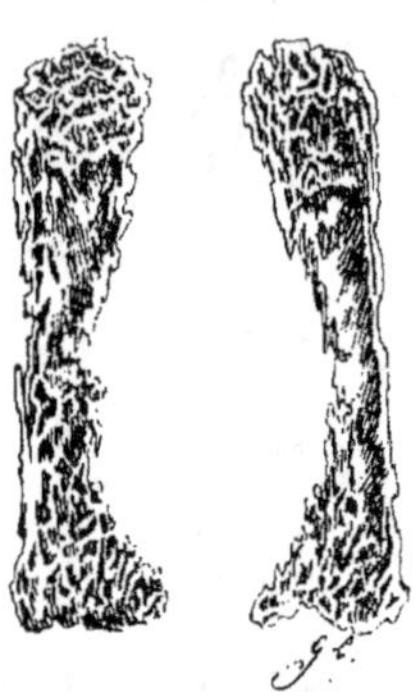

Fig. 13. — Aspect extérieur et coupe d'un séquestre de spina-ventosa, représentant le corps entier du 3° métacarpien d'un enfant de 5 ans. (Obs. 27). 1 fois 1/2 grand. nat.

Il a été pratiqué le 29 juin 1908, un *évidement du 3e métacarpien droit qui était entièrement séquestré (fig.* 12). — Articulations non ouvertes.

Obs. 28.— *Séquestre total. Evidement.* — C... Marie, 4 ans, à son entrée à Berck, le 12 juin 1908. Spina-ventosa du 5e métacarpien gauche fistuleux, menace d'envahir l'articulation du poignet. Ostéo-arthrite du coude gauche fistuleuse, ostéo-arthrite du coude droit fistuleuse; ostéite du malaire droit fistuleuse.— *Opération:* Evidement du 5e métacarpien gauche avec extraction de la totalité du métacarpien séquestré.

Les séquestres partiels répondent à des lésions moins généralisées d'emblée, à un processus moins violent. Ils sont de volume variable, allant du séquestre presque complet, aux très petits débris osseux appelés séquestres parcellaires. Ceux-ci représentent souvent le reliquat de séquestres plus volumineux, fragmentés au cours d'une longue suppuration, ou partiellement résorbés. On les trouve perdus au milieu des fongosités qu'il faut écraser sous le doigt pour percevoir, au milieu d'elles, incorporée véritablement à leurs néoformations, la poussière osseuse qui garde les caractères des séquestres friables, ou, au contraire, est constituée par de petits grains de tissu éburné qui ont mieux résisté à la destruction. Le volume des séquestres importe pour leur destinée clinique. Les petits séquestres parcellaires représentent la forme habituelle sous laquelle s'éliminent spontanément les séquestres des spina-ventosa.

Obs. 29. - *Elimination spontanée de petits séquestres.* — M... Charlotte, 6 ans, à son arrivée à Berck, en 1906.

Tuberculoses multiples. Spina-ventosa du 3e métacarpien droit fistuleux. Il s'agit de lésions anciennes n'ayant pas été opérées. Spina-ventosa du 5e métatarsien gauche, cicatrisé.

Adénites suppurées cicatrisées au niveau de la région inguino-crurale gauche et sus-épitrochléenne droite.

Pas de lésions articulaires, ni des gaines tendineuses. La fistule est entourée d'une infiltration dure, recouvrant le métacarpien entier.

De *petits séquestres* sont éliminés ; ils sont friables avec quelques points de tissu éburné.

Etat général bon. Les lésions tendent à guérir spontanément. Nombreux ganglions sous-maxillaires et carotidiens.

Obs. 30. — *Petit séquestre. Elimination.* — S... Berthe, 2 ans et demi, le 16 mars 1906, à son arrivée à Berck. Tuberculoses multiples : Spina-ventosa de la 1re phalange du pouce gauche fistuleux ; spina-ventosa de la 1re phalange du 1er orteil gauche. Gommes sous-cutanées du petit orteil gauche ; gommes cutanées de l'avant-bras droit.

Le 13 août 1906 : Expulsion spontanée d'un petit séquestre de la 1re phalange du pouce gauche.

Sur la figure 14, la radiographie a saisi un de ces petits séquestres au moment où il s'engage dans un trajet fistuleux. Les grands séquestres donnent lieu à des suppurations qui durent parfois indéfiniment. Chez les sujets très jeunes, le tissu osseux qui

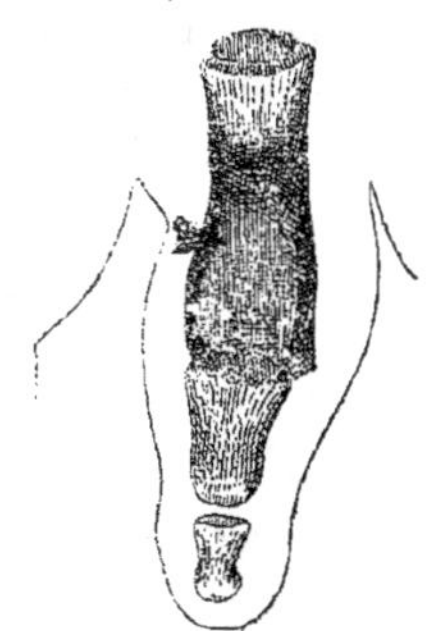

Fig. 14. — Image radiographique d'un petit séquestre engagé dans une fistule (Obs. 153.) 1 fois 1‌[2 grand. nat.

peut être mortifié sous la forme d'une diaphyse entière, est aussi *résorbé* ou détruit avec une rapidité très grande ; dans une de nos observations (1), on n'a pas retrouvé, à l'intervention, un séquestre du 1ᵉʳ métacarpien, qui se voyait sur une radiographie faite quelques semaines auparavant, de ce spina-ventosa *non fistuleux*.

L'élimination d'un gros séquestre ne se ferait cependant, d'ordinaire, qu'au prix d'une suppuration prolongée, la guérison ne se réalisant qu'après la suppression du séquestre, soit naturelle, soit au cours d'une intervention dont l'indication se trouve ainsi posée.

Obs. 31. — *Guérison après extraction du séquestre.* — L... Jean, 10 ans, à son arrivée à Berck, le 12 septembre 1906, sorti le 10 juin 1907. — Tuberculoses multiples : spina-ventosa du 1ᵉʳ métacarpien gauche, spina-ventosa du 3ᵉ métacarpien, de la 1ʳᵉ phalange de l'index gauches. Cicatrices de gommes au mollet droit, à la joue gauche. — *Le 19 novembre* 1906 : Evidement du 3ᵉ métacarpien gauche, qui contient, à sa partie supérieure, un séquestre rempli, à la coupe, de caséum. Articulations saines.

Evidement de la 1ʳᵉ phalange de l'index gauche ; séquestre, à la coupe, rempli de caséum. Guérison.

Obs. 32. — *Guérison après extraction de séquestre.* — H... Raymonde, 2 ans, à son arrivée à Berck, le 13 septembre 1907, sortie le 13 novembre 1908. — Spina-ventosa du 1ᵉʳ métacarpien et de la 1ʳᵉ phalange du pouce droit. Spina-ventosa du 1ᵉʳ métacarpien gauche. *Le 20 décembre* 1907 : Soupçon de mal de Pott lombaire, au niveau de la 4ᵉ v. — *Le 1ᵉʳ juin* 1908 : Les fistules des spina-ventosa suppurent abondamment. — *Le 3 juin* 1908, *intervention* : La phalange du pouce droit a disparu (opération antérieure, à Paris) Evidement du 1ᵉʳ métacarpien de la main gauche. Séquestre gros. Il reste un demi-centimètre d'os.

Le 24 septembre, cicatrisation complète.

Obs. 33. — *Spina-ventosa multiples. Séquestres.* — B... Paul, 2 ans, à son arrivée à Berck, le 11 mai 1904, sorti le 11 janvier 1906. — Tuberculoses multiples. Os malaire des deux côtés. Cicatrices d'adénites cervicales. Spina-ventosa du 4ᵉ métacarpien droit ; des 2ᵉ et 3ᵉ métacarpiens gauches. Péroné droit volumineux surtout dans son tiers inférieur. Gommes du creux poplité droit. — *Opération le 12 septem-*

---

(1) Obs. 25, p. 77

bre 1904 : Extraction d'un séquestre du malaire droit. Evidement et extraction d'un séquestre du 2ᶜ métacarpien gauche. Evidement et extraction d'un séquestre du 4ᵉ métacarpien droit. — *Le* 20 *mars* 1905 : Evidement de l'extrémité inférieure du péroné droit; extirpation d'un séquestre fusiforme blanchâtre. Ablation de ganglions poplités et inguinaux. Résection partielle du poignet droit. Guéri le 11 juin 1906.

Les séquestres se traduisent sur les radiographies, par des taches sombres dont la forme et les dimensions renseignent approximativement sur celles du séquestre (*fig.* 15).

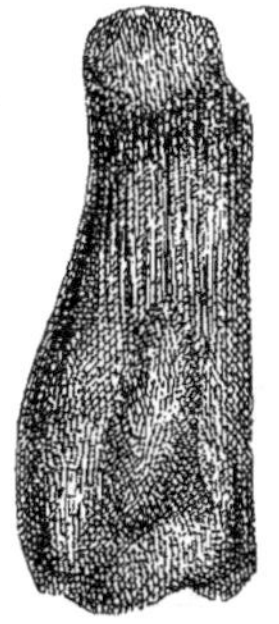

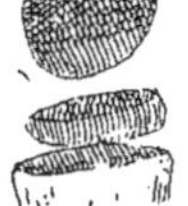

Fig. 15. — Image radiographique d'un séquestre constitué par la moitié environ du corps diaphysaire d'un 2ᵉ métacarpien, chez un enfant de 8 ans et demi (Obs. 34). 1 fois et 1/3 grand. nat.

Obs. 34. — *Spina-ventosa du* 2ᵉ *métacarpien gauche, fistuleux*; *gros séquestre diaphysaire.* — C... Camille, 8 ans et demi, à son arrivée à Berck, le 17 décembre 1909.

Examen a l'arrivée. — Ostéo-arthrite du genou gauche en flexion extrême, fistuleuse, après interventions probablement multiples.

Spina-ventosa fistuleux du 2ᵉ *métacarpien gauche*; ganglion sus-épitrochléen.

Double kératite, adénopathies cervicales.

Radiographie, *le* 23 *décembre* 1909. — Grosse déformation du 2ᵉ métacarpien gauche qui est considérablement augmenté de volume, surtout dans son tiers inférieur.

Largeur à ce niveau..	15	millimètres.
— à droite...............	7	—
Longueur dia-épiphysaire... ..	40	—
— à droite...............	39	—

L'extrémité supérieure est beaucoup moins atteinte.

La zone dia-épiphysaire est menacée, l'articulation métacarpo-phalangienne n'est pas envahie.

L'ensemble de l'image du métacarpien est formé de deux parties : une zone périphérique plus claire peu calcifiée, avec des taches noires qui répondent à des épaississements de la gaine périostique, et une *zone centrale, noire*, occupant la partie axiale du tiers inférieur de la diaphyse. Ce séquestre est engainé par une hyperostose, déjà vieille, qui s'étend, en diminuant d'épaisseur, vers l'extrémité supérieure de la diaphyse, qu'elle n'atteint pas (*fig.* 15).

Intervention, le 10 *février* 1910. — *Relevé sur le registre d'opérations* :

incision au niveau de la face dorsale du 2ᵉ métacarpien ; découverte d'un *séquestre vivant de la grosseur d'un haricot*. Evidement.

EXAMEN CLINIQUE, *le 1ᵉʳ septembre* 1910. — *Main gauche* : Longue cicatrice sur la face dorsale du 2ᵉ métacarpien, occupant l'axe d'une large zone violacée et amincie répondant aux deux tiers de la face dorsale de la main, adhérente à l'os sous-jacent.

Le 2ᵉ métacarpien élargi, arrive transversalement presque au contact du 3ᵉ. Sa face dorsale est excavée, irrégulière.

Mouvements. — Métacarpo-phalangiens très faiblement limités dans la flexion.

Mouvements inter-phalangiens normaux.

Mensuration. — Le 2ᵉ métacarpien a 4 millimètres de moins que l'homologue du côté droit.

Ganglion sus-épitrochléen à gauche.

La figure 11 répond à l'aspect radiographique que donnait le séquestre dont la coupe est représentée à la figure 12, et décrite à l'observation 25.

Un séquestre constitue une portion plus ou moins étendue de l'os primitif ; pendant un certain temps il reste attaché à la partie vivante de la diaphyse, s'il est partiel, aux cartilages de conjugaison et diarthrodial, s'il est total. L'ostéite raréfiante le fragmente, ou le détache au niveau de véritables sillons d'élimination. Par sa face interne, répondant à l'ancien canal médullaire, le séquestre est envahi par les fongosités qui emplissent ce canal agrandi, s'échappent de l'os ancien pour se répandre dans toute la cavité de la coque ostéo-périostique, qu'elles envahissent à son tour par sa face profonde. Le séquestre baigne en somme dans les fongosités, et la coupe que j'ai empruntée à la thèse d'agrégation de Dubar, donne très nettement idée de la disposition réciproque des éléments anatomiques du spina-ventosa, séquestre, fongosités, coque ostéo-périostique (*fig.* 16).

Les caractères histologiques des séquestres du spina-ventosa sont ceux du tissu osseux, en général, tué par les toxines bacillaires. J'ai préparé et examiné des coupes de séquestres de spina-ventosa. Au milieu d'une nappe de tissu embryonnaire, apparaissent des travées de substance osseuse, d'aspect différent suivant les zones du séquestre. Sur les coupes passant par les parties dures, blanches ma-

croscopiquement, on reconnaît, à la disparition des canalicules, à l'aspect complètement dense de l'os, le processus
de l'*ostéite condensante*. Au contraire, sur les coupes qui
intéressent le séquestre friable, *raréfié*, l'os se montre
véritablement corrodé par le
tissu bacillaire, qui l'entame au
niveau de multiples lacunes, dites de Howship. Les fongosités
sont particulièrement abondantes dans ces zones; les vaisseaux, nombreux, plus ou
moins encombrés de cellules,
restent, pour beaucoup, encore
perméables; des follicules avec
leurs caractères histologiques
sont disséminés parmi la nappe
embryonnaire (1).

Périoste. — A part la forme
dite périostique du spina-ventosa, dont j'ai parlé au début de
ce chapitre, les lésions du périoste expriment l'atteinte du
tissu osseux sous-jacent.

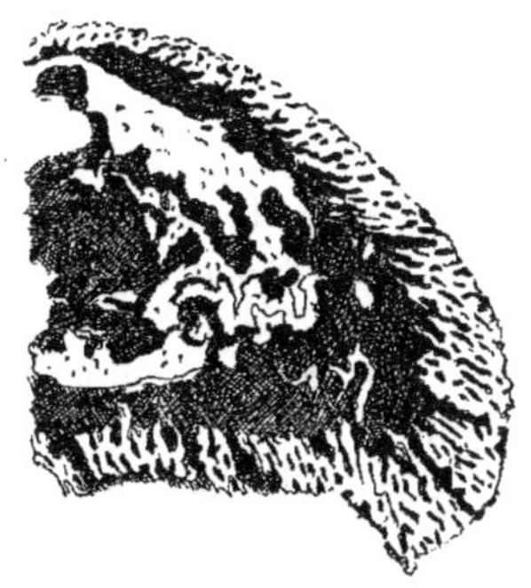

Fig. 16. — Coupe de spina-ventosa
(Préparation de M. Vignal, Collège
de France).
Os sous-périostique de nouvelle
formation, séparé par un espace
rempli de tissu gélatiniforme d'un
séquestre central dont les bords
sont érodés et offrent des lésions
d'ostéité raréfiante. (In DUBAR, pl.
VI, fig. 4).

Ollier a démontré, depuis des travaux connus de tous, que
l'irritation née d'un foyer intra-osseux (nous dirions aujour-
d'hui les toxines bacillaires), agit sur tous les éléments
vivants de la pièce osseuse, et que les résultats réalisés va-
rient suivant le degré d'intensité de la cause actionnelle : si
l'irritation est faible, soit que la cause ait une activité médiocre, soit que l'élément considéré siège loin de son centre
d'action, les cellules exagèrent leur biologie dans le sens de
leur physiologie normale; ce processus était dit «plastique», par
opposition au travail destructeur qui suit une atteinte intense
des mêmes éléments par les mêmes causes. Ceci s'applique
à l'ostéogénèse par laquelle le spina-ventosa se distingue des

---

(1) Goetz rapporte cet examen, fait par Dejerine : « Les séquestres ont été
examinés, et n'ont pas présenté les altérations que l'on constate dans les séquestres produits par l'ostéite condensante, c est-à-dire l'éburnation des tissus osseux
par dépôts successifs de nouvelles couches osseuses à l'intérieur des canaux de
Havers, aboutissant à l'oblitération de ces derniers. Les séquestres au contraire,
étaient minces, poreux, assez fragiles. »

autres bacilloses osseuses qui ont un siège bulbaire ou épiphysaire. Au niveau des foyers diaphysaires des grands os, du cubitus, par exemple, la même réaction périostique se manifeste ; il en sera de même chaque fois qu'une membrane périostique active sera à proximité d'un foyer bacillaire osseux. Ces conditions sont merveilleusement réalisées sur les petits os longs.

Cette action paraît s'exercer sur le périoste *par voisinage* ; on a autrefois invoqué l'efficacité des communications établies entre la moelle intra-canaliculaire et la moelle sous-périostique décrite par Ollier. Ceci n'est pas contestable, car la proximité d'un foyer septique suffit pour provoquer la formation d'une couche de périostose sur la face de l'os voisin, qui regarde ce foyer ; en voici un exemple, et un fait de même ordre se voit sur la figure 21.

Obs. **34** *bis*. — *Spina-ventosa non opéré. Réaction périostique de voisinage.* — T... 2 ans 1/2, à son arrivée à Berck, le 13 mai 1910, Lazaret 2.

Examen a l'arrivée. — *Spina-ventosa* non opéré *du 4ᵉ métacarpien de la main droite.* Le doigt est à demi-fléchi par lésion du tendon extenseur.

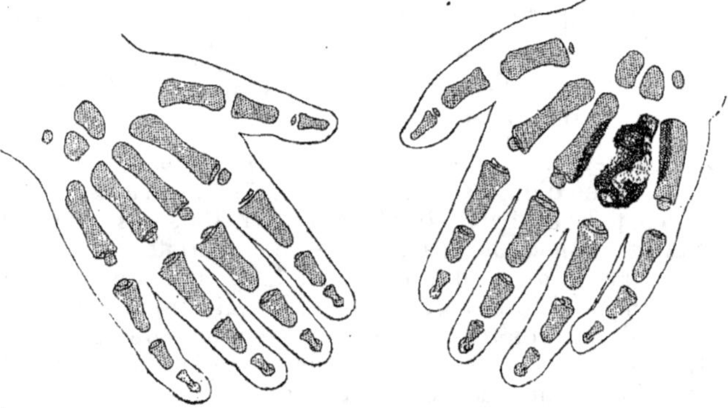

Fig. 16 *bis*. — Grosses lésions du 4ᵉ métacarpien droit. Réaction périostique sur les métacarpiens voisins, en regard des trépanations (Obs. 34 *bis*.) 1/2 grand. nat.

Radiographie, *le 7 juillet* 1910. — *Main droite* : Lésions avancées au niveau du 4ᵉ métacarpien droit, qui est complètement altéré dans son aspect. Les 4/5 inférieurs de la diaphyse sont occupés par une déformation bulleuse, dont la partie inférieure et interne présente une large tache claire avec seulement quelques ombres plus foncées. Une

zone sombre monte de l'angle externe de l'extrémité inférieure de la
diaphyse, en haut et en dedans, séparée du bord externe de l'image
par une nouvelle zone claire. En haut, une tache sombre au-dessus de
laquelle apparaît l'extrémité supérieure de la diaphyse, émergeant pour
ainsi dire de la coque périostique, à zones inégalement épaisses.

La largeur maxima de la coque périostique est de 12 millimètres;
vers l'extrémité inférieure de la diaphyse, la réaction du périoste s'est
arrêtée à la zone dia-épiphysaire. Se développant tout autour, mais non
au-dessous du point épiphysaire, les productions périostiques forment
comme une couronne à ce point qui apparaît plus gros (un millimètre
de diamètre de plus) qu'à gauche.

La longueur dia-épiphysaire est de 26 millimètres pour 24 millimètres à gauche.

L'os primitif semble ne persister que par son extrémité supérieure. Tout le reste de la diaphyse paraît avoir disparu.

Le périoste des faces correspondantes des métacarpiens 3 et 4, est
épaissi, formant sur la face interne du 3e métacarpien une couche périostique surtout épaisse à la partie moyenne de l'os, et allant s'amincissant vers les extrémités diaphysaires.

Sur la face externe du 5e métacarpien, le périoste, dont la réaction
est aussi nette, est surtout épaissi vers la partie supérieure de la face
métacarpienne jusqu'à l'union de la diaphyse avec son extrémité renflée, juste en regard de la trépanation de la coque périostique du 4e métacarpien.

Longueur du 3e métacarpien :   29^{mm} 1/2 à droite.

   —   —   27 millimètres à gauche.

  —   5e métacarpien: 24   —   à droite.

   —   —   23   —   à gauche.

L'ossification du carpe est plus avancée à droite. Le point épiphysaire du 1er métacarpien est apparu de ce côté seulement.

Articulations, saines.

Examen, *le 23 juillet* 1910.— Etat général bon. Nombreux ganglions
cervicaux.

Main droite : Sur la face dorsale, augmentation de volume considérable, répondant au 4e métacarpien et empiétant sur les espaces interosseux 3e et 4e. Ulcération étendue ayant les caractères des ulcérations
bacillaires, et fistule, reposant sur des parties molles, infiltrées, au milieu
desquelles passe le tendon extenseur du 4e doigt. Celui-ci est en
demi-flexion métacarpo-phalangienne, et inter-phalangienne. L'enfant
ne peut l'étendre spontanément. Les mouvements articulaires sont normaux dans l'examen *objectif*.

Ganglion épitrochléen.

En octobre 1910. — Ulcération et fistules cicatrisées.

La réaction périostique paraît se développer dès le début

des lésions osseuses. Si on ne la constate pas encore sur la figure 7, on la trouve, par contre, sur les pièces qu'a décrites M. Ménard, formant à l'os une gaine complète ; M. Ménard en conclut : « L'irritation du périoste et l'hyperostose qui en résulte sont la conséquence, presque immédiate de l'altération centrale. »

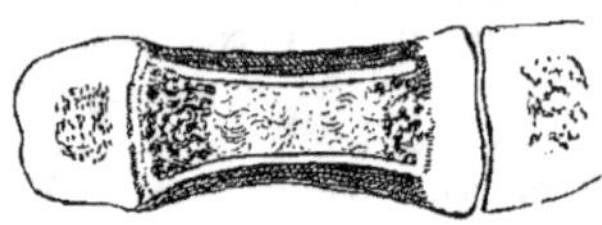

Fig. 17. — Coupe longitudinale d'un 1ᵉʳ métatarsien. — Ensemencement de la diaphyse. — Gaine périostique. (M. Ménard.)

Le tissu ostéo-périostique de nouvelle formation, constitue une gaine à la diaphyse malade. Cette gaine, comme le représente la figure 17, ou la figure 19 sur laquelle a été dessiné un cinquième métacarpien vu par la radiographie, s'étend depuis la zone dia-épiphysaire jusqu'à l'union du corps de la diaphyse avec son extrémité renflée. La gaine périostique ne dépasse jamais ces limites ; elle ne recouvre jamais le point épiphysaire ; lorsque la gaine est très développée, elle peut devenir véritablement exubérante, mais dans ce cas même, le point épiphysaire reste isolé, apparaissant, comme sur la figure 21, entouré, à distance, par l'extrémité inférieure de la gaine qui tend à l'encapuchonner (obs. 34 *bis*).

Il existe, sur tous les os, des points précis que ne dépasse pas la réaction périostique ; par exemple, sur l'extrémité supérieure, du 5ᵉ métacarpien, une petite dépression à sa face interne, au-dessous de sa base ; sur la face dorsale de l'extrémité inférieure du 1ᵉʳ métacarpien, une petite encoche, particulièrement nette sur certains os jeunes, qui répond à la ligne de continuité du périoste et du cartilage de la tête (*fig.* 18 et 19).

Obs. 35. — *Spina-ventosa du* 1ᵉʳ *métacarpien. Limites de la gaine ostéo-périostique.* — B... Maurice, 10 ans et demi, à son arrivée à Berck, le 10 mars 1909, sorti le 14 octobre 1909.

Examen a l'arrivée.— *Spina-ventosa du* 1ᵉʳ *métacarpien droit fistuleux*, ganglions cervicaux.

Radiographie, *le* 18 *mars* 1909.— Le 1er métacarpien droit est atteint dans la totalité de sa diaphyse. Mais les lésions sont plus accentuées vers l'extrémité supérieure de celle-ci, au voisinage de la zone dia-épiphysaire, *sur laquelle empiète* la tache claire qui répond à cette région. La gaine ostéo-périostique est surtout développée vers la face externe. Elle semble plus ossifiée en bas et en dedans. Elle s'étend sur la diaphyse sans envahir l'épiphyse en haut, ou l'extrémité inférieure de l'os en bas ; de ce côté, elle s'arrête à une petite dépression qui se voit sur le métacarpien sain à l'union du corps diaphysaire et de l'extrémité

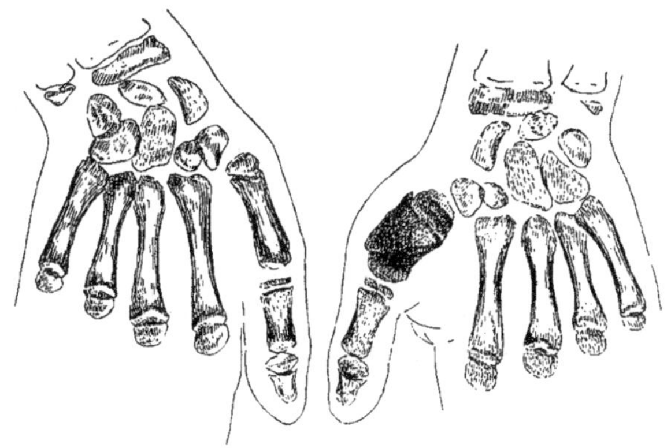

Fig. 18.— Gaine périostique du 1er métacarpien droit (dessin de radiographie).— Lésions du cartilage actif; os plus court (Obs. 35). Demi grand. nat.

inférieure ou col de l'os.— *Dimensions : largeur à la surface de la gaine,* 15 millimètres, pour 7 millimètres sur la diaphyse du 1er métacarpien gauche.— *Longueur dia-épiphysaire :* 27 millimètres à droite pour 31 millimètres à gauche (lésion du cartilage de conjugaison de l'os malade). Les articulations sont saines. La métacarpo-phalangienne n'est pas menacée (*fig.* 18).

Intervention le 9 *août* 1909 : Evidement du métacarpien. Guérison.

Obs. 36. — *Spina-ventosa du* 5e *métacarpien. Gaine périostique.*— B... E., 11 ans, entrée à Berck, le 18 décembre 1908, sortie le 16 septembre 1909.

Examen a l'arrivée. — *Spina-ventosa du* 5e *métacarpien gauche;* abcès dorsal menaçant de s'ouvrir ; déjà ponctionné.

Adénites cervicales, à droite gros paquet occupant toute la région carotidienne supérieure, ganglions suppurés; à gauche, ganglions fistuleux de la région carotidienne supérieure.

Gommes fistuleuses de la fesse gauche, avec gros ganglions inguinaux. Etat général précaire. Les parents ont refusé l'intervention. *Pas de syphilis.*

RADIOGRAPHIE. — Le métacarpien est entouré d'une gaine périostique qui enveloppe toute la diaphyse. Elle s'arrête en bas au cartilage de conjugaison et remonte en haut jusqu'à l'union du corps de la diaphyse avec son extrémité renflée (*fig.* 19).

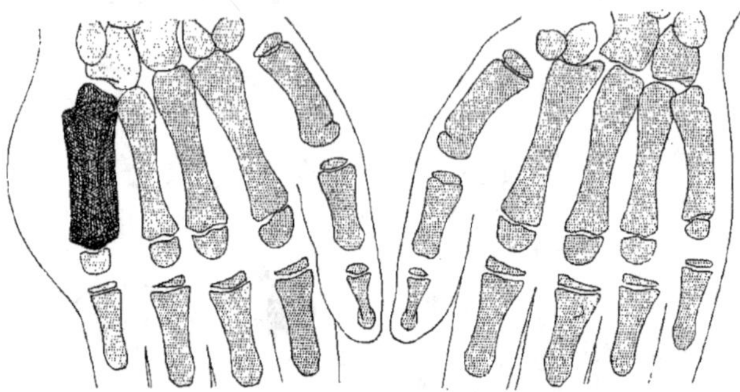

FIG. 19. — Gaine périostique, entourant le 5ᵉ métacarpien gauche (Obs. 36.)
1/2 grand. nat.

Traitement suivi. — 24 *décembre* 1908 : Ponction des ganglions carotidiens. Curettage des ulcérations sous-mentales. *Evacuation de l'abcès du 5ᵉ métacarpien.*

7 *janvier* 1909 : *Le 5ᵉ métacarpien est gonflé, entouré d'un gros noyau de fongosités très dures, la fistule est fermée.*

22 *janvier* 1909 : *Evacuation d'un abcès au niveau du 5ᵉ métacarpien gauche,* 5 centimètres cubes de pus.

Jusqu'à la sortie : Ponctions répétées des ganglions. *Cicatrisation de la fistule du métacarpien.*

La gaine périostique est d'abord continue (1) ; elle recouvre la diaphyse osseuse, puis, lorsque celle-ci a été détruite, au niveau d'une des trépanations pathologiques décrites plus haut, les fongosités gagnent l'espace compris entre l'os ancien et la formation ostéo-périostique nouvelle. La gaine est, dès ce moment, l'objet d'un envahissement spécifique dont le résultat est sa perforation ; les fongosités, ou l'abcès

(1) Voir p. 96, et aspect radiographique du spina-ventosa, au chap. Diagnostic.

qui suit leur caséification, se répandent alors dans les parties
molles. La perforation de la gaine devient souvent une perte de
substance qui peut, comme sur la figure 9, laisser apercevoir
une assez large étendue d'un séquestre sous-jacent. A cette
période fistuleuse, les perforations de la gaine se multiplient,
tandis qu'entre elles, comme sur la figure 20, les couches
ostéo-périostiques s'accumulent et donnent à ces zones une

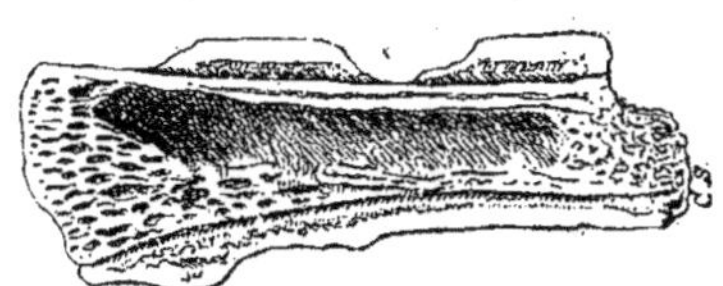

Fig. 20. -- Coupe d'une première phalange atteinte de spina-ventosa ancien. Gaine
d'hyperostose épaisse et ulcérée. L'extrémité périphérique répondait à l'articulation sous-jacente envahie (M. MÉNARD).

épaisseur considérable. Cette épaisseur est en somme fonction de la résultante de ces deux facteurs, qui agissent en
sens inverse : la destruction de dedans en dehors par le
processus bacillaire, et le dépôt à la surface extérieure, de
couches élaborées par le périoste ; et il est intéressant de
constater que l'activité de cette membrane subsiste aussi
longtemps qu'elle même. Les variations que subissent, suivant les cas, ces deux phénomènes, engendrent les apparen-
ces multiples des gaines des spina-ventosa. Dans les lésions à
évolution rapide, la coque est en général mince ; sa destruction marche vite, comme celle de la diaphyse qui, dans ces
formes, que l'on observe chez les jeunes enfants, peut disparaître en quelques semaines. D'autre part, l'ostéogénèse
périostique est intense : ainsi l'aspect du spina-ventosa
est typique ; le doigt devient énorme, et, dans cette grosse
coque à minces parois, çà et là perforées par les fongosités
qui font hernie, la diaphyse, ou plutôt ce qui reste d'elle,
sous forme de petits débris parcellaires, baigne dans le tissu
fongueux. Au contraire, dans les formes plus lentes une
gaine épaisse et solide se constitue. Entre ces deux extrêmes,
se placent les intermédiaires et les cas particuliers. Parmi ces
derniers, il faut noter ceux où la réaction périostique est

faible ; ces cas, au point de vue résultat opératoire, sont très mauvais. Quand un spina-ventosa a été l'objet d'interventions insuffisantes, de grattages, la gaine périostique devient exu-

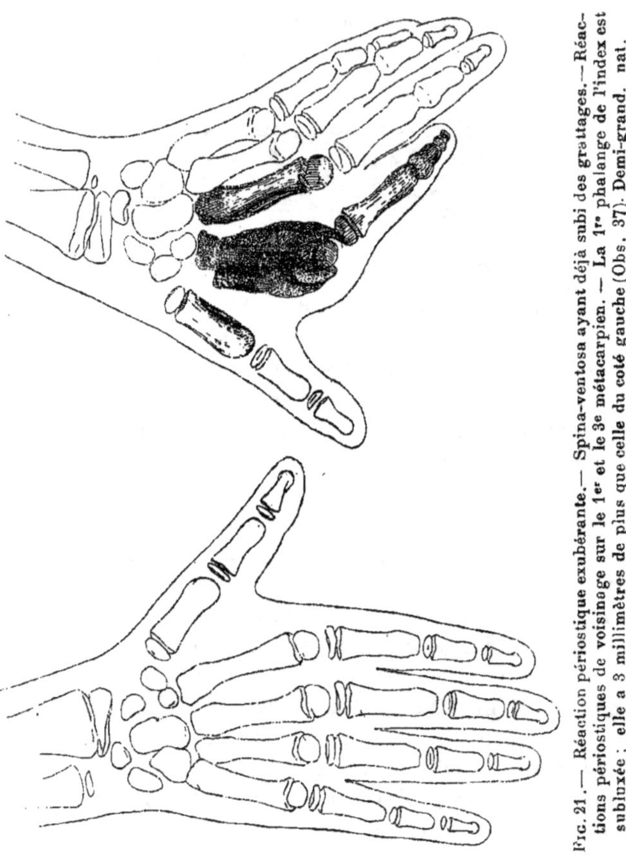

Fig. 21. — Réaction périostique exubérante. — Spina-ventosa ayant déjà subi des grattages. — Réactions périostiques de voisinage sur le 1er et le 3e métacarpien. — La 1re phalange de l'index est subluxée ; elle a 3 millimètres de plus que celle du coté gauche (Obs. 37). Demi-grand. nat.

bérante, présentant des zones de résistance et d'épaisseur très inégales. Ces cas sont encore d'un pronostic opératoire souvent médiocre ; peut-être en verrons-nous la raison à l'examen histologique des gaines, pour ce qui est du moins

des récidives et des fistules intarissables dont ils sont le
siège :

Voici un exemple de ces faits :

Obs. 37 (Résumée). — *Gaine périostique exubérante. Périostose de
voisinage.* — K..., 8 ans, à son entrée à Berck, le 10 février 1908, sorti
le 15 mars 1910.

EXAMEN A L'ARRIVÉE. — *Spina-ventosa multifistuleux du 2e métacarpien
droit, déjà opéré* avant son arrivée. — Tuberculose du calcanéum
gauche. Gomme de la région épicondylienne droite.

RADIOGRAPHIE, *le 6 juillet* 1908. — Très grosse déformation du
2e métacarpien droit : la diaphyse apparaît à travers une gaine périostique exubérante ; elle commence, en haut, au-dessous de la base rem-
flée de l'os, et descend jusqu'au niveau du point épiphysaire, qui est
comme encerclé par l'orifice inférieur de la gaine, *dont il émerge.* Multiples zones décalcifiées, disséminées sur la gaine. Grosses lésions de
voisinage : *sur la face externe du 3e métacarpien, épaississement périostique; sur la face interne du premier, autre épaississement du périoste.*
Invasion de la métacarpo-phalangienne. Déviation marquée de l'index vers le bord cubital (*fig.* 21).

Traitement. — 20 *juillet* 1908 : *Evidement, après extraction d'un
séquestre comprenant tout le métacarpien. Epaisseur considérable du
manchon d'os nouveau. Tentative infructueuse de plombage avec le
mélange de Mosetig.*

26 *juillet* 1909 : Amputation de cuisse pour arthrite à marche rapide
du genou gauche. *Fistule du métacarpien persiste.* — Sorti *non guéri,* le
15 mars 1910, avec ostéite fistuleuse de l'os malaire gauche, *menace de
mal de Pott lombaire* (raideur de la colonne vertébrale), douleurs dans
le genou droit. Albumine et mauvais état général.

J'ai fait des coupes de gaines ostéo-périostiques de spina-
ventosa. On peut les diviser, à l'examen, en deux zones :
l'une externe qui apparaît formée par le périoste dont les
deux couches sont faciles à reconnaître ; l'autre interne, au niveau de laquelle se voient les phénomènes d'ostéite raréfiante, que j'ai décrits plus haut.

C'est par cette face que les fongosités envahissent la gaine ;
dans certains points, il y a une véritable pénétration du tissu
bacillaire dans les anfractuosités ostéo-périostiques. Ceci est
réalisé à une période avancée de l'évolution des spina-ventosa, et doit expliquer, je crois, les récidives ou les fistules
fréquentes qui suivent les interventions sur les *vieilles*

gaines exubérantes et dont le tissu fait, pour son compte, des lésions d'ostéite. Il faut aussi ajouter à l'action des toxines bacillaires, celle des agents associés, dans ces cas depuis longtemps fistuleux et déjà opérés.

La réaction périostique, après la guérison des lésions osseuses subit une régression telle qu'on peut la voir sur la figure 22, qui rapproche deux images du même métacarpien, faites, la première, le 5 juin 1908, la seconde, en septembre 1909. Cette figure se rattache à l'observation 84 *bis*. Un fait analogue est relaté dans l'observation suivante.

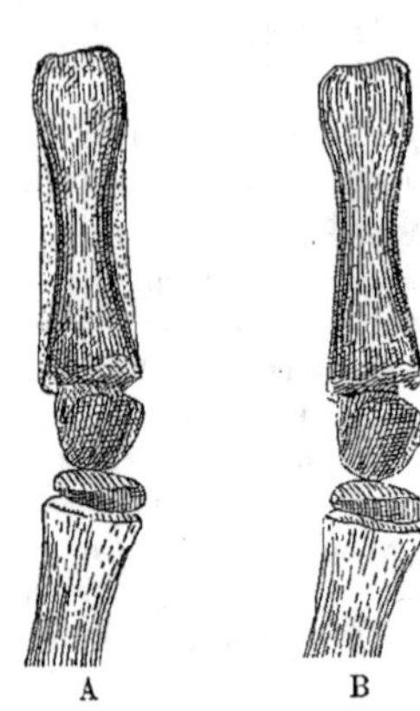

Fig. 22. — Reproduction de deux images radiographiques du même métacarpien, faites : A, en juin 1908, B, en septembre 1909. — La gaine périostique qui entoure, sur la première, la diaphyse du métacarpien, a disparu sur la 2ᵉ (Obs. 84 *bis.*).

Obs. 38. *Disparition au cours de la guérison, de la gaine périostique.* — T... 7 ans et demi a son arrivée à Berck le 9 juillet 1909.

Examen a l'arrivée. — *Membre supérieur droit :* Spina-ventosa du 3ᵉ métacarpien, opéré à Paris, en voie de guérison.

Gomme du bord interne de l'avant-bras, opérée.

Membre supérieur gauche : Arthrite du poignet et de la radio-cubitale inférieure. Grosse tuméfaction péri-articulaire, multifistuleuse, ganglion sus-épitrochléen. *Spina-ventosa du 3ᵉ métacarpien.*

Membre inférieur droit : Six gommes dont une seule ouverte.

Membre inférieur gauche : Trois gommes, dont deux sur la cuisse et une sur la jambe.

Polymicroadénopathies.

Radiographies *du spina-ventosa de la main gauche* ; elles sont au nombre de trois échelonnées : septembre 1909, octobre 1909 et 26 février 1910.

1º *Radiographie de septembre* 1909. — Le 3ᵉ métacarpien présente, au niveau de sa diaphyse, une gaine périostique complète, sans solution de continuité apparente ; 2º *Radiographie d'octobre* 1909. — La réaction périostique est plus nettement marquée encore qu'en septembre ; le métacarpien a un aspect de pièce osseuse carrée, la concavité de ses faces étant comblée par la réaction du périoste ; 3º *Radiographie du 28 février* 1910.—Le métacarpien est très sensiblement de mêmes aspect et forme que son homologue du côté droit; la réaction périostique a disparu, ne laissant qu'une teinte plus foncée sur la radiographie de la diaphyse. La mensuration ne peut donner de renseignement utile à cause des lésions du poignet.

EXAMEN CLINIQUE, *le* 25 *juillet* 1910. — Bon état général. Ganglions carotidiens et sous-maxillaires bilatéraux. Le spina-ventosa du 2e métacarpien de la main droite a été opéré; celui du 3e métacarpien de la main gauche *ne l'a pas été*.

Membre supérieur gauche : Graves déformations du tiers inférieur de l'avant-bras et du carpe, consécutivement à une ostéo-arthrite du poignet, opérée. Pas de déformation appréciable, ni transversalement ni dans le sens de la longueur du 3e métacarpien. — *Membre supérieur droit* : Sur la face dorsale du 2e métacarpien, cicatrice de 3 centimètres, adhérente à l'os qui est irrégulier et épaissi. Les mouvements sont intégralement conservés, sauf une très légère limitation du mouvement de flexion de la première phalange, tenant à la tension de la cicatrice dorsale.

Membre inférieur droit : Cicatrices de gommes et gomme non ouverte sur la face interne de la cuisse.— *Membre inférieur gauche* : De même, cicatrices de gommes.

Conclusion : le spina-ventosa du 3e métacarpien gauche, constaté sur la radiographie du mois de septembre 1909 a guéri spontanément. La réaction périostique, très nette à cette époque, avait disparu en février 1910.

Si l'on pratique l'évidement comme méthode de traitement chirurgical du spina-ventosa, l'état de solidité de la gaine ostéo-périostique a une importance de premier ordre. Grâce au travail d'ossification qui succède, après l'intervention, à l'activité du périoste, subsistant à la surface de la tige qui représente le moyen de conservation de la continuité squelettique du doigt, il se fait une réparation, parfois presque complète de la pièce osseuse évidée (*fig.* 45). Un point de technique est fondamental : c'est la conservation de la continuité du squelette ; il faut ainsi que la gaine ostéo-périostique ait une solidité suffisante pour que, réduite à l'état de tige ne représentant que le quart de la circonférence de la gaine complète, elle puisse encore jouer le rôle de pièce rigide ; sinon on s'expose, comme nous le dirons, à des déformations considérables ; la solution de continuité de cette

tige conduit au doigt ballant, ses inflexions à des déformations qu'il faut éviter (1).

La radiographie permet de suivre le développement de la
gaine ostéo-périostique et, nous le dirons au traitement, de
saisir le moment opportun de l'intervention.

Apparue au cours de l'ostéite, la gaine jeune se présente
sur les radiographies comme un voile placé au devant de la
pièce osseuse ; bientôt elle offre des zones ou taches plus foncées et, entre elles, des zones restent plus claires. C'est à
l'aspect de ces taches sombres, qui répondent à l'ossification de
la gaine, que l'on peut juger, sur des radiographies bien faites,
de sa solidité. Il ne saurait être question de mesurer sur
l'image radiographique, l'épaisseur de la gaine qui, avec l'os,
entouré de fongosités, qu'elle contient, est vue en projec-
tion.

Les observations qui suivent, établissent, avec les dessins
qui les accompagnent, les divers aspects radiographiques des
gaines ostéo-périostiques (*fig.* 23).

Obs. 39. *Gaine périostique jeune d'une* 2ᵉ *phalange* (*fig.* 23, A).-- B...
Yvonne, 3 ans et demi, à son arrivée à Berck, le 13 mai 1910.

EXAMEN A L'ARRIVÉE. — *Spina-ventosa de la* 2ᵉ *phalange du médius
gauche, non suppuré.*

Gomme suppurée de la région trochantérienne droite. Impetigo du
cuir chevelu.

RADIOGRAPHIE, *le 6 août* 1910.— Lésions étendues à toute la 2ᵉ phalange du médius gauche. Cet os est plus gros que l'homologue du côté
droit : largeur au niveau de sa base, 10 millimètres à gauche, pour 7
millimètres à droite ; la longueur diaphysaire est de 14 millimètres des
deux côtés..

La surface de la diaphyse est recouverte de taches petites, grises,
qui séparent des traits irréguliers plus foncés. Les articulations
sont saines.

(1) Lebert, dès 1849 écrivait : « L'extraction du séquestre demande de la prudence et beaucoup de patience ; il ne faut l'opérer que lorsqu'il est à supposer
que le travail réparateur est suffisamment avancé. Cela s'applique surtout aux
séquestres invaginés, pour lesquels l'opération réclame une perte de substance
plus notable que pour les séquestres libres et superficiels. » Lorsque l'on veut
utiliser la solidité de la gaine pour assurer la continuité du doigt, ces recom-
mandations sont vraies aujourd'hui encore.

Examen, *le* 29 *juillet* 1910. — *Main gauche* : La 2e phalange du médius est augmentée de volume; le pourtour du doigt à ce niveau est de

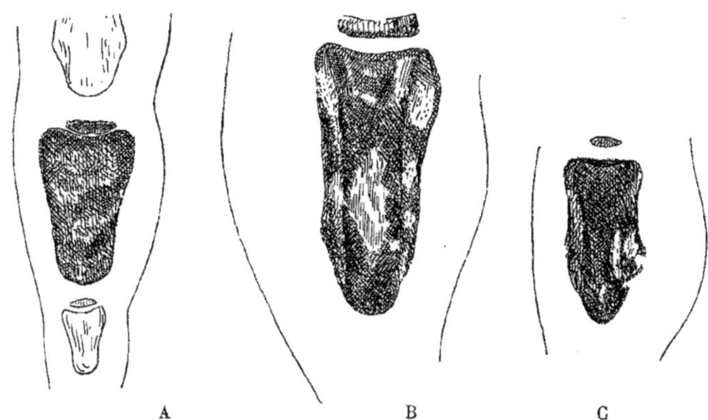

A   B   C

Fig. 23.— Aspects radiographiques de gaines périostiques. (Dessins de radiographies grossies d'un tiers). — A. Gaine jeune, sans trépanation; zones osseuses décalcifiées (2e phalange du médius, obs. 39). Parties molles peu atteintes.
B. Gaine avec trépanations (obs. 41), abcès et fistule ; la ligne des parties molles est très déformée.
C. Gaine périostique se trépanant pour livrer passage à l'abcès qui soulève les téguments du doigt au niveau de la zone correspondante (obs. 40).

4 cent. 1/2 à gauche, pour 4 centimètres à droite; la longueur de la phalange est égale des deux côtés.

Peau mobile, sans aucune adhérence aux plans osseux.

Indolence absolue. *Ganglion sus-épitrochléen à gauche.*

Etat général bon. Pas de stigmates de syphilis. Ganglions cervicaux nombreux, durs, mobiles, sous-maxillaires et carotidiens bilatéraux.

Obs. 40. — *Gaine périostique se trépanant pour livrer passage à un abcès, qui se reconnaît dans les parties molles* (*fig.* 23, C.) — F... Renée 3 ans, à son arrivée à Berck, le 15 avril 1910.

Examen a l'arrivée. — Spina-ventosa de la 1re phalange de l'annulaire droit, *suppuré et non ouvert.*

Abcès au niveau de la radio-cubitale inférieure droite.

Polymicroadénopathies cervicales.

Radiographie, *le* 26 *avril* 1910. — *Main droite* : La 1re phalange de l'annulaire est très augmentée de volume : diamètre transversal, vers la partie moyenne, 9 millimètres à droite, 5 millimètres à gauche. Longueur dia-épiphysaire : 19 millimètres à droite, 18 millimètres à gauche. La diaphyse osseuse, plus noire que l'homologue à gauche, est bordée par deux zones claires avec points sombres, qui, épaisses de 2 millimètres à la partie moyenne de l'os, vont en diminuant vers ses extrémités : du côté interne, une saillie encerclée d'une zone foncée, et claire à son sommet, répond à une trépanation de cette gaine d'hyperostose.

Le point épiphysaire est intact, les articulations sont saines.

L'ombre des parties molles, dont le contour est inscrit sur la radiographie, indique une augmentation de volume du doigt, maxima sur sa face interne, répondant à la saillie de la gaine périostique de ce côté, siège de la trépanation par laquelle s'est faite l'issue de l'abcès.

Obs. 41. — *Gaine périostique avec trépanations (fig. 23, B).*— C. L... Jean, 6 ans.— *Spina-ventosa fistuleux de la première phalange de l'annulaire gauche.*

RADIOGRAPHIE *de mai* 1910. — La première phalange est atteinte dans toute son étendue ; elle a 31 millimètres de longueur pour 29 1/2 sur la phalange homologue du côté droit. Elle est entourée d'une gaine *présentant de multiples trépanations* ; elle s'étend depuis la zone diaépiphysaire en haut, jusqu'à l'extrémité articulaire inférieure de la diaphyse qui reste libre. Elle est constituée de zones foncées, alternant avec les zones claires des trépanations. L'une de ces dernières s'ouvre largement vers la base de la phalange, dans les parties molles du doigt, qui répondent à sa face interne ; de ce côté les contours du doigt sont très déformés, soulevés par un abcès. Une autre trépanation se voit à la face antérieure de la gaine ; d'autres vers la face externe, où les parties molles montrent par leur contour sur la radiographie. qu'elles sont envahies. La diaphyse phalangienne apparaît très nettement à travers la coque ostéo-périostique (*fig.* 23, B).

Menace de l'articulation sous-jacente ; la 2ᵉ phalange est en flexion sur la première ; sa longueur ne peut ainsi être comparée à celle de l'homologue du côté droit. La largeur des deux phalanges, à leur base, est la même.

Résultat opératoire après évidement : Excellent, tant au point de vue fonctionnel qu'au point de vue morphologique ; cicatrisation sans fistule.

Obs. 42.— *Gaine non trépanée, s'ossifiant (fig. 24).*— S .., Auguste, 11 ans, à son arrivée à Berck, le 10 décembre 1909, sorti le 1ᵉʳ mars 1910.

EXAMEN A SON ARRIVÉE.— Spina-ventosa non ouverts de l'index et de l'annulaire gauches, première phalange. Celui de l'annulaire est suppuré. Ganglion sus-épitrochléen à gauche.

RADIOGRAPHIE,*le 8 janvier* 1910.— 1ʳᵉ *phalange de l'index :* La région diaphysaire est occupée par une large tache claire à travers laquelle on aperçoit la diaphyse en sombre.

La réaction périostique commence en haut au-dessous de la ligne dia-épiphysaire ; elle se termine en bas à l'union du corps diaphysaire avec l'extrémité inférieure de la phalange.

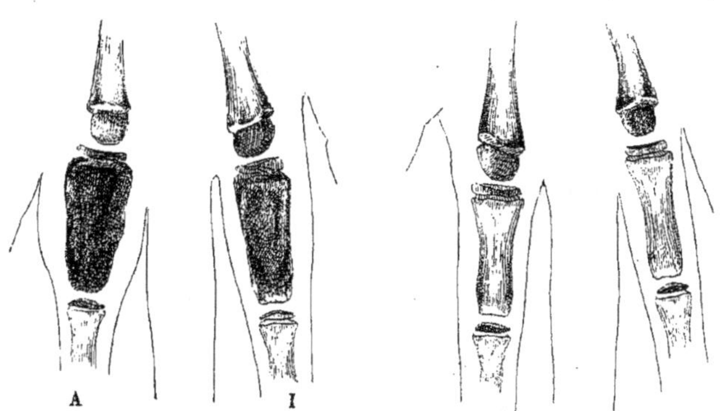

Fig. 24.— Aspect de gaines périostiques solides. A droite, os correspondants du côté sain. — Index, I. Annulaire A. (Obs. 42). 1/2 grand. nat.

Dimensions : longueur dia-épiphysaire :   36 mm. à gauche.
— — — 35 mm. à droite.
— largeur, à la partie moyenne :   12 mm. à gauche.
— — — 8 1/2 à droite.
— à la base diaphysaire :   16 mm. à gauche.
— — 14 mm. à droite.
— à l'extrémité inférieure :   9 mm. des 2 côtés.

Première phalange de l'annulaire : Lésions plus marquées que sur la précédente, taches claires dans la gaine ostéo-périostique, menace de trépanation de cette gaine à la face profonde de laquelle, la séparant de la diaphyse, une zone blanche semble répondre à fongosités.

Taches noires marginales. La gaine s'étend depuis la zone *dia-épiphysaire qu'elle envahit légèrement,* jusqu'à l'extrémité inférieure de l'os. Infiltration des parties molles du doigt. Dimensions de la phalange :

Longueur dia-épiphysaire :   36 mm. à gauche.
— 35 mm. à droite.
Largeur, partie moyenne :   15 mm. à gauche.
— — 8 mm. à droite.
— partie sup. de diaphyse :   17 mm. à gauche.
— — — 12 mm. à droite.
— partie inférieure :   4 mm. des deux cotés.

Le point épiphysaire de la 1re phalange de l'annulaire est moins développé que du côté sain. Articulations saines.

Obs. 43.— *Vieille gaine périostique en majeure partie détruite. —* P... Thérèse, 8 ans, à son arrivée à Berck, le 12 août 1910.

EXAMEN A L'ARRIVÉE. — *Spina-ventosa du premier métacarpien gauche fistuleux*. — *Opéré deux fois à Paris*. — *Abcès ganglionnaire de l'aisselle gauche (fig. 25.)*

RADIOGRAPHIE, le 30 *août* 1910. — Grosses lésions visibles au niveau du 1er métacarpien. L'os, dont on voit encore la diaphyse qui paraît séquestrée, est entouré de couches d'hyperostose irrégulièrement disposées et ne constituant pas une gaine complète; de très larges destructions de cette gaine doivent être considérées comme compromettant sa solidité ou plutôt sa continuité. — L'extrémité inférieure du métacarpien n'est pas engainée, l'*articulation* n'est pas envahie. — La zone *dia-épiphysaire* est complètement prise : l'os malade à 32 mill. pour 35 mill. du côté sain. — *Le point épiphysaire* n'est pas détruit et l'articulation métacarpo-carpienne reste protégée imparfaitement.

EXAMEN CLINIQUE, *le 3 septembre* 1910. — *État général* médiocre, gros ganglions sous-maxillaires et carotidiens. Début par tuméfaction non douloureuse, de la région thénarienne. Actuellement, cette région est le siège d'un empâtement considérable ; à la face palmaire, une saillie globuleuse, recouverte d'une peau

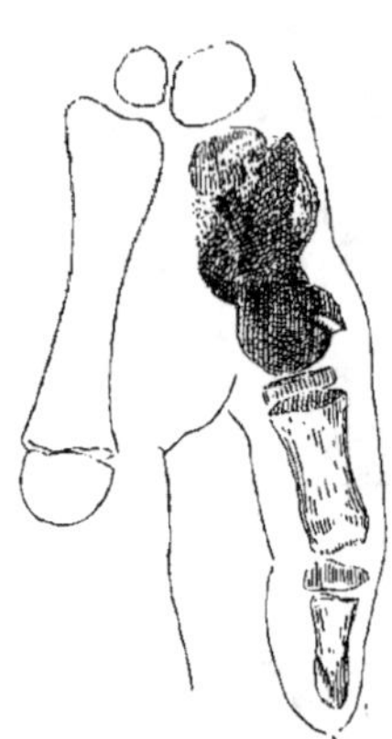

FIG. 25. — Aspect radiographique d'une gaine ostéo-périostique vieille, et en partie détruite (Obs. 43). 2/3 de grand. nat.

violacée et infiltrée, répond au 1er métacarpien. — *Trois fistules* siègent *à cette face palmaire*, au voisinage de la face externe de l'os. Sur la face dorsale, une grosse fistule à sa partie externe. Cicatrice partant de la face dorsale du 1er métacarpien et allant vers le 1er espace interosseux, déprimée et profonde, adhérant à l'os. Celui-ci est très gros, on sent son extrémité inférieure faisant une volumineuse saillie au-dessus de laquelle est subluxée la 1re phalange du pouce; il subsiste, entre les deux os, une articulation à mouvements étendus, et la saillie que l'on perçoit à la face palmaire est, comme l'indique la radiographie, une formation ostéo-périostique exubérante.

Pouce plus long à droite. — *Articulation avec carpe conservée*, mais ses mouvements sont limités par l'infiltration énorme de toutes les parties molles.

Ganglion sus-épitrochléen et *ganglions axillaires* volumineux.

On peut tirer de ces observations rapprochées, une conclusion, dont l'utilité sera grande, lorsque nous devrons préciser les indications opératoires; la gaine périostique au cours de l'évolution du spina-ventosa, passe par des états successifs dont les extrèmes constituent des facteurs mauvais ou médiocre, au point de vue résultat : dans l'observation à laquelle se rapporte la figure 23, A, la gaine périostique est essentiellement *périostique*. On peut prévoir, d'après cet aspect, qu'elle sera insuffisante pour constituer une tige rigide entre les deux extrémités osseuses qu'elle réunit et que l'intervention devra respecter. Il pourra, dès lors, résulter d'un évidement fait dans ces conditions, soit une rétraction considérable du périoste, si son ossification est très insuffisante, soit des inflexions dans divers sens de l'élément de soutien, mauvais, qu'il constitue, grâce à son ossification très incomplète. Plus tard, au bout d'un temps que nous indiquerons au traitement, d'une façon d'ailleurs très approximative, la gaine prend un aspect que la radiographie révèle et qu'il faut lui demander ; les taches foncées témoignent à ce moment de sa nature *ostéo*-périostique ; les abcès, s'ils doivent exister, se sont déjà produits ; s'il n'y avait pas d'abcès, la gaine présenterait une teinte assez uniformément sombre, mais il ne saurait être, dans cette seconde hypothèse, question d'intervention opératoire. Enfin dans l'observation 43, les lésions sont plus anciennes encore ; elles sont arrivées soit spontanément, soit à la suite de manœuvres opératoires insuffisantes (1), à un état d'altération particulière ; d'autre part nous avons vu que le tissu osseux de ces gaines est envahi par sa face profonde, par les lésions tuberculeuses, et subit des phénomènes d'ostéite très analogues à ceux qui ont détruit l'ancienne diaphyse, et qui le détruisent lui-même.

Si nous insistons sur ces points, c'est qu'il sera indispensable, pour appliquer utilement la méthode de l'évidement, telle que nous la décrirons, de choisir l'instant où la solidité de la gaine est suffisante et où les lésions ne sont pas trop avancées. Ces conditions répondent à l'aspect de la gaine tel qu'il apparaît aux observations 41, 42, par exemple.

Cartilage de conjugaison. — D'une façon très comparable à celle du périoste, il peut être le siège d'altérations de deux

(1) Voir aussi obs. 179.

ordres, suivant qu'il subit l'action seulement irritative ou successivement irritative, puis destructive des toxines bacillaires. Nous verrons toute l'importance que prennent, dans la genèse de certaines déformations des doigts, ces deux variétés de phénomènes. On peut dire que d'une façon générale la présence d'un foyer bacillaire intra-diaphysaire provoque l'activité de la zone dia-épiphysaire (*fig.* 24, 54); il est de règle de trouver les métacarpiens ou les métatarsiens et les phalanges, atteints de spina-ventosa, ayant 1 ou 2 millimètres de plus en longueur que leurs homologues; cet allongement est lié à l'irritation qui s'exerce sur tous les éléments à proximité du foyer, et qui, par exemple, s'exprime essentiellement, sur le périoste, par la genèse de la coque périostique du spina-ventosa telle que nous venons de la voir.

L'allongement d'un os, sous l'action de cette irritation, peut même être réalisé par un foyer bacillaire siégeant sur une pièce osseuse voisine, l'os allongé ne portant lui-même aucun foyer bacillaire. Voici une démonstration de ce fait :

Obs. 44. — *Allongement d'un métacarpien voisin d'un spina-ventosa.*
B... Pierre, 7 ans et demi, à son entrée à Berck, le 14 janvier 1910.

Examen a son arrivée.— Ostéite bacillaire du 3ᵉ métacarpien droit *non fistuleuse. Non opérée.*

Etat général bon. —Multiples *ganglions* sous-maxillaires et carotidiens des deux côtés. On ne perçoit pas de ganglion sus-épitrochléen.

Antécédents. — Parents vivants et bien portants. L'affection semble *avoir débuté il y a un an environ.*

Réaction de Wassermann négative.

Radiographie, *le 21 janvier* 1910.— *Main droite:* Le 3ᵉ métacarpien est augmenté de volume; il présente sur *la moitié interne du tiers inférieur* de sa diaphyse, une tache claire, qui, sur la radiographie réalise l'apparence d'une perte de substance. Elle est limitée en haut et en dehors par une zone foncée, au delà de laquelle l'os a une coloration un peu plus sombre que celle du même os à gauche.

Longueur dia-épiphysaire : 41 mm. à droite.
— — 39 mm. 1/2 à gauche.

La *partie interne* de la zone dia-épiphysaire est atteinte, et la lésion, paraît s'être ouverte dans l'espace qui sépare le 3ᵉ métacarpien du 4ᵉ.

Largeur au niveau de l'extrémité inf. de la diaphyse : 9 1/2 à droite.
— — — — 10 à gauche.

(Ceci répond à la destruction de la partie interne de cette extrémité diaphysaire).

Largeur, au milieu de la diaphyse :   4 mm. 5 des deux côtés.
   —   à son extrémité supérieure : 10 mm. des deux côtés

Périoste. — Le périoste forme un épaississement sur les deux faces diaphysaires ; sur la face interne, il *parait* atteindre 1 mm. 1/2 d'épaisseur à la partie moyenne de la diaphyse, et s'étend jusqu'au renflement supérieur de celle-ci. Sur la face externe, la réaction *semble* avoir 2 millimètres à la partie moyenne, et finit en s'amincissant à l'union du corps et de l'extrémité supérieure du métacarpien.

Articulations saines ; la métacarpo-phalangienne semble menacée par la lésion de l'extrémité inférieure de la diaphyse.

EXAMEN, *le 20 août* 1910. — *Main droite* : Tuméfaction sur la face dorsale du 3e métacarpien, qui est augmenté de volume, au niveau surtout de son tiers inférieur ; pas d'abcès cliniquement perceptible, pas d'envahissement des parties molles.

Longueur du médius :   13 cm. des deux côtés.
   —   de l'annulaire : 12 cm. 1/2 à droite.
   —   —   12 cm. à gauche.

La 1re phalange du médius semble plus longue à droite.

Contrôle de ces détails sur la radiographie précédente :
Le 4e métacarpien dia-épiphysaire a : 38 mm. à droite (côté malade)
   —   —   —   35 mm. à gauche.
La 1re phalange du médius a : 31 mm. à droite.
   —   —   —   30 mm. à gauche.

L'ossification de ces deux segments est plus avancée à droite ; il en est de même pour les noyaux osseux du massif carpien : le noyau du scaphoïde est visible à droite, non à gauche.

Ce phénomène doit être très voisin, comme pathogénie, de ceux qui réalisent l'ossification prématurée, des noyaux carpiens par exemple ; il est constant d'observer du côté où siège une lésion métacarpienne, une avance plus ou moins considérable des noyaux osseux du carpe de ce côté, sur ceux du côté opposé ; de même, l'existence d'un foyer sur une première phalange, agit sur la marche des phénomènes de croissance de la phalange sous-jacente. Il semble, jusqu'à un certain point, que le retentissement soit arrêté d'une pièce à l'autre par les cartilages dia-épiphysaires tant qu'ils ne sont pas détruits. Cet allongement peut, comme je le dirai dans la 2e partie de ce chapitre, et comme on peut le constater dès maintenant dans l'observation suivante, s'accompagner d'une diminution du diamètre transversal de l'os allongé. Sur les grands os longs des phénomènes semblables se manifestent, et il semble que la couche compacte de la diaphyse subisse un amincissement à la fois sur ses deux faces (M. Ménard). Ainsi que je l'ai déjà dit, il serait intéressant de chercher dans quelle mesure on pourrait établir un rapprochement entre cet allongement atrophique d'Ollier, et les altérations subies par la moelle et les pièces osseuses des tuberculeux médicaux, dans lesquelles le rôle pathogénique principal semble revenir aux toxines diffusibles. (Voir Th. de Josué).

Obs. 45. — *Allongement atrophique d'une 1re phalange. Spina-ventosa du métacarpien correspondant. Envahissement métacarpo-phalangien.* — P... Yvonne, 11 ans à son arrivée à Berck, le 10 février 1909. Sortie le 28 février 1909.

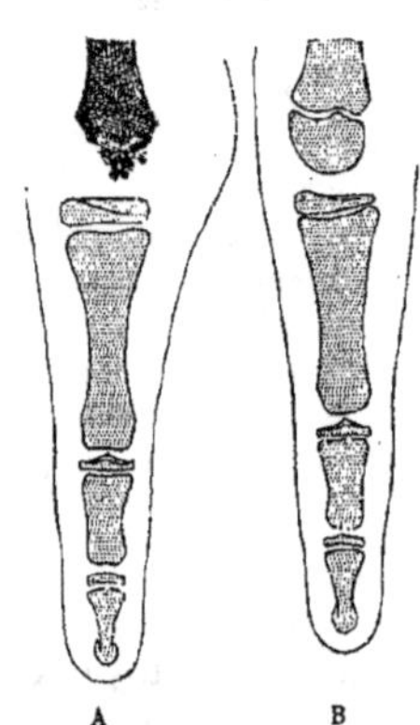

Fig. 26. — Allongement atrophique de la 1re phalange. Index : A gauche, B. droit (Obs. 45.) 1/2 grand. nat.

Examen a l'arrivée.— Tuberculose à foyers multiples. — Spina-ventosa du 2e métacarpien gauche, fistuleux, index rentré. Spina-ventosa de la 1re phalange du gros orteil droit; la 1re phalange ainsi que la 2e ont disparu. Orteil très raccourci. — Adénites pré-auriculaire droite, fistuleuse, carotidiennes, sus-claviculaire gauche, sous-mentale. Dacryocystite droite fistuleuse. Tumeur blanche du coude gauche, d'origine cubitale. Cicatrice d'adénite sus-épitrochléenne du côté droit. Plaques de lupus sur le membre inférieur gauche, sur la fesse gauche.

Radiographie, *le* 15 *février* 1909. — *Main gauche* : *Le* 2e *métacarpien* est détruit au niveau de son extrémité inférieure ; l'articulation métacarpo-phalangienne est envahie ; le métacarpien a 20 millimètres de moins que celui de gauche, et l'index a subi un mouvement d'ascension considérable. — *La* 1re *phalange* est atteinte, son point épiphysaire est considérablement développé ; la base de la diaphyse est élargie ; au contraire, son corps est plus étroit que du côté droit : 6 millimètres à gauche, 7 millim. 5 à droite. La longueur dia-épiphysaire est de 39 millimètres à gauche pour 34 millimètres à droite ; la longueur diaphysaire, 35 millimètres à gauche pour 30 millimètres à droite. Les phalanges sous-jacentes sont égales des deux côtés.

Conclusion: L'index gauche est rentrant de 15 millimètres. Mais si l'on rapproche les deux images des index, comme je l'ai fait sur la fig. 26, en mettant sur le même plan horizontal les extrémités supérieures des premières phalanges, on constate que le doigt du côté gauche descend à environ 5 millimètres plus bas que celui du côté droit.

Le doigt, de son articulation métacarpo-phalangienne à son extrémité, est donc allongé. Cet allongement de 5 millimètres compense, dans cette mesure, l'ascension du doigt qui résulte de la destruction du métacarpien sur une hauteur de 20 millimètres.

Lorsqu'il s'agit du retentissement d'une lésion sur la pièce osseuse qui en est le siège, on peut facilement constater, comme nous le reverrons, que le maximum d'allongement est réalisé par les foyers bacillaires siégeant vers l'extrémité diaphysaire éloignée du cartilage de conjugaison.

Un autre résultat de l'action bacillaire sur le cartilage de conjugaison, est l'ossification précoce de cette zone dont l'activité se trouve, à partir de ce moment, supprimée. Enfin son envahissement par le foyer lui-même n'est pas très fréquent; il est réalisé cependant par les foyers bacillaires très actifs, évoluant sur les os jeunes et gagnant volontiers aussi, les articulations. Néanmoins la valeur de résistance du tissu cartilagineux au processus tuberculeux subsiste, dans cette forme où le siège des lésions, nettement diaphysaire, marche avec l'épaisseur encore considérable de la zone dia-épiphysaire. La destruction de cette zone a, plus encore que son hyperactivité, une importance réelle pour la morphologie ultérieure du doigt.

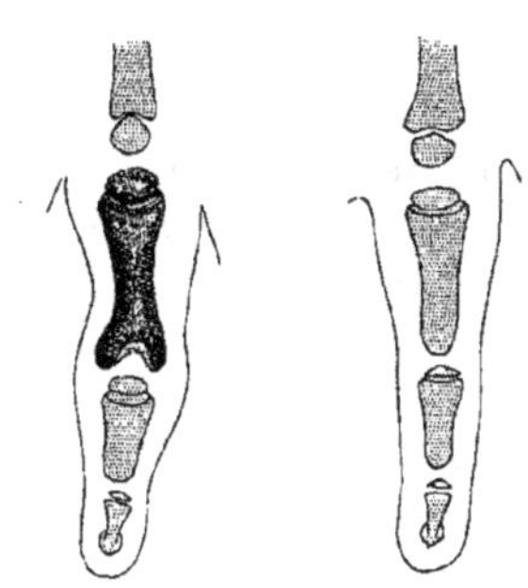

Fig. 27. — Allongement d'une 1re phalange du médius sous l'influence d'un foyer situé dans son extrémité inférieure, ouvert dans l'articulation inter-phalangienne (Obs. 119.) La 1re phalange du médius gauche à environ 5 millimètres de plus que celle du médius droit.

Dans les observations 35, 43, 46, 105, 106, 113, ces différents faits sont établis :

Obs. 46. — *Auriculaire rentrant par lésion du cartilage actif du mé-tacarpien.*—V... Georges, 4 ans, à son entrée à Berck, le 10 mars 1909.

Examen a l'arrivée. — Spina-ventosa du 5ᵉ métacarpien droit, fistu-leux, en voie de guérison. Cicatrisation le 30 mars.

Radiographie, *avril* 1909. — Le 5ᵉ métacarpien droit présente au niveau de sa diaphyse une perte de substance profonde; la zone dia-épiphysaire est envahie surtout dans sa partie interne; l'os a subi un allongement plus accentué de son bord externe, et il est incurvé. Le point épiphy-saire est gros à droite et n'est qu'à peine marqué à gauche. L'articula-tion est menacée. — La 1ʳᵉ phalange a 3 millimètres de plus à droite : son point épiphysaire est plus développé. La mensuration démontre que l'ascension du doigt lié au *non allongement* du métacarpien, est en partie corrigée par cette longueur de la phalange qui donne au doigt, mesuré de sa métacarpo-phalangienne à son extrémité, quelques milli-tres de plus à droite qu'à gauche.

Envahissements articulaires. — Ceux qui étudièrent, les premiers, le spina-ventosa, Boyer, Parrot, Goetz, furent frap-pés par le siège nettement diaphysaire des lésions, et op-posèrent la rareté relative des envahissements articulaires, dans cette forme anatomique, à leur fréquence dans les formes bulbaire et épiphysaire des grands os. — M. Lannelongue, en 1889, marqua l'importance que prennent ces envahisse-ments dans la genèse des déformations des doigts. — Gangol-phe considère les arthrites comme étant assez rares au cours du spina-ventosa. Leur apparition dépend d'ailleurs de l'acti-vité du foyer tuberculeux, et on les rencontre plus particuliè-rement dans les formes destructives (*fig*. 55). — M. Ménard a insisté sur l'importance que prennent les cartilages de con-jugaison et l'atmosphère cartilagineuse au milieu de laquel-le se développe le point épiphysaire, dans l'orientation de la marche des lésions diaphysaires.

A côté de ces envahissements spontanés, une place assez large doit être faite à ceux que peut créer l'acte chirurgical mal réglé; la facilité avec laquelle l'instrument pourrait causer cette lésion, nous autorisera plus loin à proscrire les inter-ventions aveugles, sans ouverture large du foyer.

L'envahissement peut se faire brusquement, après l'élimi-nation d'un séquestre total, ou une disjonction épiphysaire. Plus souvent il se fait par extension progressive des lésions.

Dans les observations de Lannelongue et Goetz on trouve décrit un état congestif de la synoviale, qui semble précéder l'envahissement proprement dit (p. 57, 58).

Les cartilages dia-épiphysaires paraissent s'opposer efficacement au foyer développé dans la diaphyse, et l'envahissement se fait presque toujours, *lorsqu'il s'agit d'extension de proche en proche*, du côté de l'articulation que ne défend pas un tel cartilage, et que protège mal un cartilage diarthrodial.

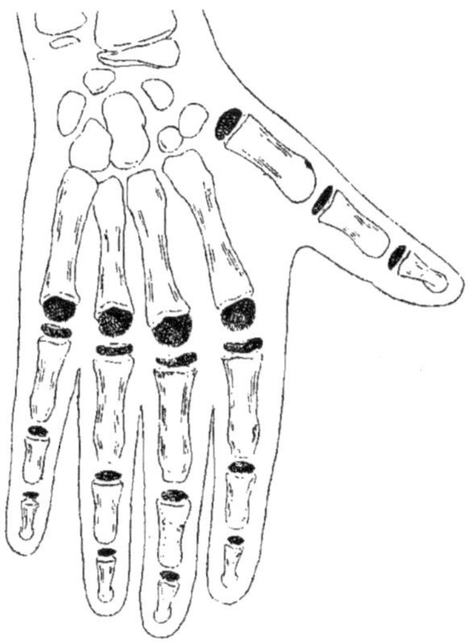

Fig. 28. — Disposition classique des points épiphysaires des petits os longs de la main (Enfant de 8 ans).

Les classiques décrivent une disposition des points épiphysaires des petits os longs, que représente la figure 28. En étudiant le développement de ces pièces, j'ai noté, parmi d'autres particularités :

1° L'existence assez fréquente d'un point épiphysaire inférieur pour le premier métacarpien ; la tête semble alors constituée par le développement de ce point. Sur certaines radiographies elle peut paraître plus ou moins isolée de la diaphyse, dont la sépare une encoche dorsale qui se retrouve d'ailleurs ébauchée sur tous les premiers métacarpiens, et répond à cette ligne d'union du corps et de la tête (*fig.* 29).

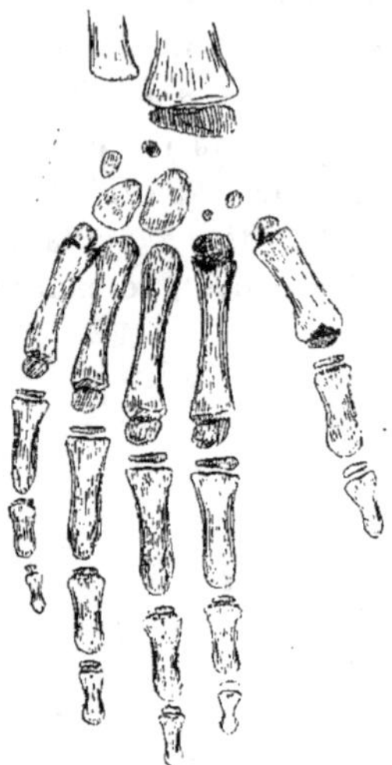

FIG. 29. — Reproduction de l'image radiographique de la main d'un enfant de 6 ans — A l'extrémité inférieure du 1er métacarpien se voit nettement *le point céphalique* ; à l'extrémité supérieure des 2e et 5e existent des bases diaphysaires qui semblent incomplètement soudées. A la ligne d'union qui apparait entre elles et la diaphyse répondent des encoches, plus ou moins visibles sur toutes les mains (fig. 28 par ex.). Ce sont ces mêmes points anatomiques auxquels s'arrête la réaction périostique diaphysaire. — 1/2 grand. nat.

J'ai trouvé ce même point sur des 1ers métatarsiens (*fig.* 30) d'enfants de 5 à 7 ans, chez lesquels le point métacarpien correspondant était

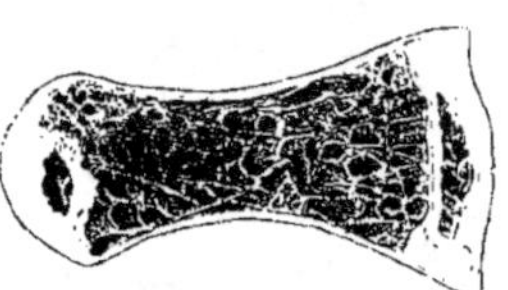

FIG. 30. — Coupe longitudinale du 1er métatarsien d'un enfant de 7 ans : il existe dans l'extrémité antérieure de cet os un point épiphysaire, *véritable point céphalique*. Quand se développe la tête du métatarsien *ou du métacarpien*, la saillie arrondie qu'elle constitue détermine l'apparition d'une encoche sur la face dorsale de l'os, à l'union de la tête et du col.

encore visible, mais à un degré de soudure plus avancé. Ce point céphalique me paraît avoir une individualité d'assez courte durée.

2° Les points épiphysaires apparaissent sur les radiographies *plus tôt qu'on ne le dit,* d'après les recherches de Sappey.— Le point du 2ᵉ métacarpien apparaît le premier et on le voit sur toutes les mains de 3 ans 1/2 (voir par ex. fig. 5, 44, 50). Le point épiphysaire du 1ᵉʳ métacarpien apparaît plus tard que ceux des quatre derniers, on peut ne le voir qu'à la fin de la 3ᵉ année. Le développement du métacarpien devient à ce moment très actif.

Il y a donc un écart, assez grand, entre ce que montre la *radiographie* et ce que l'on trouve dans Sappey (1) : « Le point complémentaire occupe l'extrémité inférieure ou digitale des métacarpiens.

« *Il se montre de 5 à 6 ans* et se soude chez la plupart des individus de 16 à 18 ans ».

... Parlant du 1ᵉʳ métacarpien, Sappey écrit encore : « le point épiphysaire plus tardif aussi, naît vers la fin de la 7ᵉ année. »

Le cartilage dia-épiphysaire, épais à l'âge ou le spina-ventosa est le plus fréquent, avasculaire, fermant les deux systèmes de vaisseaux diaphysaires et épiphysaires (*fig.* 31) qui ne communiqueront qu'après la soudure osseuse ; doublé, sur sa face regardant l'articulation, par le noyau épiphysaire,

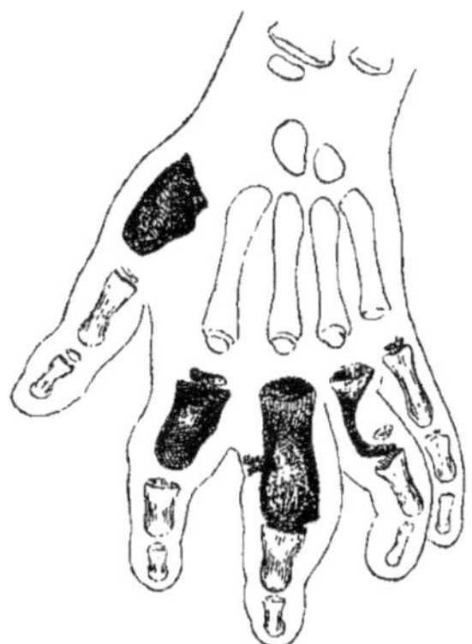

Fig. 31. — Envahissement des articulations sous-jacentes aux 1ʳᵉˢ phalanges du médius et de l'annulaire. Ce dernier a été opéré avant l'arrivée à Berck — Enfant de 2 ans 1/2 (Obs. 153). 1/2 grand. nat.

constitue un moyen de protection excellent. Presque toutes

(1) Sappey, *Anatomie descriptive,,* I. p. 425.

les complications de cet ordre atteignent les articulations inter-phalangiennes, et viennent de la phalange sus-jacente, qui est dépourvue de ce côté de point épiphysaire.

Au contraire, les métacarpo-phalangiennes sont en rapport avec deux extrémités épiphysaires; pour qu'elles soient envahies, par extension directe du foyer osseux à la cavité articulaire, il faut que l'activité de ce foyer détruise massivement la pièce osseuse; encore voit-on parfois le point épiphysaire subsister isolé, au milieu des fongosités qui le débordent de toutes parts, après avoir provoqué une véritable disjonction épiphysaire (*fig.* 32). Les envahissements trapèzo-métacarpiens sont exceptionnels; je n'en ai pas trouvé d'exemple.

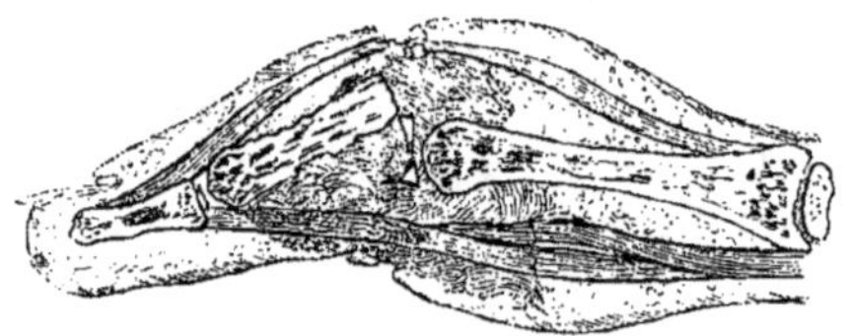

Fig. 32. — Coupe longitudinale d'un doigt atteint de spina-ventosa de la 2e phalange — Envahissement de la 1re articulation inter-phalangienne — Séquestre total; le point épiphysaire, détaché de la diaphyse, se voit encore en place. (M. Ménard).

Par contre les lésions des quatre derniers métacarpiens peuvent gagner les articulations et les os de la première rangée du carpe, constituant une variété étiologique des tuberculoses carpiennes et même, par propagation, radio-carpiennes.

Ce qui précède, également vrai pour les os du pied, est établi par les observations suivantes.

Obs. 47. — *Forme à foyers multiples, dont 11 spina-ventosa, arrivés à une période avancée de leur évolution spontanée; envahissements articulaires.* — B... Lucienne, 9 ans, à son arrivée à Berck, le 18 février 1910.

EXAMEN A L'ARRIVÉE. — *Aucune intervention antérieure*; les lésions sont toutes fistuleuses et largement ulcérées. — *Main droite* : Spina-ventosa de la 1re phalange du pouce, de l'index, du médius, du 5e métacarpien. — *Main gauche* : Spina-ventosa de la 1re phalange de l'annulaire, de l'auriculaire, avec articulation inter-phalangienne prise; du 5e métacarpien. Gros ganglions axillaires des deux côtés. — *Pied droit* : Spina-ventosa de la 1re phalange de l'orteil; du 4e métatarsien. — *Pied gauche* : Spina-ventosa du 1er métatarsien; du 5e métatarsien. Gros ganglions inguinaux des deux côtés — Autres foyers osseux, à droite : extrémité inférieure du péroné; à gauche, plateau externe du tibia.

RADIOGRAPHIE, *le 23 février* 1910.

Main droite. — 1re *phalange du pouce* : Décalcification de la phalange dans sa totalité. Les articulations ne paraissent pas envahies, une tache claire de la base de la phalange menace l'articulation métacarpo-phalangienne, la zone dia-épiphysaire et l'épiphyse étant envahies dans leur partie externe — 1re *phalange de l'index* : Décalcification complète, gaine de périoste irrégulière, ayant disparu vers l'extrémité inférieure de la phalange qui est détruite également; *les lésions s'ouvrent largement dans l'articulation inter-phalangienne.* La métacarpo-phalangienne paraît envahie par lésion de la partie externe de la zone dia-épiphysaire. — *La 2e phalange de l'index* est augmentée de volume au niveau de sa base, *l'articulation inter-phalangienne est envahie*; elle est en flexion et en subluxation antéro-externe. — 1re *phalange du médius* : La diaphyse décalcifiée est incomplètement détruite, gaine périostique exubérante et lésions dia-épiphysaires. En bas *destruction de l'extrémité inférieure de la phalange* et envahissement de l'articulation. — 2e *phalange* en subluxation en arrière. — 1re *phalange de l'annulaire* : Maximum des lésions vers l'extrémité inférieure de l'os; articulation *inter-phalangienne prise*, la métacarpo-phalangienne est libre. — 5e *métacarpien* : Destruction complète de la diaphyse, coque périostique avec trépanation externe vers l'extrémité inférieure de l'os. Point épiphysaire respecté. Articulation métacarpo-phalangienne libre. L'articulation *métacarpo-carpienne n'est plus protégée* que par une bande osseuse mince.

Main gauche. — 1re *phalange de l'annulaire* : Diaphyse détruite et grosse réaction périostique, avec trépanation sur le bord interne. *Envahissement de l'inter-phalangienne; pas d'envahissement de la métacarpo-phalangienne.* Affaissement de la phalange au niveau de la partie interne de sa base et consécutivement, doigt dévié en dedans. — 2e *phalange* élargie au niveau de sa base qui répond à l'articulation envahie. Elle est en flexion sur la 1re. — 2e *phalange de l'auriculaire* presque complètement détruite. Coque périostique mince et bulleuse; 2e articulation interphalangienne envahie. La 3e phalange est en flexion sur la 2e. — 5e *métacarpien* : Réaction périostique accentuée. Les contours de la diaphyse ont disparu. *Intégrité du point épiphysaire qui coiffe la coque périostique, et de l'articulation métacarpo-phalangienne.* — Vers la partie interne de l'extrémité supérieure du métacarpien, trépanation de la coque périostique *et menace, sinon envahissement, de l'interligne unci-métacarpien.*

Pied droit. — 1re *phalange du* 2e *orteil* : Grosse tache claire occupant la moitié antérieure de la diaphyse, et *sur le point de s'ouvrir dans l'articulation* dont elle n'est plus séparée que par un trait sombre. *Articulation métatarso-phalangienne respectée.*

1re *phalange du* 4e *orteil* : Véritable écrasement de la phalange. *Articulation inter-phalangienne envahie*; articulation métatarso-phalangienne saine ; le point épiphysaire de la phalange est intact.

Pied gauche. — 1er *métatarsien* : Grosses lésions de sa moitié antérieure, *s'ouvrant dans l'articulation métatarso-phalangienne* qui est envahie. *La métatarso-cunéenne est intacte,* comme le point épiphysaire lui-même.— 5e *métatarsien ;* envahi dans toute son étendue ; épaissi avec maximum des lésions en avant. *Zone diaphysaire, point épiphysaire et articulation métatarso-phalangienne sains.* Trépanation sur le bord externe de l'os.

23 *mai.*— Evidement, à la main droite, de la 1re phalange du pouce, des phalanges 1 et 2 de l'index, de la phalange 1 de l'annulaire; les articulations *inférieures* de ces quatre phalanges sont prises ; du 5e métacarpien.

Examen, *le* 20 *août* 1910. — Etat général assez bon, pas d'albumine. Gros ganglions sous-maxillaires et carotidiens suppurés et fistuleux.— *Main droite.* — *Pouce* : Lésions opérées ; déformé en massue ; épaissi dans les deux sens au niveau de sa première phalange qui a 18 millimètres transversalement et 21 dans le sens antéro-postérieur. Les articulations métacarpo-phalangienne et inter-phalangienne sont envahies; les mouvements douloureux.— *Index,* lésions opérées. Sur sa face externe, longue ulcération en voie de cicatrisation. La première phalange est recouverte dans son ensemble d'une peau amincie violacée. Elle a 19 millimètres transversalement, 21 millimètres dans le sens antéro-postérieur. Les articulations *métacarpo-phalangienne et inter-phalangienne sont immobilisées.* Le doigt est dévié: la 2e phalange est fléchie sur la première et portée en dehors. Sur la face interne du doigt existe une saillie volumineuse qui répond à l'extrémité inférieure de la 1re phalange, sur la face externe et antérieure de laquelle est subluxée la 2e phalange. La 3e phalange est fléchie sur la 2e, l'articulation n'est pas prise. — *Annulaire,* sur la première phalange, face externe, cicatrice avec dépression osseuse sous-jacente ; les mouvements de l'articulation inter-phalangienne sont nuls.— 5e *métacarpien*: Cicatrice adhérente à l'os sur sa face dorsale. Os plus épais dans le sens antéro-postérieur. Les articulations métacarpienne et métacarpo-phalangienne sont saines.

Médius non opéré ; la 1re phalange est grosse, augmentée dans les deux sens : 17 millimètres transversalement, 22 millimètres dans le sens antéro-postérieur. Convexe en dehors et très excavé sur sa face interne, où existe une ulcération bourgeonnante. Fistule sur face externe.

L'articulation métacarpo-phalangienne est mobile, l'inter-phalangienne est envahie. La 2ᵉ phalange est en flexion sur la 1ʳᵉ et *subluxée* en arrière. L'extrémité inférieure de la 1ʳᵉ phalange forme une grosse saillie osseuse sur la face palmaire de la région inter-phalangienne.

Main gauche, lésions non opérées.—*Annulaire*. Augmentation de volume transversale de la 1ʳᵉ phalange. Ulcération à la base de sa face interne, entourée d'une large zone de peau violacée. Les mouvements métacarpo-phalangiens sont limités par l'infiltration des parties molles, pas de déplacement des surfaces osseuses. *L'articulation inter-phalangienne est envahie*, mouvements nuls; la 2ᵉ phalange est en flexion sur la première. — 5ᵉ *Métacarpien* : Augmentation de volume considérable dans les deux sens. L'empâtement *empiète sur la région métacarpo-carpienne*. Large ulcération sur la face dorsale avec peau violacée et fistule.

Pied droit — 2ᵉ *orteil* : Augmentation du volume de la 1ʳᵉ phalange, téguments infiltrés et ulcération sur la face dorsale, près de l'articulation inter-phalangienne qui est libre. Autre fistule avec ulcération à la base du 2ᵉ espace interdigital et répondant à la face externe de la 1ʳᵉ phalange, vers sa base.— 4ᵉ *Orteil* : 1ʳᵉ phalange grosse ; fistule sur la base de la face dorsale. Mouvements métatarso-phalangiens conservés. *La lésion a envahi l'articulation inter-phalangienne.*

Pied gauche — 1ᵉʳ *Métatarsien* : Très augmenté, surtout dans son extrémité antérieure. Les téguments sont infiltrés. Large ulcération sur la face dorsale. L'articulation tarso-métatarsienne est libre ; *la métatarso-phalangienne est envahie* — 5ᵉ *Métatarsien* : Gros empâtement de la région dorsale du pied. L'empâtement envahit le tarse antérieur. *L'articulation métatarso-phalangienne est libre.*

Obs. 48. — *Arthrite métatarso-phalangienne du gros orteil.* — L... Louise ,13 ans à son entrée à Berck, le 15 décembre 1909.

Examen a l'arrivée. — Tuberculose curettée et fistuleuse du 1ᵉʳ métatarsien droit ; le 1ᵉʳ orteil est plus court.— Trace de fistule récemment fermée d'origine ganglionnaire, dans le triangle de scarpa à droite. Deux placards de lupus sur la fesse droite. Traces de fistule carotidienne à droite.

Radiographie, *le* 30 *décembre* 1909. — Graves lésions au niveau du 1ᵉʳ *métatarsien* qui a disparu complètement dans son extrémité antérieure. Le point épiphysaire subsiste, sa soudure est complète. La coque périostique s'ouvre largement en avant, dans l'articulation métatarso-phalangienne complètement détruite. La 1ʳᵉ phalange est envahie au niveau de sa base ; elle est épaissie par des couches périostiques. Elle semble s'enfoncer dans la gaîne du métatarsien.

Opération, *le* 24 *janvier* 1910.—Ouverture de la gaine, curettage de ses parois après évacuation du contenu. Résection de la gaine, curettage de l'articulation et de la base de la 1ʳᵉ phalange, en évitant d'entamer au-delà des lésions. L'articulation se trouve complètement détruite.

EXAMEN CLINIQUE, *le* 30 *août* 1910.— Sur la face dorsale du 1er métatarsien du pied droit, cicatrice profonde. L'os a disparu dans son quart antérieur, et le gros orteil est plus court de 1 cent. et demi que celui du côté opposé; *il est ballant*, une partie fibreuse réunissant la 1re phalange à ce qui reste du 1er métatarsien; marche facile.

Obs. 49. — *Envahissement inter-phalangien du gros orteil.* — C... Georges, 12 ans, à son arrivée à Berck, le 13 avril 1910.

EXAMEN A L'ARRIVÉE. — Spina-ventosa du 1er métatarsien droit, opéré à Paris en mars 1910 et non encore cicatrisé. Spina-ventosa de la 1re phalange du gros orteil gauche. Les lésions ont commencé il y a un an. — Adénite fistuleuse du cou.

RADIOGRAPHIE, *le* 30 *avril* 1910.— Il existe des lésions du 1er métatarsien et de la 1re phalange du gros orteil.—1er *métatarsien* : La partie interne de sa diaphyse a été évidée; il subsiste des lésions dans l'extrémité antérieure de l'os qui n'a pas été évidée. En arrière, zone dia-épiphysaire moins nette qu'à gauche, pas d'envahissement métatarso-tarsien. Grosse infiltration des parties molles. — 1re *phalange* : Elle est détruite dans sa moitié antérieure. Sa partie postérieure est complètement infiltrée. On ne reconnaît plus la zone dia-épiphysaire. La phalange tend à passer au-dessous de la tête métatarsienne. La caverne dont est creusée la diaphyse phalangienne s'ouvre en avant dans l'articulation inter-phalangienne.— 2e *phalange* : Elle est envahie par sa base; le point épiphysaire est en partie détruit et la diaphyse est entamée; à sa surface réaction périostique élargissant l'os.

Grosse infiltration des parties molles.
13 *juin* 1910 : Evidement du 1er métatarsien.

EXAMEN CLINIQUE, *le* 15 *septembre* 1910 : — 1er *métatarsien* : Sur sa face interne, longue cicatrice reposant sur un os irrégulier et gros. L'articulation métatarso-phalangienne est envahie. — 1re *Phalange* : La 1re phalange est grosse et infiltrée; sur sa face externe, à la base du doigt, une fistule. L'orteil a subi un affaissement sur sa face externe, qui l'a dévié en dehors. Toute la partie antérieure de la 1re phalange paraît détruite. — 2e *phalange* : Elle est élargie à sa base ; sur le bord externe de l'ongle, une fistule est entourée de fongosités et simule l'aspect d'un ongle incarné.

Obs. 50. — D... France, 3 ans, entrée à Berck le 16 octobre 1907, sortie le 13 novembre 1908.— Spina-ventosa du 1er métacarpien gauche. Spina-ventosa de la 1re phalange du médius droit *avec envahissement de l'articulation inter-phalangienne.* — Cicatrices de gommes aux membres inférieurs. Cicatrice adhérente au 5e métatarsien droit. Otite moyenne à gauche avec mastoïdite ; otite moyenne droite. — *Le 24 février* 1908, amputation du médius de la main droite.

Obs. 51. — D... Marguerite, 8 ans, entrée à Berck le 7 juin 1905, sortie le 10 juin 1906. — Spina-ventosa de la 1re phalange du gros orteil droit fistuleux. *Le 20 février* 1906 : Enlèvement de la moitié antérieure de la phalange fongueuse du gros orteil droit. *Envahissement de l'articulation inter-phalangienne.* Apparition d'un spina-ventosa de la 1re phalange du gros orteil gauche.

Obs. 52. — C... Raoul, 11 ans, entré à Berck le 12 novembre 1906, sorti en juin 1907. — Spina-ventosa du 1er métatarsien multifistuleux. 12 *janvier,* ablation du métatarsien. *L'articulation avec la* 1re *phalange du gros orteil était ouverte.* Curettage complet du métatarsien d'une extrémité à l'autre en ne laissant qu'une attelle externe.—Spina-ventosa guéri de la 1re phalange du médius droit.

Obs. 53. — L... Victor, 10 ans, à Berck, le 15 juin 1906, sorti en décembre 1906.— Spina-ventosa de la 1re phalange de l'annulaire droit avec *atteinte de l'articulation inter-phalangienne* et de la *gaine du fléchisseur.* Cicatrice au niveau de la 1re phalange du gros orteil droit. *Le 17 septembre* 1906 : *Amputation de l'annulaire droit*; curettage de la 1re phalange du gros orteil gauche, l'articulation paraît saine.

Obs. 54. — P... Gaston, 13 ans et demi, entré à Berck, le 13 janvier 1905, sorti en juin 1906.— *Spina-ventosa du* 1er *métacarpien* gauche, envahissement de *l'articulation métacarpo-phalangienne, ankylosée.* Spina-ventosa du 5e métacarpien droit avec abcès. Gomme du poignet gauche ; ulcération autour de l'articulation métacarpo-phalangienne du pouce ; *la lésion date de 7 ans. Le* 23 *mai* 1905, curettage du lupus recouvrant le 5e métacarpien droit guéri. Petit foyer lupique sur le bord externe de la main gauche. Réunion des trois fistules qui existent au niveau de la 1re phalange du pouce, pansement à plat, à la gaze iodoformée.

Obs. 55. — G... Georgette, 13 ans, à Berck, le 13 mai 1908.— Spina-ventosa de la 2e phalange de l'annulaire droit, opéré ; ankylose de l'articulation inter-phalangienne. Spina-ventosa ancien de la 1re phalange du gros orteil droit. Adénopathie trachéo-bronchique ; sommet droit suspect.

Obs. 56. — D... Lucienne, 3 ans et demi. — Spina-ventosa ulcéré de la 1re phalange du pouce gauche. Adénites cervicales bilatérales. Kératite ulcéreuse (rougeole). Evidement de la phalange ; on constate que *l'articulation est prise* et que la 2e phalange est envahie.

Obs. 57. — M... Marie, 3 ans et demi, entrée à Berck, le 16 mars 1904, sortie le 10 janvier 1907. — Tuberculoses multiples. — *Membre supérieur droit* : 5ᵉ métacarpien droit fistuleux, 1ʳᵉ phalange du pouce, extrémité supérieur du cubitus. Abcès au-dessus du coude qui paraît sain. — *Membre supérieur gauche* : Spina-ventosa de la 1ʳᵉ phalange de l'index avec *envahissement de l'articulation sous-jacente*, 1ʳᵉ phalange du 3ᵉ et du 4ᵉ doigt, 1ʳᵉ phalange du pouce, extrémité inférieure du radius. — *Membre inférieur gauche* : 1ʳᵉ phalange du 2ᵉ orteil. — *Membre inférieur droit* : Genou.

Obs. 58. — P... Pierre, 3 ans et demi, entré à Berck le 15 novembre 1907, sorti le 12 mars 1908. — Spina-ventosa : 2ᵉ phalange du 5ᵉ doigt droit, 1ʳᵉ phalange annulaire gauche, *avec envahissement de l'articulation et de la 2ᵉ phalange*. 1ʳᵉ phalange du 2ᵉ orteil gauche. *Le 22 novembre, apparition d'une coxalgie droite*.

Obs. 59. — C... Auguste, 3 ans, entré à Berck, le 8 juillet 1904, sorti le 10 juillet 1908. — Tuberculoses multiples. — *Membre supérieur droit* : Amputation de l'annulaire dont la 1ʳᵉ phalange était atteinte de spina-ventosa. Spina-ventosa du 4ᵉ métacarpien ; ostéo-arthrite du coude. — *Membre supérieur gauche* : Spina-ventosa de la 2ᵉ phalange de l'auriculaire avec *envahissement de l'articulation inter-phalangienne*. — *Membre inférieur droit* : 1ᵉʳ métatarsien fistuleux. — *Membre inférieur gauche* : 1ᵉʳ métatarsien fistuleux. Calcanéum. — Os malaire.

7 *novembre* 1904 : Curettage du 4ᵉ métacarpien droit. Amputation du gros orteil droit et de son métatarsien.

Obs. 60. — A... Lucien, 4 ans et demi, entré à Berck le 10 juillet 1907, sorti le 11 juin 1908. — Spina-ventosa de la 1ʳᵉ phalange de l'annulaire droit. Fistule. *Envahissement de l'articulation inférieure*. Gonflement du cubitus à sa partie supérieure, du côté droit.

Obs. 61. — L... Marguerite, 5 ans et demi, entrée à Berck le 15 mars 1907, sortie le 7 juillet 1908. — *Spina-ventosa multiples* : Spina-ventosa ayant détruit complètement la 1ʳᵉ phalange du 5ᵉ doigt droit. Spina-ventosa *ayant détruit l'extrémité articulaire de la 1ʳᵉ phalange de l'index gauche et envahi la base de la 2ᵉ phalange*. Spina-ventosa du 4ᵉ métacarpien gauche. Spina-ventosa du 1ᵉʳ métatarsien gauche. Mal de Pott dorsal moyen. Adénite cervicale ancienne.

Obs. 62. — G... Gabrielle, 5 ans, entrée à Berck, mai 1905, sortie avril 1907. — Tuberculoses multiples. — *Membre supérieur droit* : Spina-ventosa du 5ᵉ métacarpien. Ganglion sus-épitrochléen. — *Membre supérieur gauche* : Spina-ventosa de la 1ʳᵉ phalange du médius *avec envahissement de l'articulation inférieure*. Fistule. Spina-ventosa du 1ᵉʳ métacarpien. Ganglion sus-épitrochléen. Gommes du bras. — *Membre infé-

rieur droit : Spina-ventosa fistuleux de la 1re phalange du gros orteil.
— *Membre inférieur gauche* : Spina-ventosa fistuleux de la 1re phalange du gros orteil. Tuméfaction du tibia. Calcanéum tuméfié. Abcès du creux poplité. *Le 19 septembre 1905* : Evidement de la phalange du gros orteil. Séquestre extirpé. *Désarticulation du médius gauche.*

Obs. 63. — I... Marguerite, 5 ans, entrée à Berck le 12 octobre 1906, sortie en avril 1907.— Tuberculoses multiples. Spina-ventosa de la 1re phalange du médius droit *avec envahissement de la 2e par l'intermédiaire de l'articulation.* Gommes de la cuisse gauche. Adénopathie trachéo-bronchique.— *Le 12 janvier 1907 : Amputation du médius droit* avec la tête du métacarpien. *Autopsie du doigt enlevé : La 1re phalange est détruite dans sa partie inférieure, l'articulation envahie et la 2e phalange est détruite par sa base, en entonnoir.*

A ces multiples observations, dans lesquelles l'envahissement articulaire s'est fait du côté où n'existait pas de cartilage dia-épiphysaire, s'oppose la rareté des envahissements *spontanés* à travers le cartilage et le point épiphysaires, obs. 45, 103, 109, 154, etc...

Obs. 64. — D... Robert, 4 ans et demi, entré à Berck le 13 mai 1903, sorti le 10 septembre 1907. — Spina-ventosa des 2e et 3e métacarpiens droits, fistuleux. *Spina-ventosa grave du 2e métacarpien gauche avec envahissement de l'articulation et de la 1re phalange de l'index.* Spina-ventosa de la 1re phalange du gros orteil droit. Spina-ventosa des 1er et 5e métatarsiens gauches fistuleux. — Gommes. Os malaire droit.—Amputation, le 12 octobre 1903, de l'index droit. Ablation du 1er orteil gauche. Ablation du 5e métatarsien gauche. Evidement des autres foyers métacarpiens qui sont : à droite, les 2e et 5e, à gauche, les 2e, 3e, 5e.

Obs. 64 *bis.* — F..., 6 ans, à son arrivée à Berck, en août 1909. — *Envahissement inter-phalangien,* Spina-ventosa de *la 2e phalange* du médius gauche.— *Radiographie, août* 1909 : La phalange est remplacée par une coque ostéo-périostique bulleuse, ouverte sur la face interne. *Les deux articulations sus et sous-jacentes sont envahies.* En haut, la zone dia-épiphysaire et le point épiphysaire ont disparu. En bas, l'articulation est détruite. — *3e phalange* : Elle est en flexion sur la 2e. — *1re phalange* : Elle présente une réaction périostique très marquée, sur ses faces diaphysaires : *elle a 3 millimètres de plus que son homologue du côté droit.* La soudure du point épiphysaire est plus avancée qu'à droite. Elle est en extension, l'articulation métacarpo-phalangienne n'est pas prise. La 2e phalange est en demi-flexion sur la première.

Opération le 18 octobre 1909 : Evidement de la 2e phalange, les articulations sus et sous-jacentes sont envahies.

La façon dont se font les envahissements articulaires est
variable; dans un premier groupe de faits, nous mettrons
ceux dans lesquels la lésion osseuse, gagnant l'extrémité
inférieure d'une phalange ou du premier métacarpien, supérieure des quatre derniers métacarpiens, détruit cette partie
de l'os. Nous avons vu que le cartilage diarthrodial, ici comme
pour les grosses articulations, est un moyen de protection
insuffisant ; il subit les altérations qui ont été décrites pour
la hanche ou le genou, se détache de la surface osseuse qu'il
recouvre, et les lésions, dès lors, envahissent l'articulation (1).

Dans certains cas, l'envahissement articulaire se fait par
un mécanisme différent ; la lésion osseuse a traversé la diaphyse et la coque ostéo-périostique; elle gagne soit directe-
ment, soit par l'intermédiaire d'une gaine tendineuse la sur-

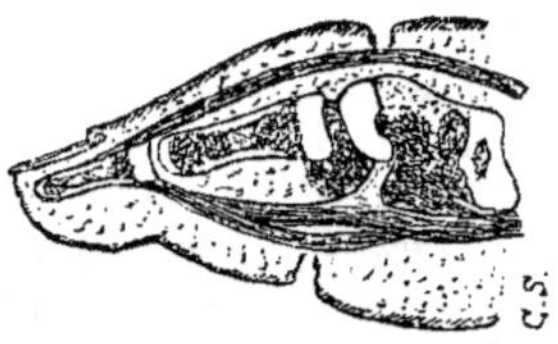

Fɪɢ. 33. — Coupe longitudinale d'un doigt atteint de spina-ventosa de la 1ʳᵉ phalange. Du foyer diaphysaire est parti un prolongement fongueux qui a gagné
la gaine du tendon fléchisseur, et, par elle, la face antérieure de l'articulation
qu'il a envahie (M. Ménard).

face de l'articulation, puis, détruisant de dehors en dedans la
capsule et la synoviale, pénètre dans l'espace articulaire. Il
est évident que par ce mécanisme peuvent se réaliser les arthrites métacarpo-phalangiennes comme les inter-phalangiennes (2). L'extériorisation du processus bacillaire peut suc-

____

(1) Il semble exister une réaction articulaire de voisinage qui n'est pas à proprement parler cette arthrite d'effraction de la lésion d'ostéite. La rougeur, la vascularisation plus marquée de la synoviale constituent un premier degré du retentissement de la lésion osseuse sur l'articulation. On a, dans la pathogénie de ces
arthrites sans destruction des extrémités articulaires, incriminé les propagations
par voie lymphatique (Lannelongue, Mauclaire, Andrieu.)
(2) Goetz avait dès 1877, reconnu ce mécanisme d'envahissement.

céder enfin comme je l'ai dit déjà, à une disjonction dia-épiphysaire (*fig.* 32).

La pièce décrite dans l'observation suivante est celle d'un spina-ventosa d'une 1re phalange, ayant évolué spontanément ; je la dois à M. le Dr Audion, chirurgien de l'Hôpital Bouville, à Berck.

Obs. 65. — *Envahissement articulaire. Autopsie du doigt.* — D... 14 ans, est entré à Bouville en janvier 1908. — Ostéo-arthrite tibio-tarsienne du pied gauche; fistules; déjà opérée avant l'arrivée à Berck.— 5 février 1908 ; astragalectomie.— 10 avril; ablation du calcanéum.— 18 juin 1909; abcès d'une gaine tendineuse rétro-malléolaire du pied droit.— Incision le 5 novembre.—31 mai 1910, petit abcès du tiers supérieur de la face antéro-interne de la jambe droite.—7 *juin* 1910, *spina-ventosa de la* 1re *phalange de l'index droit.* — 5 *septembre*, l'index droit est pris dans sa totalité, l'articulation inter-phalangienne est envahie.

EXAMEN, *le 7 sept.* 1910. — Grosse tuméfaction de tout le doigt. Peau rouge, infiltrée. Fistules sur la face dorsale de la 1re phalange. Une autre fistule *sur la face palmaire* vers son extrémité supérieure. Le *gonflement remonte vers la main en suivant la gaine du tendon fléchisseur.* Les mouvements inter-phalangiens sont nuls; la 2e phalange est en flexion sur la 1re. L'articulation métacarpo-phalangienne n'est pas, semble-t-il, envahie, mais l'infiltration des parties molles l'immobilise. Le 10 *septembre*, désarticulation métacarpo-phalangienne de ce doigt.

EXAMEN DE LA PIÈCE. — Sur la face palmaire, grosse infiltration des parties molles ; la fistule conduit sur la gaine du tendon fléchisseur qui est entouré de fongosités remontant vers la main et descendant à la face palmaire du doigt. Elles sont parties de la 1re phalange au niveau d'une large perte de substance qui occupe le tiers supérieur de sa face palmaire. A ce niveau, la gaine périostique est irrégulièrement trépanée; l'orifice de cette trépanation a 4 millimètres de diamètre ; il conduit au milieu des fongosités occupant la coque périostique. En bas les produits bacillaires descendent sur la face antérieure de l'articulation, dont ils ont envahi la capsule au niveau de la zone d'adhérence du tendon fléchisseur à cette capsule.— *Ouverture du doigt* par une coupe longitudinale antéro-postérieure. Les lésions atteignent toute la première phalange et envahissent l'articulation sous-jacente.

1re *phalange*.— La gaine d'hyperostose, dure, fasciculée, présente sur sa face dorsale deux trépanations arrondies : une large ouverture répond, sur sa face palmaire, à l'envahissement du fléchisseur. Au centre de la gaine, baignant dans un tissu fongueux, un séquestre représente les 2 tiers inférieurs du corps diaphysaire ; celui-ci est complètement détruit dans sa partie supérieure; la zone dia-épiphysaire subsiste. Le point épiphysaire est intact et l'articulation métacarpo-phalangienne n'est pas atteinte. L'extrémité inférieure du séquestre dont l'aspect est celui des séquestres bacillaires, avec quelques zones éburnées au milieu de tissu raréfié, représente l'extrémité inférieure de la phalange. Le cartilage diarthrodial *n'est pas détruit*. Il ne semble pas que l'articulation ait été envahie par voie directe.

Articulation.— Ses moyens d'union sont infiltrés de tissu néoformé ; à sa face antérieure, ouverture par laquelle les lésions communiquent avec celles de la gaine du tendon fléchisseur. Les extrémités osseuses sont, l'une séquestrée, bien que revêtue encore de son cartilage diarthrodial qui lui adhère peu, l'autre, la base phalangienne sous-jacente, considérablement élargie ; à sa surface se sont déposées des couches périostiques dont la superposition donne à l'os une *forme conique*. En même temps, par lésions destructives du centre de la base phalangienne, une cavité en entonnoir s'est constituée, dans laquelle, le doigt étant en extension, l'extrémité de la phalange sus-jacente s'enfonce comme un tenon ; il n'y a pas d'usure inégale des bords phalangiens ; la 2⁰ phalange est restée en équilibre sur la première ; il n'y a aucune tendance à la luxation. — Le tissu osseux de la 2ᶜ phalange est *mou, friable*, envahi très nettement de haut en bas par les lésions articulaires. Le point épiphysaire a disparu. L'extrémité inférieure de la 2ᵉ phalange n'est pas encore envahie macroscopiquement, et l'articulation sous-jacente paraît saine.

Ces lésions avancées se réalisent progressivement.

Avant l'envahissement véritable de l'articulation, on peut constater les lésions qu'entraîne, sur la pièce osseuse sous-jacente, le voisinage du foyer bacillaire. L'action sur le cartilage de conjugaison est parfois très marquée (1) : la phalange située au-dessous du spina-ventosa s'allonge souvent de plusieurs millimètres ; son point épiphysaire se développe plus activement et sa soudure avec la diaphyse peut-être hâtée ; toutes ces modifications sont plus marquées encore quand l'articulation est envahie

Le périoste de la phalange peut réagir et donner à cet os la forme conique qui résulte de l'épaississement de sa base. Cette réaction périostique marque, en général, l'envahissement réel de l'articulation. La phalange prend, à l'examen clinique, une forme de cône à base répondant à l'articulation envahie ; par la radiographie on constate la présence d'un épaississement périostique avec un maximum au niveau même

(1) V. obs. 73 et fig. 41, 48.

de la base diaphysaire de la phalange, et allant s'atténuant vers la partie moyenne de l'os. Si c'est l'articulation sous-jacente à la phalange saine qui est envahie, il se produit, comme cela se constate très nettement sur la figure 55, un élargissement de l'extrémité inférieure de la phalange sus-jacente, qui prend un aspect de spatule.

Ob. 66. — *Réaction des éléments de la base d'une pièce phalangienne répondant à une articulation menacée.* — B...Yvon, 13 ans, à son arrivée à Berck, le 10 février 1910, sorti le 22 mars 1910.

Examen a l'arrivée. — Spina-ventosa multifistuleux de la première phalange de l'annulaire gauche, en voie de guérison. Plaques de lupus sur la face dorsale du poignet gauche. Cicatrice sur la face externe du gros orteil gauche.

Radiographie, *le 25 février* 1910. — la 1re phalange de l'annulaire gauche est prise dans sa totalité : *sur son extrémité inférieure tache claire.* Gaine périostique ossifiée et présentant vers son extrémité inférieure une large trépanation. Menace d'envahissement articulaire de l'inter-phalangienne. *Réaction de la 2e phalange qui est élargie par sa base et dont le point épiphysaire est plus développé qu'à droite.* Longueur dia-épiphysaire de la 1re phalange : 37 millimètres pour 35 millimètres à droite.— *2e phalange : largeur de sa base, 13 millimètres pour 9 millimètres à droite.* Le 4e métacarpien est plus grêle du côté de la lésion.

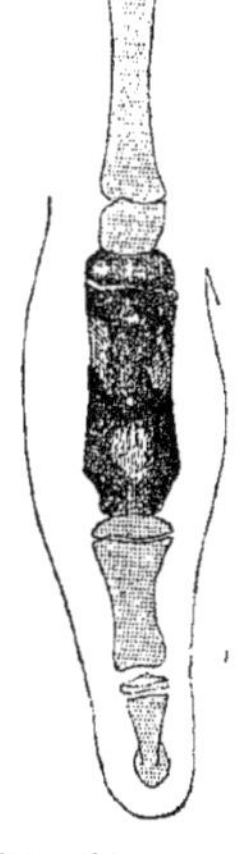

Fig. 34. — Spina-ventosa de la 1re phalange du médius ; un foyer existe dans *l'extrémité inférieure de l'os qui s'est allongé* (Obs. 66 : il a 2 millimètres de plus que celui du côté opposé).

On voit ainsi que l'on peut diviser en deux groupes les lésions des extrémités osseuses au cours des envahissements articulaires.

D'une part, celles qui résultent de la destruction de l'extrémité de l'os sur lequel siège le spina-ventosa ; elle peut se faire d'une façon différente, suivant que l'ouverture du foyer osseux dans la cavité articulaire se réalise sur l'axe de la tige squelettique ou sur l'une des parties latérales de l'extrémité osseuse. Dans le premier cas, il se produit une cavité creusant la phalange, dont l'extrémité, ainsi altérée, prend l'aspect d'une concavité osseuse dans laquelle est reçue la phalange sous-jacente, elle même envahie ; ceci est évident sur la figure 27. Il s'agit dans ces cas, dont on trouve encore un exemple sur la figure 31, de foyers actifs répondant à l'extrémité inférieure du corps d'une phalange et, très fréquemment, ayant déterminé un excès de croissance de l'os (*fig*. 34).

Au contraire, si la destruction de l'extrémité osseuse s'est faite seulement d'un côté ou de l'autre de l'axe longitudinal, il subsiste une partie plus ou moins grande de la surface articulaire dont la partie symétrique est remplacée par une dépression dans laquelle tombe la base de la phalange sous-jacente, car il s'agit surtout de l'extrémité inférieure des phalanges.

D'autre part, les lésions de la phalange sous-jacente à l'articulation atteinte; elles consistent en une destruction progressive de la base de cette phalange.

Les luxations se trouvent réalisées lorsque la destruction des surfaces articulaires s'est produite asymétriquement par rapport à l'axe du doigt. Le premier résultat de l'envahissement des pièces squelettiques est de diminuer leur consistance au niveau des zones atteintes : c'est là le *facteur essentiel* des déplacements qui peuvent succéder aux altérations des extrémités osseuses et à la destruction, plus ou moins complète, des moyens d'union de l'articulation. Ces déplacements se réalisent sous l'influence de l'action musculaire, qui ne devient un agent de luxation que grâce à l'état des pièces sur lesquelles elle agit.

Lorsqu'une articulation est menacée ou envahie, les pièces qu'elle unit se mettent en flexion (flexion métacarpo-phalangienne, flexion inter-phalangienne). Ce fait est commun à la première période de tous les envahissements articulaires des doigts ; il est l'analogue des attitudes que l'on observe au niveau des grosses articulations, et pour la pathogénie desquelles on peut invoquer soit la théorie de Bonnet (de Lyon), soit l'action du groupe musculaire le plus puissant, contracturé, comme son antagoniste, pour immobiliser la jointure. Que l'on attribue ou non à cette contracture musculaire l'attitude des segments osseux, on ne peut lui refuser le rôle d'agent efficace dans la genèse des déplacements qui pourront succéder à cette première période (1). L'attitude a pour effet de localiser l'action des muscles les plus puissants, ici des fléchisseurs.

(1) Les ligaments glénoïdiens et latéraux assurent, au cours des mouvements

Dans la flexion des pièces osseuses du doigt les unes sur les autres, l'action des fléchisseurs s'exerce différemment suivant qu'il s'agit des 1res ou des 2es et 3es phalanges(2). La première phalange, en flexion sur la tête métacarpienne, est appliquée contre celle-ci par la partie dorsale du rebord de sa surface articulaire : c'est sur ce point que se produira l'usure de la base phalangienne, et il en résultera une luxation en avant, lorsque le rebord ne s'opposera plus au glissement dans ce sens de la phalange. S'il s'agit d'une 2e phalange,

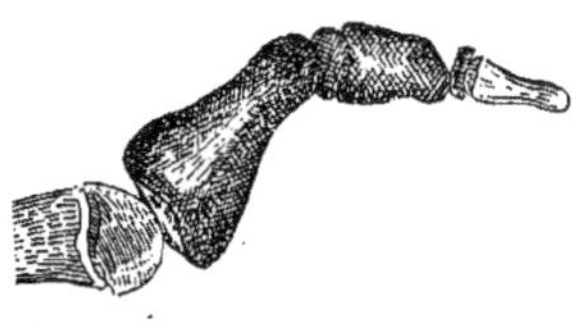

Fig. 35. — Attitude des segments des doigts dans les envahissements articulaires : la 1re phalange tend à passer en avant de la tête métacarpienne (hyperextension) — la 2e phalange est en flexion sur la 1re en arrière de laquelle sa base tend à glisser. 1/2 grand. nat.

l'action des tendons fléchisseurs, fixés à la face palmaire de la 1re phalange par leur gaine, se décompose au niveau de ce point de réflexion; il en résulte l'application de la partie antérieure du rebord glénoïdien contre l'extrémité phalangienne sus-jacente; lorsque la phalange sous-jacente se déplace, elle tend à se luxer en arrière.

L'attitude des doigts peut se déduire facilement de cette mécanique pathologique; à la phase active l'infiltration des parties molles masque les rapports des extrémités osseuses. La phalange qui va subir le déplacement est d'abord en flexion, puis, lorsque ce déplacement a commencé, elle se met en hyperextension, s'il s'agit d'un envahissement métacarpo-phalangien, reste en flexion, s'il s'agit d'une lésion inter-phalangienne (*fig.* 35). J'étudierai les signes cliniques des luxations des doigts dans la 2e partie de ce chapitre.

Les envahissements des articulations métacarpo-carpiennes par des lésions des métacarpiens ont été décrits par M. Ménard. Boricaud (1) et Girard (2) les signalent.

Andrieu (3), a précisé, dans un travail très intéressant, les

qu'exécutent les pièces les unes sur les autres, leur maintien dans l'équilibre physiologique. Les luxations résultent d'altérations des extrémités osseuses modifiant la statique des doigts et de destructions des moyens d'union qui permettent le déplacement de ces extrémités osseuses.

(2) M. Lannelongue (Lec. Clin.), explique la production des luxations métacarpo-phalangiennes et inter-phalangiennes dans un sens déterminé, par l'action dominante des fléchisseurs des premières et des extenseurs des deuxièmes phalanges.

(1) BORICAUD : *De la Carpectomie*, Th. Paris, 1900.

(2) GIRARD : *La Tuberculose du poignet chez l'enfant*, Th. Paris, G. Steinheil, 1908.

(3) J. ANDRIEU : *La Tuberculose du tarse chez l'enfant*, Th. Paris, Steinheil, 1905.

extensions au tarse des foyers métatarsiens. Il résulte de
ces recherches que l'origine métacarpienne ou métatarsienne
des tuberculoses du carpe et du tarse n'est pas rare chez l'enfant. Les quatre derniers métacarpiens ou métatarsiens peuvent être le point de départ de ces envahissements ; l'articulation du 1er avec le trapèze ou le 1er cunéiforme, est efficacement défendue par le cartilage de conjugaison qui répond à
l'extrémité proximale de cet os.

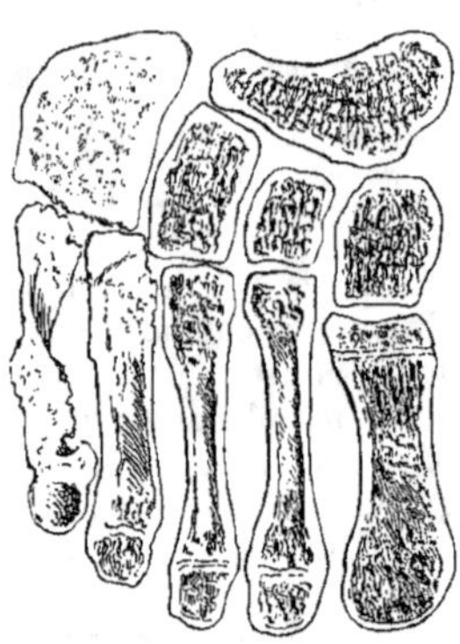

Fig. 36. — Spina-ventosa des 4e et 5e métatarsiens, ayant envahi l'articulation de
ces os avec le cuboïde, lui-même infiltré par le foyer tuberculeux. (M. Ménard.)

La réalité anatomique de ces envahissements peut-être
démontrée soit par des pièces comme celle que représente la
figure 36, que je dois à M. Ménard, soit par leur constatation
au cours d'interventions.

Obs. 67.— *Spina-ventosa des 2e et 5e métacarpiens, envahissement du
carpe.*— B..., Henri, 4 ans. Entré à l'Hôpital Maritime de Berck, le
6 juillet 1904, avec des lésions de tuberculose multiples. Kératite
ulcéreuse. Ostéo-arthrite du genou droit. Tuberculose fistuleuse des
2e et 5e métacarpiens, de la partie supérieure du 4e. Tuberculose fistuleuse du poignet.

2 *janvier* 1905. — *Evidement du 2e métacarpien. Séquestre occupant
les 2/3 supérieurs de l'os. Evidement du 5e métacarpien, séquestré en
haut. Ces deux os, perforés en haut, sont en communication avec le foyer
du carpe qui va de l'un à l'autre. La partie supérieure du poignet semble indemne.* Poignet enlevé en totalité.

Obs. 68. — C..., fille, 8 ans 1/2, entre à l'hôpital maritime le 8 septembre 95 pour des lésions multiples de tuberculose.

La petite malade est soignée, pour une double arthrite du poignet et du genou, avec les injections de chlorure de zinc.

De septembre 95 à mars 96 la lésion du poignet ne présente aucune amélioration. Le 11 mars 96 on pratique l'évidement partiel du carpe à travers une incision unique. Une récidive survient à la fin de l'année 96. Les masses fongueuses avaient ulcéré le poignet en avant et en arrière. Elles nécessitent une opération complémentaire en janvier 97. L'article est ouvert et une exploration attentive dénonce sur le 4ᵉ métacarpien, un foyer communiquant avec la lésion radio-carpienne et paraissant être la localisation originelle qui aurait échappé à la première intervention (Obs. I, in th. Boricaud).

Obs. 69. – D..., Jeanne, 11 ans 1/2 à Berck le 12 juin 1895. — Tuberculose multiple . Le deuxième métacarpien droit est augmenté de volume multifistuleux. Le poignet ne semble pas atteint. *Le 8 juin 1896. Intervention sur le 2ᵉ métacarpien droit; de là on est conduit à l'évidement du carpe envahi.* Autopsie le 2 janvier 1900 : le poignet droit est trouvé guéri ; les métacarpiens 2ᵉ et 3ᵉ ont leur extrémité carpienne évidée (Obs. II, *Ibid.*).

Obs. 70. — D..., Georges, 2 ans 1/2, à Berck le 14 janvier 1897, pour des lésions tuberculeuses multiples : 2ᵉ métacarpien, 1ʳᵉ et 2ᵉ phalanges de l'index, 1ʳᵉ phalange du médius gauche, 3ᵉ métacarpien, 1ʳᵉ phalange du pouce droit. *Le 29 mars 1897 : Résection de l'extrémité supérieure du 3ᵉ métacarpien droit. Le foyer communique avec le poignet.* Evidement du carpe (Obs. IV, *Ibid.*).

Obs. 71. — L..., René, 3 ans, à Berck le 12 juillet 1909. Spina-ventosa du 3⁴ métacarpien. *Le 25 septembre 1909 : Evidement de cet os ; on trouve son extrémité supérieure détruite et le carpe envahi.* Evidement et drainage du carpe. Résultat éloigné, février 1900 : limitation des mouvements du médius par adhérence du tendon extenseur au tissu de cicatrice (Obs. VII, *Ibid.*).

Obs. 72— L..., Ernest, 18 ans, entré à l'hôpital le 1ᵉʳ février 1897, spina-ventosa du 3ᵉ métacarpien droit avec fistule et abcès. *Le 7 février 1897 :* Evidement des métacarpiens ; la propagation existe aux os du poignet. Evidement du carpe (Obs. X, *Ibid.*).

Dans une autre catégorie de faits, je placerai ceux où la radiographie permet de préciser l'état des os, dont les lésions s'accompagnent de signes cliniques d'envahissement du carpe. Les observations suivantes sont, à ce point de vue, particulièrement démonstratives :

Obs. 73. — *Spina-ventosa du 5ᵉ métacarpien. Envahissement du carpe constaté cliniquement et par la radiographie.* — P..., Clarisse, 7 ans, à son arrivée à Berck, le 10 août 1910.

Examen Clinique, *le 12 août* 1910 — *Antécédents.* — Premières manifestations bacillaires au niveau du postéro-tarse, il y a trois ans. Soignée à Paris par des pointes de feu profondes. Il y a moins d'un an, début des lésions du 5ᵉ métacarpien gauche, augmentation progressive d'une tuméfaction ne s'accompagnant d'aucune douleur ; peau violacée, tendue.

Main gauche. — Sur la face dorsale, en occupant la moitié interne, tuméfaction volumineuse ; peau violacée avec large ulcération d'aspect bacillaire, répondant à la partie inférieure de la face dorsale du 5ᵉ métacarpien. A l'extrémité inférieure de la face dorsale du 4ᵉ, cicatrice de fistule adhérant à l'os. — *5ᵉ métacarpien :* Toute la région à laquelle il répond est le siège d'une infiltration considérable et dure. Cette région hypothénarienne a, de ce côté, une épaisseur antéro-postérieure de 3 cent. 1/2 pour 1 cent. 1/2 à droite. La tuméfaction commence à l'articulation métacarpo-phalangienne et *remonte sur le massif carpien qui est épaissi.* Les mouvements radio- et médio-carpiens sont normaux ; de même les métacarpo-phalangiens qui ne sont limités que par l'infiltration des parties molles. Le 5ᵉ doigt n'a que 11 centimètres (depuis la styloïde cubitale jusqu'à son extrémité) à gauche, pour 12 centimètres à droite ; il tombe et l'enfant ne peut le redresser : *le tendon extenseur paraît détruit.* — *4ᵉ métacarpien :* Perdu sous l'empâtement qui empiète sur lui, il paraît plus court que celui du côté opposé. La 1ʳᵉ phalange de l'annulaire est maintenue en extension forcée par la rétraction de la fistule cicatrisée qui se voit sur la face dorsale de l'extrémité inférieure du 4ᵉ métacarpien ; elle forme, avec la face dorsale de la main, un angle très ouvert en arrière. *L'articulation métacarpo-phalangienne* n'est pas envahie, mais ses mouvements de flexion sont très limités par la cicatrice et l'ascension de la tête du métacarpien. — *Gros ganglion sus-épitrochléen.*

Pied gauche. — Gros orteil très augmenté de volume, peau violacée. Fistules sur la face interne et à la base du 1ᵉʳ espace interdigital. Le 1ᵉʳ métatarsien ne paraît pas envahi, mais la 1ʳᵉ phalange semble détruite et l'articulation inter-phalangienne est prise.

Autres lésions bacillaires (Résumé) : Ostéite de l'extrémité inférieure de l'humérus droit. Adénopathie axillaire. Tuberculose du postéro-tarse droit avec envahissement de la tibio-tarsienne.— *État général* médiocre. Polymicroadénopathies.

Radiographie, *le 23 août* 1910. — *Main gauche : Le 5ᵉ métacarpien* est remplacé par une coque ostéo-périostique volumineuse. *Largeur :* à gauche, 15 millimètres pour 5 millimètres à droite ; *longueur :* à gauche, 30 millimètres pour 33 millimètres à droite.

Les deux tiers inférieurs sont, dans leur moitié interne, occupés par

une large tache claire qui paraît s'ouvrir dans la région hypothénarienne. En haut, à l'extrémité supérieure du métacarpien, *autre tache
claire s'ouvrant vers l'articulation métacarpo-carpienne.* Restes, à cette
extrémité, de la base du métacarpien.— En bas, le point épiphysaire apparaît, non recouvert par l'hyperostose. La zone dia-épiphysaire a disparu. L'articulation métacarpo-phalangienne est menacée sur sa face
externe par un abcès qui apparaît sur la radiographie, parti de la trépanation de la région voisine de la gaine.

La base de la 1ʳᵉ phalange est élargie, elle a 9 milllimètres pour
8 millimètres à droite. Le corps phalangien est modifié d'une façon
qui rappelle l'allongement atrophique. *Largeur* de la phalange, à la
partie moyenne de la diaphyse : 4 millimètres du côté malade, 5 1/2 du
côte sain (les deux mains ont été radiographiées à une distance scrupuleusement égale et de la plaque, et de l'ampoule). *Longueur diaphysaire* :
21 millimètres 1/2 du côté malade, 20 millimètres du côté sain.

Le 4ᵉ métacarpien est plus court que celui du côté opposé : 34 millimètres à gauche, pour 37 à droite. Largeur au niveau de l'extrémité
inférieure de la diaphyse, 7 millimètres pour 8 à droite ; la *soudure
diaphysaire est plus avancée qu'à droite.* La diaphyse est plus mince
qu'à droite, et recouverte sur sa face interne d'une couche d'hyperostose, épaisse et foncée, regardant le 5ᵉ métacarpien malade.

Obs. 74. — *Spina-ventosa des 3ᵉ et 4ᵉ métacarpiens ; envahissement
métacarpo-carpien.* —V... Marie, 6 ans et demi, à son entrée à Berck le
12 août 1910.

Examen a l'arrivée. — Arthrite médio-carpienne et carpo-métacarpienne droite. Fistules dorsales. Ganglions axillaires correspondants. Gommes bacillaires sur la face externe de la cuisse droite.
Traitement antérieur : ponctions de l'abcès du dos de la main.

Radiographie, *le 16 août* 1910. — *Main droite.* — 3ᵉ *métacarpien,*
réaction périostique sur ses deux faces, comblant leur concavité. Longueur dia-épiphysaire : 46 millimètres des deux côtés. — 4ᵉ *métacarpien* : Grosses lésions périostiques, gaine épaisse avec taches claires ;
l'une d'elle vers l'extrémité supérieure de la diaphyse *s'ouvre dans l'interligne métacarpien 3 et 4.* Longueur dia-épiphysaire : 41 millimètres du côté malade, 38 1/2 du côté sain.— 5ᵉ *métacarpien* : Réaction
périostique légère sur *la face externe* de sa diaphyse.— Carpe : l'ossification est plus active du côté malade ; os plus sombres ; grand os et
os crochu plus gros qu'à gauche.

Examen clinique, *le 2 septembre* 1910. — *Main droite* : Grosse tuméfaction sur la face dorsale, profonde, sous les tendons, résistante
avec points ramollis. Peau envahie et tendue. Cette tuméfaction répond plus particulièrement au 4ᵉ métacarpien, empiétant sur le 3ᵉ en
dehors, le 5ᵉ en dedans. — *Elle remonte sur le carpe* jusqu'à un travers de doigt du radius. Les tendons extenseurs ne sont pas pris dans

l'empâtement. Mouvements : les radio-carpiens sont normaux, les médio-carpiens sont limités; *les os de la 2e rangée du carpe sont épaissis.* Ganglion sus-épitrochléen. Fistules dorsales de la main donnant du pus séreux abondant. — *Etat général médiocre.* Polyadénopathies cervicales.

CONCLUSION : Il semble que les lésions qui ont cliniquement envahi le carpe, aient leur point de départ au niveau du 4e métacarpien, très nettement malade et dont l'atteinte est beaucoup plus avancée, vue sur la radiographie, que celle de la métacarpo-carpienne, qui est encore minime.

Les observations sont nombreuses, enfin, où, *cliniquement,* les tuberculoses du poignet ont été considérées comme le résultat de l'extension d'un foyer métacarpien.

Obs. 75. — G... Suzanne, 5 ans et demi, entrée à Berck en décembre 1905, sortie en septembre 1906. — Spina-ventosa du 2e métacarpien droit avec extension au poignet, spina-ventosa de la 1re phalange de l'annulaire gauche fistuleux, gommes cutanées multiples sur les quatre membres.

Obs. 76. — T... Suzanne, 3 ans et demi, entrée à Berck le 18 janvier 1907, sortie le 17 octobre 1907. — Spina-ventosa du 2e métacarpien avec envahissement du poignet droit, spina-ventosa de la 1re phalange du 3e orteil du pied droit avec envahissement articulaire et de la 2e phalange, cicatrices de gommes au-dessus de l'olécrâne. Le 13 mai 1907 : amputation du 3e orteil droit, les deux phalanges sont prises. La 3e est élargie, ongle plat, large et mince.

Obs. 77. — B... Hélène, 2 ans, entrée à Berck, le 10 août 1908. Spina-ventosa du 2e métacarpien droit avec envahissement du poignet. Abcès traité par ponctions; ganglions sus-épitrochléen et axillaires.

Obs. 78. — P..., garçon, 8 ans, à son entrée à l'hôpital en novembre 1898 pour des lésions de tuberculose multiples. — *Membre supérieur gauche* : Spina-ventosa du 2e métacarpien. La rangée inférieure du carpe est menacée, car un gonflement profond s'étend transversalement depuis le 1er métacarpien jusqu'à 4 centimètres vers le bord interne de la face dorsale de la main. — *Membre supérieur droit* : Tuberculose diffuse du poignet avec fistule à la face dorsale et à la face palmaire. L'affection paraît avoir comme point de départ un spina-ventosa du 2e métacarpien droit.

Obs. 79. — V... Georgette, 9 ans et demi, entrée à Berck le 15 septembre 1905, sortie le 13 mars 1906. — Spina-ventosa du 5e métatarsien, guéri, propagation dans la région du tarse.

Obs. 80. — M... Esther, 10 ans, entrée à Berck, février 1906, sortie octobre 1906. — Spina-ventosa du 3e et du 4e métatarsien droit; envahissement léger du tarse ; opérée à Paris le 29 mai 1906 ; évidement et ablation presque complète du 4e métatarsien, grattage de la fistule du 3e.

Par contre, il est des cas où l'on ne peut qu'assez difficilement affirmer le début métacarpien d'une lésion métacarpo-carpienne ; tel est le cas suivant où, cliniquement, les fistules avaient été rattachées aux métacarpiens, dont l'extrémité supérieure seule est atteinte, et dont la réaction périostique, recouvrant le reste de leur diaphyse, paraît être le résultat de la lésion carpo-métacarpienne, qui semble primitive.

Obs. 81. — *Coexistence de lésions métacarpiennes et carpiennes* ; *diagnostic du début difficile.* — J... Adrien, 9 ans, entré à Berck, le 16 mars 1910, sorti le 18 juin 1910.

EXAMEN A L'ARRIVÉE. — Spina-ventosa fistuleux des 3e et 4e métacarpiens gauches. Fistules sur la face dorsale, avec abcès tendant à s'ouvrir à l'éminence hypothénar. Envahissement de l'articulation carpo-métacarpienne. La radio-carpienne est libre.

RADIOGRAPHIE, *le 18 mars* 1910. — Grosses lésions de la région carpo-métacarpienne gauche ; les extrémités supérieures des quatre derniers métacarpiens sont atteintes. Les lésions occupent tout l'interligne métacarpo-carpien et les os de la 2e rangée du carpe.

Métacarpiens : Le 5e est détruit au niveau de son extrémité supérieure très élargie et sombre. L'extrémité inférieure est peu atteinte, de même que celles des métacarpiens suivants. Grosse réaction périostique avec maximum en haut, s'atténuant jusqu'à l'extrémité inférieure de la diaphyse. Mêmes lésions, moins accentuées, sur les 4e et 3e métacarpiens. Le 4e est peu atteint. Son périoste a réagi sur la face externe de la diaphyse seulement.

Interligne carpo-métacarpien : Il est complètement envahi *avec prolongement des lésions dans l'interligne, grand os* — *os crochu et, en dedans de ce dernier, vers la médio-carpienne.*

Les os du carpe : Le grand os et l'os crochu sont en partie détruits au voisinage des 5e et 4e métacarpiens.

2 *avril* 1910 : Ponction des abcès. Pus hémorragique. Injection de thymol camphré.

10 *juin* 1910 : Foyer de ramollissement dans le poumon gauche qui provoque le départ immédiat de Berck.

Obs. 82. — *Lésions carpo-métacarpiennes.* — R... Robert, 8 ans, à son arrivée à Berck, le 12 août 1910.

EXAMEN A L'ARRIVÉE. — Cicatrice d'amputation du 1ᵉʳ orteil et de son métatarsien du côté droit. Arthrite médio-carpienne et carpo-métacarpienne ; tuméfaction sur la face dorsale du poignet droit, à sa partie moyenne ; elle ne s'étend que sur les bases des 2ᵉ, 3ᵉ et 4ᵉ métacarpiens. Attitude normale avec légère adduction. Epaississement antéro-postérieur du massif inférieur carpien au niveau du trapèzoïde et du grand os.

RADIOGRAPHIE, *le 30 août 1910*. — *Main droite* : Les lésions siègent au niveau de la région métacarpo-carpienne des 2ᵉ et 3ᵉ métacarpiens. Décalcification et destruction de ces os :

Le 2ᵉ métacarpien est détruit au niveau de sa base sur une hauteur de 4 millimètres. Sur le reste de l'os, réaction périostique, surtout marquée sur la partie inférieure de la face externe. Longueur dia-épiphysaire : côté malade, 41 millimètres; côté sain, 47 millimètres; largeur, à partie moyenne de la diaphyse, côté malade 7, côté sain 5 1/2 (expliquée par réaction périostique). Largeur, à l'extrémité inférieure de la diaphyse, 10 millimètres des deux côtés. Zone dia-épiphysaire et point épiphysaire identiques des deux côtés.

Le 3ᵉ métacarpien est détruit surtout dans sa partie interne. Réaction périostique sur sa face externe. Longueur dia-épiphysaire, 38 millimètres du côté malade; 43 du côté sain. Largeur : diaphyse à sa partie moyenne, 8 millimètres à droite et 6 millimètres à gauche; à son extrémité inférieure, 10 millimètres des deux côtés.

Le trapèze est envahi dans sa partie interne seulement. Ossification beaucoup plus avancée que du côté sain.

Le trapèzoïde est décalcifié dans toute son étendue, mais n'est pas plus gros que celui du côté sain. Il paraît malade.

Le grand os est détruit sur une hauteur de 5 millimètres.

L'interligne est occupé par des taches qui répondent à des fongosités, pénétrant dans l'interligne trapèzoïde — grand os, vers la médiocarpienne.

Pied droit : Disparition presque complète du 1ᵉʳ métatarsien.

EXAMEN CLINIQUE, *le 7 septembre.* — *Antécédents* : Le début de la lésion carpienne remonterait à un mois environ. — *Main droite* : Sur la face dorsale, tuméfaction profonde, au-dessous des tendons extenseurs, dure, résistante, elle répond à l'extrémité supérieure des métacarpiens 2 et 3 et remonte sur les os de la 2ᵉ rangée, *trapèze, trapèzoïde, grand-os*, qui sont épaissis. L'index et le médius, d'aspect très normal, ont 5 millimètres de moins que leurs homologues de gauche.

Les mouvements radio-carpiens sont conservés ; les médio-carpiens sont limités ; tout le massif carpien est immobilisé. Pas de ganglion sus-épitrochléen. — *Pied droit* : Cicatrice fistuleuse d'ablation du 1ᵉʳ métatarsien, augmentation d'épaisseur et empâtement douloureux du tarse antérieur, cunéiformes et scaphoïde. Lésion non éteinte.

EXAMEN GÉNÉRAL. — Bon état général. Ganglions cervicaux. Rien de viscéral

Lésions des parties molles — L'envahissement des différents éléments péri-osseux engendre les abcès, les fistules,
les lésions des gaines tendineuses.

Ces lésions ne présentent que quelques caractères anatomiques à signaler ici ; nous les décrirons plus longuement
au chapitre des signes cliniques.

Abcès. — Leur histologie est celle des abcès froids. On
peut les distinguer en antérieurs, postérieurs et latéraux. Les
premiers sont les moins fréquents à cause de la disposition
anatomique de la région. Certains abcès peuvent envahir les
gaines palmaires (obs. 53, 65), ou dorsales (obs. 73), des tendons. On peut observer des abcès d'origine osseuse se pédi-
culisant et tendant à s'isoler de leur point de départ (obs. 25).

Fistules. — Elles succèdent à l'envahissement de la peau
par le processus tuberculeux des abcès. On peut les voir
répondre assez exactement à la trépanation de la coque ostéo-
périostique, par laquelle se sont fait jour les fongosités qui
ont engendré l'abcès ; d'autres fois, elles succèdent à une certaine migration de cette collection, dictée par la disposition
anatomique de la région. Nous décrirons leurs caractères
après ceux des abcès.

Ulcérations. — Elles peuvent accompagner les fistules et
sont, elles aussi, de nature tuberculeuse ; elles succéderont
ou bien à un envahissement de la peau au voisinage d'une
fistule, ou bien à sa destruction, de dedans en dehors, par
l'infiltration des parties molles du doigt. Des ulcérations parfois résultent de l'ouverture de petits abcès ou de gommes,
indépendants de la lésion osseuse, et ne siégeant pas sur le
trajet des lymphatiques qui en émanent.

Lésions tendineuses. — Les tendons extenseurs sont plus
souvent atteints que les fléchisseurs. Ils peuvent être détruits
au cours d'une longue suppuration. Après guérison du
foyer, on observera soit la perte totale des mouvements répondant au rôle du tendon (destruction), soit la rétraction du tendon immobilisé dans sa gaine par le processus cicatriciel.

2° Ostéites à forme anatomique dia-épiphysaire.

Contrastant avec les lésions que nous venons de décrire, celles de la forme dia-épiphysaire des ostéites bacillaires des petits os longs, se présentent avec des caractères particuliers : *elles sont localisées, s'étendent peu vers la diaphyse, évoluent d'une façon très comparable à celle des tuberculoses des grands os longs.*

Nous verrons, en étudiant les signes cliniques qui répondent à ces lésions, qu'à ce point de vue aussi on peut individualiser une forme, surtout fréquente chez les enfants au-dessus de 5 ans, à mesure que l'on s'éloigne de cet âge.

J'ai déjà dit qu'à ce moment, de 5 à 15 ans, les métacarpiens, les métatarsiens, les phalanges possèdent un canal médullaire interposé aux deux extrémités spongieuses de la diaphyse. Ils ont pris l'aspect de véritables os longs; comme sur ces derniers, la bacillose évolue de préférence au voisinage de leur portion bulbaire. Il n'y a plus de lésion à siège vraiment diaphysaire, mais seulement retentissement du foyer sur les éléments anatomiques de l'os entier.

Il m'a paru que les détails que j'ai exposés touchant l'état anatomique et physiologique des petits os longs, dictaient la genèse de ces deux formes d'ostéites tuberculeuses, le spina-ventosa des très jeunes et la forme dia-épiphysaire des plus âgés. Ces caractères anatomiques des petits os longs au cours de la seconde enfance vont s'accentuant avec l'âge et arrivent vers la 16ᵉ année, lorsque l'épiphyse est soudée à la diaphyse, à réaliser le type adulte. Pour ce qui est de la pathogénie de la forme dia-épiphysaire, les faits essentiels me paraissent être : 1° L'activité localisée au cartilage dia-épiphysaire, et la production, qui se poursuit sur sa face diaphysaire, de tissu osseux jeune ; 2° La formation du canal occupé par de la moelle diaphysaire ; 3° l'amincissement de la cloison cartilagineuse dia-épiphysaire qui tend à disparaître.

Valette (1) a donné dans sa thèse plusieurs observations cliniques se rapportant à une forme dite, par Chalot, de Tou-

---

(1) VALETTE, in Thèse de Toulouse, 1894-95, n° 76. — OBS. XI : communiquée par CHALOT. *Spina-ventosa ostéo-articulaire, métatarso-phalangien.* — H. Marie, 35 ans. — OBS. XII : communiquée par CHALOT. *Spina-ventosa ostéo-articulaire métacarpo-phalangien. Désarticulation. Guérison.* — G. Marie, 48 ans.

louse, épiphyso-articulaire ; il la conçoit comme ayant un siège épiphysaire et une tendance à envahir l'articulation « qui
semble prise d'emblée ». La lésion débuterait au niveau des
têtes osseuses. Ces observations s'adressent sans doute à la
forme que nous décrivons ; elles la montrent existant chez les
adultes.

J'aurai l'occasion, en faisant le diagnostic de la nature bacillaire de cette forme, de signaler plusieurs observations
données par Cottin (1), auxquelles fut attribuée la signification
de cas d'ostéomyélite des petits os longs. Il ne me semble
pas discutable que plusieurs d'entre elles appartiennent à la
forme dia-épiphysaire des ostéites tuberculeuses.

Je n'ai pas rencontré de pièce anatomo-pathologique de
cette forme. Dans plusieurs comptes rendus d'interventions,
j'ai trouvé les détails suivants : « siège des lésions sur l'extrémité inférieure de l'os, pas de séquestre, curettage d'une caverne » ; souvent l'articulation métacarpo-phalangienne était
envahie. La radiographie me permettra de décrire ces lésions.

Le début du foyer paraît se faire dans le bulbe diaphysaire ; ce foyer s'étend peu du côté du corps de l'os ; il envahit
au contraire la zone dia-épiphysaire. Ceci se voit sur la figure 37, qui représente un métacarpien atteint de cette variété
d'ostéite et appartenant à l'observation suivante :

Obs. 83. — *Ostéite tuberculeuse à forme dia-épiphysaire du 2ᵉ métacarpien et de la 1ʳᵉ phalange de l'annulaire. Méningite tuberculeuse.* —
C... fille, 11 ans, à son arrivée à Berck, le 12 juin 1908, sortie le 10 février 1909.

EXAMEN A L'ARRIVÉE.— Spina-ventosa du 2ᵉ métacarpien gauche et de
la 1ʳᵉ phalange du 4ᵉ doigt gauche.

Le 1ᵉʳ juillet 1908 fistule sur la face externe de la 1ʳᵉ phalange de
l'annulaire gauche.

16 *novembre* 1908. *Opération :* Incision sur la face externe. La gaine
d'hyperostose est mince ; on enlève un petit séquestre qui représente
la base de la diaphyse de la 1ʳᵉ phalange.

20 *février* 1909 : *Phénomènes de réaction méningée bacillaire.* L'enfant
est emmenée par les parents.

RADIOGRAPHIE *de janvier* 1909 (*fig. 37*). — *Main gauche.* — 2ᵉ *méta-*

____

(1) COTTIN, Thèse de Paris, 1879.

carpien : Lésions de l'extrémité inférieure de la diaphyse au voisinage de la zone dia-épiphysaire qui est envahie. Les lésions sont surtout mar-

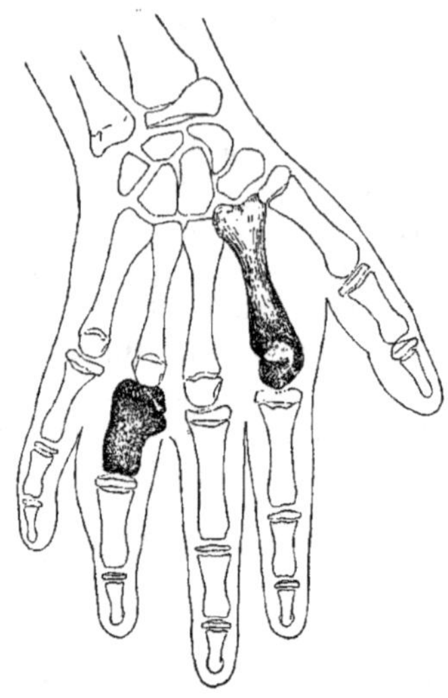

FIG. 37. — Ostéite dia-épiphysaire du 2ᵉ métacarpien gauche, et lésion analogue sur la 1ʳᵉ phalange de l'annulaire. Enfant de 11 ans (*Méningite tuberculeuse*, obs. 83). 2/5 grand. nat.

quées sur la partie interne où se voit une perte de substance, qui s'ouvre dans le 2ᵉ espace interosseux ; l'articulation métacarpo-phalangienne n'est pas envahie. Le métacarpien à 51 mill. 1/2, pour 58 millimètres à droite. La diaphyse, à sa partie moyenne, a une largeur égale des deux côtés. La 1ʳᵉ phalange a 32 millimètres de longueur des deux côtés. Elle est plus mince du côté malade. Son point épiphysaire est développé et sa soudure est plus avancée que du côté droit.

L'index gauche est rentrant de 6 millimètres.

1ʳᵉ *phalange du médius* : Elle est atteinte dans toute son étendue ; les lésions sont maxima au niveau de la partie externe de sa base, où se voit une large perte de substance intéressant la zone dia-épiphysaire. La phalange gauche n'a que 26 millimètres pour 33 millimètres pour la phalange droite. La 2ᵉ phalange est allongée et présente une réaction périostique marquée au niveau de sa base diaphysaire. La 2ᵉ phalange est en flexion sur la première.

Sans doute l'envahissement de la zone active est-il facilité par la tendance à l'ossification dont elle est le siège ; le foyer peut traverser le cartilage de conjugaison en provoquant devant lui une bande d'ossification, et envahir l'épiphyse ; un exemple de cet aspect, *en bouton de chemise*, que peut prendre la lésion est dessiné ici, figure 38. Il semble que le contact du foyer avec le cartilage actif ait provoqué l'ossification de ce dernier et que l'envahissement vers le noyau épiphysaire se soit fait par ce trait d'union osseux dia-épiphysaire.

Obs. 84. — *Forme dia-épiphysaire : foyer traversant le cartilage de conjugaison.* — L... Paul, 8 ans, à son entrée à Berck, le 10 juillet 1908. Sorti le 12 février 1909.

PREMIER SÉJOUR A BERCK, du 10 décembre 1904 au 10 février 1907. — Tuberculose indiscutable ; au cours de ce séjour, il a subi les interventions suivantes : Evidement du calcanéum à gauche. Astragalectomie à droite. Evidement d'un spina-ventosa de la première pha-

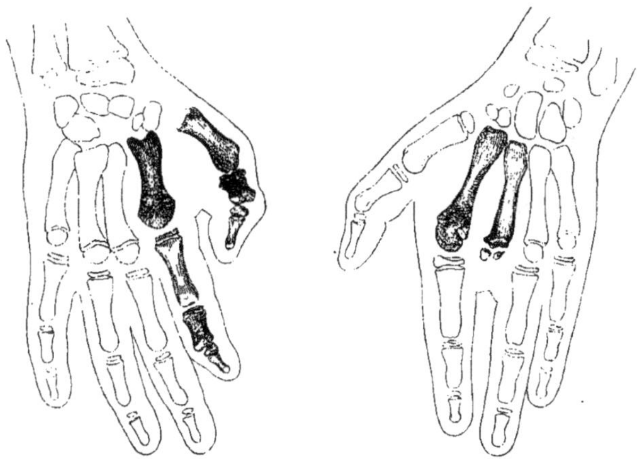

FIG. 38. — *Main droite* : foyer dia épiphysaire, avec deux portions renflées répondant à ces points, et une partie mince traversant le cartilage actif. — *Main gauche* : 1ʳᵉ phalange du pouce écrasée et subluxée. Métacarpien vieilli. Destruction du versant externe de la 2ᵉ phalange de l'index ; 3ᵉ phalange tombée en dehors. — Enfant de 8 ans (obs. 84). 1/2 grand. nat.

lange du pouce gauche. Amputation du médius droit. Résection du coude droit.

RADIOGRAPHIE, *le* 16 *juillet* 1908 (*fig.* 38). — *Main droite* : *Le* 2ᵉ *méta-carpien*, est atteint au niveau de l'extrémité inférieure de sa diaphyse et de son épiphyse. Une tache claire occupe la région bulbaire de la diaphyse ; elle est arrondie, et s'engage par un prolongement étroit à travers la zone dia-épiphysaire qui est ossifiée, dans sa partie moyenne ; elle se continue, au centre de l'épiphyse, avec une large tache claire qui en occupe la majeure partie. Le corps du métacarpien n'est pas atteint. Son extrémité inférieure est un peu élargie.

Main gauche : *La* 1ʳᵉ *phalange du pouce* est déformée, très raccour-cie, et n'a que 11 millimètres, pour 18 millimètres du côté droit. Elle pa-raît avoir subi un écrasement. Son point épiphysaire est soudé. Elle est subluxée en avant sur le métacarpien, dont la tête très volumineuse a réagi à l'envahissement articulaire.

La 2ᵉ *phalange*, dont le point épiphysaire est lui aussi augmenté de volume, est en flexion et subluxée sur la 1ʳᵉ.

Le 2ᵉ *métacarpien* présente au niveau de sa zone dia-épiphysaire des lésions guéries. Le point épiphysaire est conservé, l'articulation n'est pas envahie ; mais la soudure dia-épiphysaire est réalisée, alors que le cartilage se voit encore sur les métacarpiens voisins. L'extrémité infé-rieure de la diaphyse est élargie. Son corps est court, atteint dans toute son étendue de lésions réactionnelles. L'index est rentrant de 10 millimètres environ.

La 2ᵉ *phalange de l'index* est envahie dans toute son étendue. Son extrémité inférieure est affaissée dans sa moitié externe, et la 3ᵉ pha-lange, dont le point épiphysaire volumineux exprime l'envahissement articulaire inter-phalangien, s'incline sur ce versant, formant avec la 2ᵉ phalange un angle ouvert en dehors.

Obs. 84 *bis*. — *Ostéites tuberculeuses dia-épiphysaires*. — V... Fer-nant, 12 ans à son arrivée à Berck, en août 1909.

EXAMEN A L'ARRIVÉE.— Spina-ventosa du 2ᵉ métacarpien droit opéré et encore fistuleux. Spina-ventosa du 3ᵉ métacarpien gauche, non opéré. — Ganglions sous-maxillaires bilatéraux.

RADIOGRAPHIES. — 1° *de juin* 1908 (1ᵉʳ séjour à Berck).— *Le* 2ᵉ *mé-tacarpien droit* présente des lésions très marquées, au niveau de sa zone dia-épiphysaire, et remontant sur sa diaphyse qui est entourée d'une gaine périostique volumineuse et irrégulière. — *Le* 3ᵉ *métacarpien gau-che* est atteint de lésions osseuses très peu marquées. Son corps diaphy-saire est entouré d'une gaine périostique régulière qui comble les con-cavités de ses 2 faces (*fig.* 22).

2° *de septembre* 1909. — *Le* 2ᵉ *métacarpien droit*, qui a été opéré de nouveau, est resté gros, mais parait guéri. — *Le* 3ᵉ *métacarpien gau-che* est d'apparence presque normale ; la gaine périostique a disparu

L'épiphyse peut être elle-même détruite, et l'articulation ouverte ; dans ce cas, comme sur la figure 39, qui appartient à l'observation 109, on peut voir une véritable caverne creusée dans l'extrémité inférieure du métacarpien, s'ouvrir dans l'articulation.

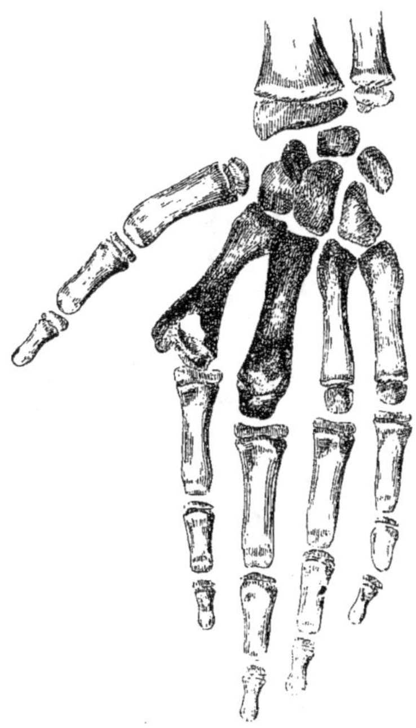

Fig. 39. — Ostéites à forme dia-épiphysaire, des 2ᵉ et 3ᵉ métacarpiens. — L'extrémité inférieure du 2ᵉ est en majeure partie détruite (Obs. 109.)

L'envahissement articulaire peut se faire sans lésions aussi marquées ; il en est ainsi sur la figure 40. La base de la première phalange réagit en s'épaississant et témoigne de la lésion articulaire.

Obs. 85. — *Forme dia-épiphysaire. Envahissement de l'articulation.* — M... Marcel, 14 ans, à son arrivée à Berck, le 10 août 1910.

Antécédents. — Père et mère morts tuberculeux. L'enfant a eu la rougeole à 10 ans. Début de l'affection actuelle en février 1910 ; une tuméfaction violacée apparaît *sans douleur, sans fièvre,* au niveau de la racine du 2ᵉ orteil. La marche devient difficile. Cette tuméfaction fut incisée dans un dispensaire. Reçu aux Enfants-Malades, non opéré.

Examen a Berck, *le 18 août* 1910. — *Pied droit* : Sur la face dorsale, répondant à la racine des 2ᵉ et 3ᵉ orteils, tuméfaction avec peau violacée. Une fistule existe à la base du 2ᵉ orteil ; pus séreux.

Le 2ᵉ métatarsien est épaissi au niveau de son extrémité antérieure

l'exploration n'en est pas douloureuse. L'articulation métatarso-phalangienne est envahie. *La première phalange* est elle-même épaissie vers
sa base.

Etat général bon, ganglions cervicaux volumineux.

RADIOGRAPHIE, *le 20 août* 1910.— Les lésions siègent sur l'extrémité
antérieure du 2ᵉ métatarsien. Le point épiphysaire est envahi; de même
la zone dia-épiphysaire. La moitié antérieure de la diaphyse est augmentée d'épaisseur et cette augmentation va en finissant vers le tiers

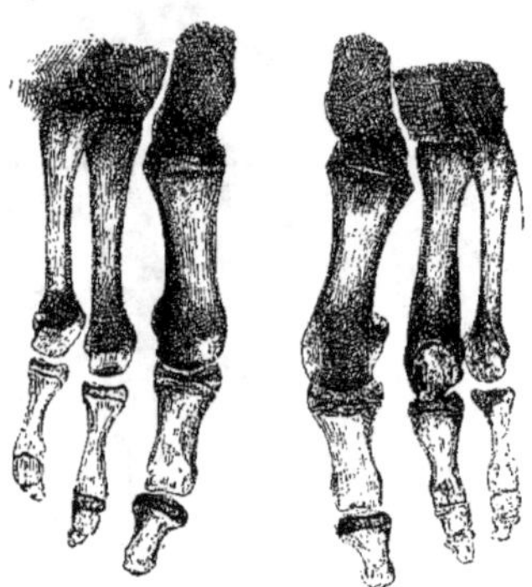

FIG. 40. — Forme dia-épiphysaire sur le 2ᵉ métatarsien droit. — L'articulation
et la 1ʳᵉ phalange sont envahies (Obs. 85). 1/2 grand. nat.

postérieur de l'os. La longueur totale du métatarsien est de 4 millimètres plus courte du côté malade.

L'articulation métatarso-phalangienne est envahie. La première
phalange est épaissie au niveau de la base de sa diaphyse; elle a pris
une forme cônique ; son point épiphysaire est plus développé que du
côté gauche.

INTERVENTION, *en septembre* 1910.—Incision dorsale. Résection de l'extrémité antérieure du 2ᵉ métatarsien. Curettage des parois de la cavité.

Le foyer peut ne pas s'ouvrir dans l'articulation ; mais dans
l'espace interosseux correspondant ; il en est ainsi dans
l'observation 86, à laquelle se rapporte la figure 41.

Obs. 86.— *Forme dia-épiphysaire.*— *Foyer ouvert dans un espace
interosseux.* — Ch... André, à son entrée à Berck, le 11 décembre
1907.

EXAMEN A L'ARRIVÉE. — Tuberculose du coude gauche. L'enfant a subi,
en 1906, l'amputation du médius de la main gauche. Abcès de la région épitrochléenne à gauche. — 24 *février* 1908 : Résection du coude
gauche.— 16 *juin* 1908 : Apparition d'un spina-ventosa du 2ᵉ métacarpien gauche. Augmentation de volume de l'os sans douleurs ni phé-

nomènes généraux. Abcès sur la face externe. — 7 *septembre* 1908 :
Evidement du 2ᵉ métacarpien ; petit séquestre de l'extrémité inférieure
de l'os. Il subsiste des plaies du coude. Curettage et évidement de l'humérus.

Radiographie, *de juillet* 1908. — Augmentation de volume du 2ᵉ métacarpien qui est plus court que celui du côté droit : 36 millimètres
pour 41 millimètres. Sur sa face interne, grosse réaction périostique, répondant, semble-t-il, au foyer qui existait au niveau du 3ᵉ métacarpien
aujourd'hui enlevé.

Examen clinique, le 5 *septembre* 1910. — Etat général bon. Polymicro-adénopathies.

Main gauche : Cicatrice d'amputation
du médius avec son métacarpien. —
Index : Sur la face dorsale de l'extrémité
inférieure du 2ᵉ métacarpien, cicatrice
déprimée adhérant à l'os. L'index est
rentrant par défaut de longueur du métacarpien. Son extrémité descend à 1 centimètre moins bas que celle de l'index
droit. Les mouvements métacarpo-phalangiens sont conservés, normaux dans
la flexion, limités dans l'extension. L'extrémité inférieure du métacarpien est
épaissie dans les deux sens.

Radiographie, *le 6 septembre* 1910.
Le 2ᵉ métacarpien gauche présente des
lésions maxima au niveau de son extrémité inférieure. L'épaississement périostique, vu *sur la première radiographie a disparu.* La diaphyse est courte et

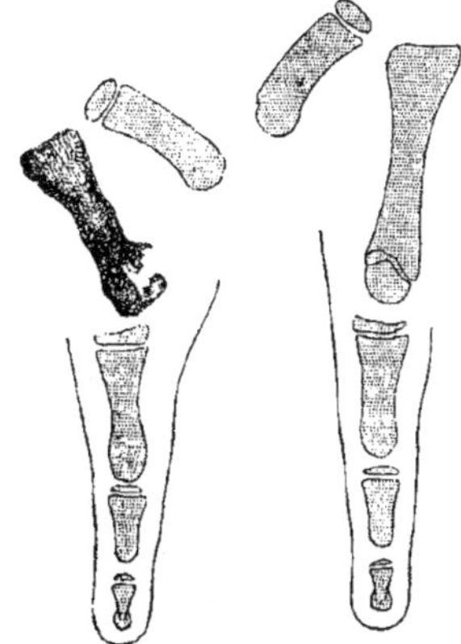

Fig. 41. — Foyer dia-épiphysaire,
s'ouvrant dans un espace interosseux. — A droite coté sain
(Index, Obs. 86). 1/2 grand. nat.

large de 8 millimètres pour 6 à droite. Le métacarpien, dont le point
épiphysaire est soudé, n'a que 36 millimètres de longueur, pour 48
millimètres à droite. Au niveau de la partie externe de l'extrémité
inférieure de la diaphyse, empiétant sur la zone dia-épiphysaire et l'épiphyse, une *caverne osseuse s'ouvre en dehors dans le premier espace
interosseux.* L'articulation n'est pas envahie, mais la base de la 1ʳᵉ phalange s'articule avec la partie interne seulement de la tête métacarpienne. La 1ʳᵉ phalange a 2 millimètres de plus du côté malade,
son diamètre transversal a un millimètre et demi de moins que du côté
sain (*fig.* 41).

L'épiphyse paraît résister longtemps à la destruction ; on
la rencontre fréquemment, sur les radiographies, coiffant les
lésions de la zone sus-jacente, et l'articulation se trouve
ainsi respectée, dans une certaine mesure au moins.

Cette forme de bacillose ne se propage souvent pas du côté du canal médullaire ; elle a ce caractère commun avec les foyers des grands os. Cependant l'on peut trouver parfois, au niveau de l'extrémité inférieure de la diaphyse, des lésions qui paraissent s'être propagées de bas en haut.

Ce que l'on observe, même dans la lésion dia-épiphysaire, c'est un retentissement, plus ou moins marqué, sur le périoste diaphysaire. L'épaississement périostique va en diminuant à mesure que l'on s'éloigne de sa limite inférieure. La figure 42 donne une image de cette réaction périostique, dont l'intensité est souvent moindre.

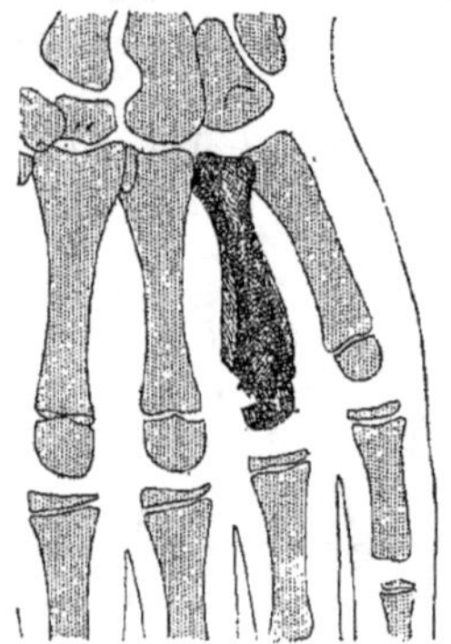

Fig. 42. — Forme dia-épiphysaire ; grosse réaction périostique.

Cette forme d'ostéites peut s'observer sur les phalanges. Nous en avons vu un exemple à la figure 36, mais on la trouve surtout sur les métacarpiens et les métatarsiens. Dans l'observation suivante, des lésions, ayant sur les métacarpiens un aspect nettement dia-épiphysaire coexistent avec des lésions diaphysaires totales des phalanges.

Cette forme anatomique est particulièrement intéressante, outre les particularités que nous venons de signaler, par son rôle d'agent destructeur du cartilage actif, qui lui donne le premier rang parmi les facteurs étiologiques du doigt dit rentrant. Nous étudierons ces cas dans la 2e partie de ce chapitre. L'observation qui suit se rapporte à cet ordre de lésions.

Obs. 87. — *Forme dia-épiphysaire. Destruction du cartilage de conjugaison. Lésions articulaires.* — L... Madeleine, 9 ans, à son arrivée à Berck, le 16 octobre 1908.

Examen a l'arrivée. — Tuberculose du bulbe supérieur du cubitus droit, multifistuleuse. — Spina-ventosa guéri du 2e métacarpien ; doigt rentrant.— Spina-ventosa du 1er métacarpien gauche fistuleux.— Spina-ventosa du 3e métacarpien gauche opéré-guéri. — Spina-ventosa de la

1re phalange du médius gauche fistuleux. — Spina-ventosa du 1er métatarsien droit ouvert et fistuleux. — Spina-ventosa du 1er métatarsien gauche ouvert et fistuleux.

RADIOGRAPHIE, *octobre* 1908. — *Main droite.* — *Index* : *Le 2e métacarpien* est atteint de lésions guéries, qui sont surtout marquées au niveau de son extrémité inférieure. Il est augmenté de volume dans toute son étendue, mais son extrémité inférieure se renfle en une masse arrondie sur laquelle repose le point épiphysaire, pas très atteint. Le métacarpien a 43 millimètres à droite pour 48 millimètres à gauche. *La première phalange* est plus longue et plus mince du côté malade, 31 millimètres pour 28 millimètres à gauche.

Main gauche. — *Le 1er métacarpien* est volumineux, son extrémité inférieure est largement détruite et une perte de substance importante s'ouvre dans l'articulation métacarpo-phalangienne. — *Le 3e métacarpien* présente des lésions analogues à celles du 2e métacarpien de la main droite ; il n'a que 40 millimètres pour 44 à droite. La diaphyse est très mince : 4 millimètres de largeur à sa partie moyenne, pour 5 millimètres 1/2 à droite. — *La 1re phalange du médius* est largement échancrée sur sa face interne. L'articulation inter-phalangienne n'est pas envahie.

EXAMEN, *le* 31 *août* 1910. — Etat général bon. Nombreux ganglions cervicaux.

Main droite: Au niveau de la face dorsale de l'extrémité inférieure du 2e métacarpien, cicatrice adhérente ; l'os est creusé et irrégulier. Les mouvements de la métacarpo-phalangienne sont limités. *L'index droit est rentré de 8 millimètres environ. Mesuré de la métacarpo-phalangienne à son extrémité, il a 3 millimètres de plus que celui du côté droit.* La flexion ne dépasse pas 45°.

Main gauche. — *Pouce :* Sur la face dorsale du 1er métacarpien, cicatrice de 2 centimètres, déprimée, adhérente. A la partie inférieure de la face palmaire, cicatrice de fistule. L'articulation métacarpo-phalangienne a complètement disparu ; la base de la phalange est soudée au métacarpien ; elle fait à la face palmaire une saillie marquée. Le pouce est plus court de 4 millimètres que le pouce droit. Les articulations carpo-métacarpienne et inter-phalangienne sont libres. — *Médius* : Cicatrice de fistules dorsales. Le doigt est rentrant. La base du doigt s'enfonce entre les métacarpiens 2 et 4.

La flexion métacarpo-phalangienne est nulle. On peut imprimer au doigt des mouvements d'hyperextension. Le métacarpien est volumineux au niveau de son extrémité inférieure ; le corps diaphysaire n'est pas atteint. — *Première phalange du médius*: Cicatrice sur sa face interne. La phalange est déformée, creusée profondément sur sa face interne, très diminuée de longueur, 35 millimètres pour 53 millimètres à droite. Les mouvements interphalangiens sont conservés.

A côté de ces cas, pourraient se placer, s'ils étaient mieux établis, ceux où le siège initial du foyer serait *épiphysaire*.

J'ai rencontré un exemple de lésions portant sur l'épiphyse d'un métatarsien *chez une enfant bacillaire* ; le D*r* Andrieu en a observé un autre cas, dans le service de M. Broca (1). Voici l'observation que j'ai recueillie :

Obs. 88. — *Lésions épiphysaires primitives.* — R... Pauline, 8 ans et demi, à son arrivée à Berck le 16 mars 1910.

Antécédents.— Père mort de tuberculose pulmonaire. Pas de maladie antérieure, vient à Berck pour *des adénites suppurées de la région carotidienne droite.* Abcès de la région occipitale d'origine osseuse. Il y a six mois, à la suite d'une longue marche, gêne au niveau de la base du deuxième orteil du pied droit. Douleur peu marquée. Envoyée à Berck avec le diagnostic de spina-ventosa.

Examen, *le 14 août* 1910. — Etat général bon. Cicatrice opératoire dans la région carotidienne droite ; plusieurs ganglions volumineux subsistent.

Pied droit : Pas de lésion des téguments au niveau de la base du 2e orteil, l'examen n'est pas douloureux. Léger épaississement de l'extrémité antérieure du 2e métatarsien. Les mouvements métatarsophalangiens sont conservés ; un peu douloureux, et limités.

Radiographie, *le 6 septembre* 1910.— Le point épiphysaire du 2e métatarsien du pied droit est augmenté de volume ; il présente une tache claire qu'entoure une zone noire. Il est incomplètement soudé à la diaphyse. Celle-ci n'est pas sensiblement plus grosse que celle du côté gauche.

L'articulation ne paraît pas très envahie. Le point épiphysaire de la 1re phalange est plus gros que celui du côté gauche. Cette 1re phalange est en flexion sur le métatarsien.

§2. — Déformations pouvant résulter des lésions de la phase active. — Pièces (2) et documents radiographiques.

Aux lésions profondes que nous venons d'étudier peuvent succéder des déformations qui, apparues au cours de cette période, sont fixées après la guérison du foyer.

Le premier cas observé de cet ordre a été publié dans

---

(1) Communication orale.
(2) Je n'ai rencontré qu'une pièce anatomique de ces difformités. J'emprunterai à M. Lannelongue, les descriptions qu'il donne des doigts qu'il a autopsiés.

la thèse de Goetz (2). Güterbock (3) en apporta un autre, sans décrire particulièrement la difformité. M. Lannelongue (4), en 1889, a individualisé des types cliniques que nous retrouverons, et donné des descriptions anatomo-pathologiques qui nous seront utiles. Ortholan (5), leur a consacré sa thèse. Durand (6) a apporté de ces faits quelques observations nouvelles.

Le travail de réparation arrive, dans une large mesure, à atténuer les effets de la destruction tuberculeuse, ou de l'hyperactivité de certains éléments des pièces osseuses. Ces derniers effets peuvent disparaître : l'hyperostose, nous l'avons vu figures 4 et 5, 22, se retrouve à peine sur l'os guéri ; l'allongement d'un os est de moins en moins perceptible quand les pièces homologues regagnent l'avance prise par la pièce malade ; cependant il peut y avoir excès et non avance de fonctionnement du cartilage dia-épiphysaire ; l'allongement peut donc être définitif (7). Des lésions très marquées à la phase active, peuvent disparaître. L'observation suivante en est un exemple ; elle démontre combien l'écart peut-être grand, entre la lésion et la déformation qui lui survit.

Obs. 89. — *Spina-ventosa non opéré du 2ᵉ métacarpien. Aspect à la période active ; examen clinique après guérison.* — R... Pierre, 4 ans et demi à son arrivée à Berck, le 10 juin 1908, sorti le 10 septembre 1910.

---

(1) Goetz, Obs. VII. — *Troisième métacarpien plus court* de 1 cent. 1/2 que celui du côté opposé. Aspect de *doigt rentrant*. — Goetz note bien la dépression qui répond, sur la ligne des articulations métacarpo-phalangiennes, à celle du 3ᵉ doigt, et l'enclavement de sa 1ʳᵉ phalange entre les voisines.

(3) Güterbock cité par Lannelongue, et in *Arch. f. path. Anat.* 1885.

(4) Lannelongue, *Cong. de Chir. français*, 1889.
Cette communication porte sur quatre observations dont celle qui avait été rapportée dans la thèse de Goetz ; les titres des trois autres sont les suivants :

Obs. I. — *Altérations tuberculeuses anciennes de la plupart des doigts de chaque main. — Subluxation et luxation de la 1ʳᵉ phalange de deux doigts. — Subluxation de la 2ᵉ phalange. — Pouce et annulaire rentrants. — Types de déformations complexes.*

Obs. II. — In th. de Goetz, *loc. cit.*

Obs. III. — *Spina-ventosa multiples, guéris et en voie d'évolution dans la main droite. — Déformation par luxation, avec dissection. — Doigt flottant.*

Obs. IV. — *Doigt repoussé par une ostéite tuberculeuse du 1ᵉʳ métacarpien.*

(5) Ortholan, Thèse de Paris, 1889.

(6) Durand, *Déformations et mutilations consécutives à la tuberculose osseuse des extrémités*. Thèse de Paris, G. Steinheil, 1903.

(7) Sur le fémur (coxalgie), ou le tibia (arth. du genou), la différence de longueur peut persister encore à la fin de la croissance (M. Ménard, communication orale).

Examen a l'arrivée. — Spina-ventosa fistuleux du 5e métacarpien gauche; spina-ventosa non suppuré du 2e métacarpien gauche. Spina-ventosa avec abcès du 2e métatarsien du pied droit.—Absence congénitale du péroné et de deux orteils du côté droit.

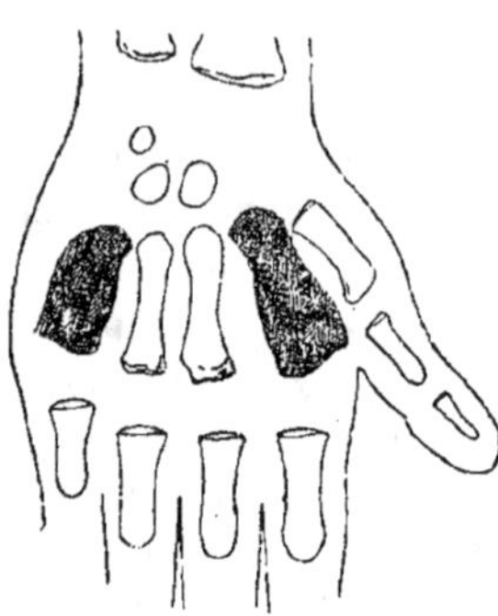

Fig. 43. — Dessin (main gauche, demi-grand. nat.), de lu radiographie faite le 15 juillet 1908. Le 2e métacarpien n'a pas été opéré.— Le 25 juillet 1910, à un examen clinique minutieux, on ne percevait plus de lésion de cet os (Obs. 89.)

Radiographie, le 15 juillet 1908 (fig. 43).— Le 2e métacarpien est complètement déformé; surtout élargi au niveau de son extrémité inférieure, 12 millimètres pour 7 millimètres du côté opposé; la base a 8 millimètres pour 7 millimètres à droite, et la longueur est de 28 millimètres des deux côtés. Taches de décalcification, zones plus foncées de réaction ostéo-périostique. Les points épiphysaires ne sont pas encore apparus.—Le 5e métacarpien est atteint de lésions diffuses; sa longueur est de 20 millimètres comme du côté droit; mais il a 10 millimètres de largeur au niveau de son extrémité supérieure, pour 6 millimètres à droite. Taches claires et sombres disséminées sur toute l'étendue de l'os. — Les phalanges des 2e et 5e doigts du côté malade, ont les mêmes dimensions que les correspondantes du côté sain.

22 mars 1909. Evidement du 5e métacarpien gauche sans séquestre. Le même jour évidement du 2e métatarsien droit.— 20 septembre 1909. Curettage des fongosités qui remplissent le trajet fistuleux au niveau du 5e métacarpien et du 2e métatarsien. — Le spina-ventosa du 2e métacarpien ne fut à aucun moment, l'objet d'un traitement chirurgical.

Examen, le 25 juillet 1910. — Pas de stigmates de syphilis. Le Wassermann a été négatif. Ganglions petits, durs et mobiles dans les régions carotidiennes et sous-maxillaires.

Le 2e métacarpien gauche ne présente aucune déformation; il est à peine épaissi; sa forme est régulière et sa largeur est égale à celle du *métacarpien opposé. Il est impossible d'affirmer cliniquement l'existence de la moindre lésion ancienne de cet os.*

Le 5e métacarpien est recouvert par une longue cicatrice, rouge et chéloïdienne, adhérant à l'os qui est notablement déformé. La tête du métacarpien fait saillie sur le bord interne de la main; la 1re phalange du 5e doigt est déjetée en dehors, et ce doigt est en partie recouvert par l'annulaire. L'espace interosseux est presque complètement comblé par l'élargissement du 5e métacarpien, qui a 5 millimètres en longueur de plus que celui du côté opposé. Le doigt est ainsi repoussé.

Pied droit: Sur la face dorsale du pied, qui ne présente que trois orteils, avec tous les signes habituels d'une absence congénitale du péroné, une cicatrice rouge et étoilée répond au 2e métatarsien, considérablement épaissi ; une radiographie, faite le 4 novembre 1909, montre que cet os était atteint de lésions diffuses avec maximum vers son extrémité antérieure.

L'activité du périoste respecté par le foyer tuberculeux, ou par l'acte chirurgical, peut réaliser des phénomènes de reconstitution osseuse que démontrent l'observation suivante et les figures qui s'y rapportent.

Obs. 90. — *Spina-ventosa multiples. Réparation osseuse après guérison.* — L... Georges, 2 ans et demi, à son arrivée à Berk, le 15 septembre 1909.

EXAMEN A L'ARRIVÉE. — Spina-ventosa multiples, dont plusieurs opérés à Paris *en juin* 1909 et encore fistuleux : 5e métacarpien droit; 3e métacarpien gauche. — Spina-ventosa opéré à la même date et cicatrisé du 4e métacarpien droit. — *A Berck*, le 7 février 1910 : Curettage de la fistule du 5e métacarpien droit dont on complète l'évidement; pas de séquestre; évidement du 3e métacarpien gauche, également fistuleux.

RADIOGRAPHIES. — 1° *Du mois de septembre* 1909, *(fig.* 44). — *Main droite* : Le 5e métacarpien est volumineux, présentant sur son bord interne, une profonde échancrure opératoire. Les lésions n'envahissent pas les articulations. Coque périostique. Longueur : de 2 millimètres plus court du côté gauche. — Le 4e métacarpien est en grande partie détruit; son extrémité supérieure est conservée ; une bande étroite de tissu osseux représente le bord externe de la diaphyse ; point épiphysaire conservé. L'articulation métacarpo-phalangienne n'est pas envahie.

Main gauche : Destruction étendue du 3e métacarpien dont l'extrémité supérieure subsiste, prolongée en bas par une pointe osseuse qui représente la face externe de la gaine périostique. En bas, le point épiphysaire n'est pas détruit. L'articulation métacarpo-phalangienne n'est pas envahie. La 1re phalange du 3e doigt a subi une ascension marquée et l'extrémité inférieure du médius arrive au niveau de celle de l'index.

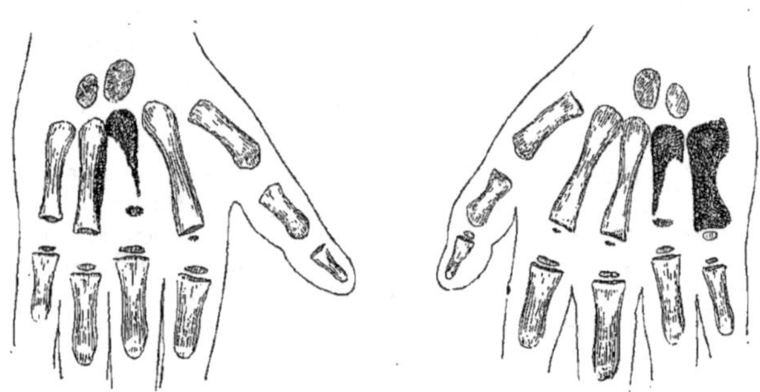

Fig. 44. — Reproduction de la radiographie des lésions en septembre 1909, 3 mois environ après l'opération faite à Paris (Obs. 90.) 1/2 grand. nat.

2° *Du 6 septembre* 1910, (*fig.* 45). — Elle permet de constater une *réparation nette* de ces lésions. — *Main droite* : Le 5e métacarpien est beaucoup moins gros que sur l'image précédente. Autour de l'évidement, qui apparaît encore, s'est formée une zone de tissu foncé qui reconstitue sensiblement la diaphyse dont l'extrémité supérieure reste seule très élargie. La zone dia-épiphysaire, le point épiphysaire et l'articulation métacarpo-phalangienne sont intacts. Le point épiphysaire est développé ; à gauche il apparaît à peine. — Le 4° métacarpien

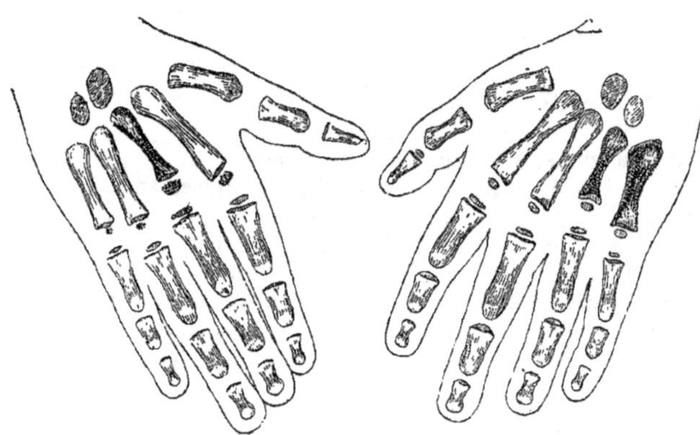

Fig. 45. — Reproduction de la radiographie du 6 septembre 1910, faite un an après celle que représente la fig. 44, et 15 mois environ après l'opération (Obs. 90.) 1/2 grand. nat.

est reconstitué sous l'aspect d'une mince diaphyse de tissu osseux qui réunit une extrémité supérieure de l'os primitif, à une extrémité inférieure de formation nouvelle. Ce métacarpien est grêle et court : il a 22 millimètres pour 28 millimètres du côté opposé. — La 1re phalange de l'annulaire est remontée à 5 millimètres au-dessus de la base de la 1re phalange du médius. Elle a 22 millimètres comme celle du côté gauche. Articulation intacte.

Main gauche : La reconstitution du 3e métacarpien est plus nette encore. La partie supérieure de l'os ancien est continuée par une petite tige de 3 millimètres d'épaisseur qui la réunit à une sorte de petit plateau qui la termine et est séparé, par une zone claire, du point épiphysaire, développé plus que du côté droit. L'articulation métacarpophalangienne est saine. Longueur dia-épiphysaire : 26 millimètres à gauche, pour 30 millimètres à droite. — La base de la 1re phalange du médius est remontée de 5 millimètres au-dessus de celle de l'annulaire. Cette phalange a 26 millimètres à gauche pour 25 à droite. La réaction périostique qui existait sur la face externe du 4e métacarpien a disparu.

Longueur des doigts médius gauche et annulaire droit : Le premier a 86 millimètres à gauche pour 88 millimètres à droite ; le second, 76 millimètres pour 85 millimètres à gauche, de la base du métacarpien à l'extrémité de la 3e phalange osseuse.

EXAMEN CLINIQUE, *le 25 juillet* 1910. — *Main droite* : Sur le 5e métacarpien, cicatrice dorsale adhérente à l'os qui est augmenté de volume, surtout vers sa partie supérieure. Pas de lésions métacarpo-phalangiennes. La flexion de la 1re phalange est limitée par la cicatrice dorsale qui se tend. — Sur la face dorsale du 4e métacarpien, cicatrice linéaire, au-dessous de laquelle on ne perçoit qu'une tige osseuse, grêle, qui est plus courte qu'à gauche : 4 centimètres 1/2 à droite pour 5 centimètres à gauche. Il en résulte une ascension de la 1re phalange du 4e doigt. Ses *mouvements de flexion se font très incomplètement*, par suite de cette ascension de la tête métacarpienne, et de la 1re phalange.

Main gauche : Sur la face dorsale du 3e métacarpien, cicatrice et trace de fistule adhérant aux plans profonds. Le métacarpien est irrégulier, il est plus court qu'à droite. Les mouvements de flexion de la 1re phalange du médius se font incomplètement comme ceux de la 1re phalange de l'annulaire gauche, mais pas de lésions articulaires.

Certaines lésions, au contraire, celles qu'au cours de la description de ces ostéites, nous avons appelées « graves », ont des effets qui échappent à la réparation, et engendrent de véritables difformités.

Nous les avons vu porter, à la phase active, sur l'os et le périoste, sur le cartilage dia-épiphysaire, sur les articulations.

I. — Déformations d'origine ostéo-périostique.

Elles sont réalisées par la destruction, plus ou moins étendue, des pièces ostéo-périostiques.

Ces lésions ont une efficacité qui s'exerce de la même façon au niveau de tous les petits os longs, mais dont l'expression clinique est différente au niveau des phalanges et du 1er métacarpien, essentiellement mobiles, et des quatre derniers métacarpiens.

1° *Déformations des doigts par lésions ostéo-périostiques des phalanges.* — SOLUTION DE CONTINUITÉ, DESTRUCTION. — La solution de continuité d'une pièce phalangienne ostéopériostique, au cours du spina-ventosa, est un incident qui compromet le doigt ; elle peut résulter de l'évolution du processus tuberculeux, qui, après la diaphyse, détruit la gaine de périostose (1) ; elle peut aussi être le fait d'une intervention malheureuse, soit que la gaine n'ait pas assez de résistance, parce qu'elle était trop jeune (résection sous périostée), parce qu'elle s'était mal développée, ou que son envahissement par l'ostéite raréfiante avait compromis sa solidité ; soit qu'au cours de manœuvres trop violentes, pour extraire un séquestre, on brise cette gaine.

La réparation osseuse d'une telle lésion est exceptionnelle ; a tuberculose, où qu'elle siège, permet rarement plus qu'une cicatrice fibreuse. J'ai rencontré un exemple de soudure osseuse entre un 1er métacarpien et la 1re phalange sous-jacente, qui avaient été réséqués, à la suite d'un envahissement articulaire ; le fait est rare (v. obs. 180).

L'expression clinique de cette lésion est le *doigt flottant*.

M. Lannelongue (2) a disséqué un doigt se présentant dans ces conditions. « Tout le corps et l'extrémité inférieure de la première phalange du cinquième doigt de la main gauche d'un enfant de 3 ans, ont été détruits autrefois par la tuberculose, et il ne reste de la première phalange que son épiphyse supérieure. En haut cette épiphyse s'articule comme à l'état normal avec le métacarpien ; mais en bas, un

(1) Voir p. 101 et fig. 25.
(2) LANNELONGUE : *Loc. cit.*, p. 60 ; autre cas de doigt ballant, in obs. III, *ibid.*

cordon fibreux de plus d'un demi-centimètre de long l'unit à l'extrémité supérieure de la deuxième phalange. Il en résulte que le doigt
est mobile dans tous les sens, c'est un doigt raccourci, flottant et
même ballant ».

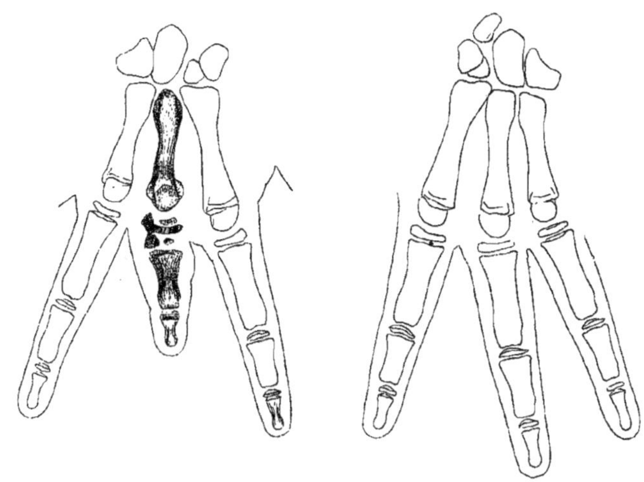

Fig. 46. — Destruction de la 1re phalange du médius : doigt plus court et ballant
il est en même temps *doigt rentrant*, par suite de la soudure dia-épiphysaire
prématurée du 3e métacarpien. — La 2e phalange est épaissie à sa base ; sa
longueur ne peut être réellement appréciée sur ce dessin, où le doigt est en
flexion, mais on voit que *son point épiphysaire est en partie détruit*. — Enfant
de 8 ans et demi. 1/2 grand. nat.

Le doigt ballant est toujours diminué de longueur (*fig.* 46),
mais il se distingue du *doigt plus court* (1), que nous décrirons, par sa mobilité anormale, qui répond à la solution de
continuité de son squelette ; le doigt seulement plus court,
conserve sa solidité. Il est évident que la mobilité du doigt
ballant est en rapport avec la longueur de la cicatrice fibreuse
qui relie les débris osseux. Le rôle de leviers, des pièces
squelettiques est, dans tous les cas, compromis.

Obs. 91. — *Forme de tuberculose à foyers multiples. Doigt flottant
(médius), par destruction de sa 1r phalange. Amputation.* — La...
Julienne, 18 mois, à son arrivée à Berck, le 10 juillet 1908.

(1) DURAND : Obs. II, VIII, in thèse.

Examen a l'arrivée. — Tuberculoses multiples. — *Membre supérieur droit* : Spina-ventosa fistuleux de la 2e phalange de l'index, gomme de la région métacarpienne. — *Membre supérieur gauche* : Spina-ventosa fistuleux de la 1re phalange du médius : deux gommes suppurées du bras. — *Membre inférieur droit* : Gommes suppurées au niveau du pli fessier, genou, face antérieure du tibia. — *Membre inférieur gauche* : Gomme suppurée de la face interne de la cuisse ; de la région sacro-iliaque.— Ostéite du malaire droit.

21 *juillet* 1908 : Ponction de l'abcès de la main droite. Thymol camphré.

10 *août* 1908 : Evidement du spina-ventosa du 4e métacarpien non fistuleux. — *Evidement de la* 1re *phalange du médius gauche* ; *séquestre total*; arthrite inter-phalangienne, curettage.

Ponctions répétées des abcès jusqu'en avril 1909.

18 *mai* 1909 : Spina-ventosa du 1er métatarsien gauche. Tuberculose du calcanéum droit, avec empâtement et point douloureux sur sa face externe.

Radiographie, *le* 24 *juillet* 1909. — *Main droite :* La 1re phalange de *l'index* est complètement détruite au niveau de son extrémité inférieure. L'articulation inter-phalangienne est envahie. — La 2e phalange est envahie par sa base qui est élargie. Son point épiphysaire est plus avancé que celui du côté opposé.

Main gauche : La 1re phalange *du médius* est détruite dans ses deux tiers inférieurs ; *il y a une solution de continuité complète dans l'axe osseux du doigt.* De la phalange subsiste l'épiphyse et la partie voisine de la diaphyse ; la 2e phalange est épaissie et elle a 3 millimètres de plus que celle du côté droit. Son point épiphysaire est développé tandis qu'il n'est pas apparu à droite. Le doigt est plus court ; le raccourcissement lié à la disparition partielle de la 1re phalange est légèrement compensé par l'allongement de la 2e phalange. — *Doigt flottant* par solution de continuité du squelette entre la 1re et la 2e phalange.

26 *juillet* 1909 : Amputation de l'index droit. Curettage du spina-ventosa du 1er métatarsien gauche. Amputation du médius gauche complètement ballant.

Obs. 92. — *Doigt flottant par destruction de sa* 1re *phalange.* — C... André, 4 ans, à son entrée à la maison Bouville, 1909.

Examen a l'arrivée. — Spina-ventosa du médius gauche avec destruction de sa 1re phalange. Spina-ventosa du pouce droit ; déformation de sa 1re phalange ; cicatrice. Spina-ventosa du 5e métacarpien gauche.

Début des lésions il y a trois ans, par le médius gauche. L'enfant avait été nourri au sein jusqu'à 15 mois, puis avait reçu du lait, de la viande.

Mai 1909 : Mal de Pott, 8e D. Séquestre du malaire. Otorrhée doite. On songe à amputer le médius.

Examen clinique. — *Médius gauche.* — Il est très déformé. Sur sa face dorsale, une fistule repose sur une cicatrice adhérente et déprimée ; autre fistule à la base de l'espace interdigital, entourée de téguments durs et rétractés. Sur la face palmaire, fistule sur l'axe du doigt.

Celui-ci est très raccourci, 4 cm 3 pour 6 cm 5 à droite. Ses 1re et 2e phalanges ont disparu ; elles sont remplacées par une masse fibreuse cicatricielle. On peut reconnaître, par la palpation, en déprimant les téguments à la base du doigt, l'épiphyse de la 1re phalange qui a subsisté et reste articulée avec la tête du métacarpien sus-jacent. En bas, la 3e phalange n'est pas détruite.

Le doigt est court, tassé sur lui-même, ayant l'aspect d'un cône à base supérieure. Il est mobile dans tous les sens par destruction de son squelette ; tout mouvement utile est impossible.

Pouce droit. — Sa 1re phalange est déformée ; sur ses deux bords, cicatrices de fistules. Elle est courte : 2 cm. 5 pour 3 cm. 2 du côté gauche. Les mouvements sont conservés ; le doigt n'est pas dévié. La 1re phalange a subi un tassement qui a diminué sa longueur, et, avec elle, celle du doigt qui reste fonctionnellement solide ; il n'y a pas eu solution de continuité de son squelette.

Affaissement. — Dans certaines conditions, la résistance d'une pièce phalangienne étant insuffisante, il se produit un affaissement qui peut d'ailleurs présenter des variations, donnant soit un tassement symétrique par rapport à l'axe, soit un tassement avec inflexion latérale.

Ces phénomènes se réalisent surtout lorsque la résistance d'une gaine périostique n'est pas suffisante, après un évidement ou une élimination spontanée de séquestre. Après la résection sous-périostée, le périoste subit une rétraction importante ; très souvent alors, il se produit, comme os nouveau, un noyau large et court. L'affaissement peut être spontané.

Le segment du doigt est plus court mais sa solidité subsiste. Il n'existe pas de mobilité anormale comme dans le doigt flottant. L'os, très réduit parfois, s'articule avec les pièces sus et sous-jacentes. Les parties molles du doigt éprouvent un tassement qui accentue, surtout à la face palmaire, la convexité des tissus ; les plis de flexion se rapprochent les uns des autres. La longueur des tendons dépasse celle du squelette et leur action en est diminuée d'amplitude.

Comme le fait très justement remarquer M. Lannelongue (1), le raccourcissement *du doigt* peut ne pas être aussi accentué que le raccourcissement *de la phalange* réduite : la pièce phalangienne sous-jacente pouvant subir, du fait du voisinage du foyer bacillaire, un allongement compensateur (obs. 94).

Obs. 93. — *Doigt plus court par affaissement symétrique d'une phalange, opérée.* — Bi... 2 ans et demi, à son arrivée à Berck, le 13 août 1909.

EXAMEN A L'ARRIVÉE. — Spina-ventosa de la 1re phalange de l'index gauche. Cicatrices de gommes sur la cuisse droite.— 20 *février* 1910 : la 1re phalange, déjà opérée à Paris, est curettée.

RADIOGRAPHIE, *le 8 août* 1909. — La 1re phalange de l'index est très altérée ; elle n'est plus représentée, en haut, que par un débris de coque périostique ; les articulations ne sont pas prises ; les restes de la phalange constituent un noyau osseux *court* et *large* qui s'articule avec les sus et sous-jacentes ; les restes de la phalange affaissée sur elle-même, ont 16 millimètres, pour 21 millimètres du côté droit ; *il n'y a pas de déviation du doigt.*

EXAMEN CLINIQUE, *le 25 juillet* 1910. — Bon état général. Nombreux ganglions cervicaux.

Main gauche. — Cicatrices opératoire et de fistules sur la face externe de la 1re phalange. Celle-ci est très courte et très élargie ; elle a 3 centimètres d'épaisseur et fait saillie à la face palmaire du doigt, qui est matelassée par une masse adipeuse. La flexion est très limitée (tendon trop long). Le doigt est plus court de 5 millimètres que du côté droit, non dévié sur son grand axe, fonctionnellement bon.

Obs. 94. — *Doigts plus courts, par affaissement d'une phalange non opérée.* — Bo.... 3 ans et demi, à l'arrivée à Berck, le 11 août 1909.

EXAMEN A L'ARRIVÉE. — *Spina-ventosa multiples.* — *A droite :* 1re phalange du médius, guérie avec destruction partielle. — *A gauche :* 1re phalange de l'annulaire, fistuleuse. 5e métacarpien non fistuleux.

Avril 1910 : mastoïdite gauche opérée le 18 avril.

RADIOGRAPHIE *d'août* 1909. — *Main droite.* — La *première phalange du médius est en partie détruite* ; au milieu de la diaphyse, est une tache claire qui répond à la base diaphysaire. La zone dia-épiphysaire et le point épiphysaire sont conservés. L'articulation métacarpo-phalangienne n'est pas envahie, et le métacarpien 3 n'est pas modifié. L'extrémité inférieure de la phalange est affaissée ; elle l'est plus en dehors qu'en dedans, et il en résulte une inclinaison du côté le plus détruit, de la

_____

(1) LANNELONGUE : *Loc. cit.*, Obs. I, p. 41 (pouce plus court).

2ᵉ phalange, et *une déviation du doigt en dehors pour ses phalanges 2 et 3.* L'articulation inter-phalangienne 1 n'est pas détruite. — *La 2ᵉ phalange est allongée de 2 millimètres,* son point épiphysaire est volumineux, celui du côté droit n'est pas visible. La base de la phalange est peu élargie.

Main gauche. — *Annulaire.* — La 1ʳᵉ phalange *est écrasée, élargie, détruite dans sa partie inférieure sans que les lésions aient atteint la surface articulaire.* La zone dia-épiphysaire et le point épiphysaire, deux fois plus volumineux qu'à droite, sont respectés et les articulations de la phalange ne sont ni l'une ni l'autre envahies. — La 2ᵉ phalange est plus longue de 2 mill. du côté malade. Son point épiphysaire est développé à gauche, non visible à droite. — La 3ᵉ phalange a 8 millimètres des deux côtés. *Dans son ensemble le 4ᵉ doigt est plus court à gauche par lésions de sa 1ʳᵉ phalange.*

5ᵉ *métacarpien* : Large perte de substance au niveau de la face interne de la diaphyse, intégrité des extrémités articulaires. Le point épiphysaire est marqué ; le métacarpien a 20 millimètres à gauche pour 24 à droite. La 1ʳᵉ phalange de l'auriculaire a 3 millimètres de plus du côté malade.

1ᵉʳ *métacarpien* : Augmenté de volume, peu déformé, même longeur des deux côtés, lésions vers son extrémité inférieure peu marquées.

Examen clinique, *le* 1ᵉʳ *août* 1910. — *Main droite.* — *Le médius* est augmenté de volume au niveau de sa 1ʳᵉ phalange qui a 5 centimètres du circonférence pour 3 centimètres de côté gauche. Le doigt a subi au niveau de l'articulation de la 1ʳᵉ avec la 2ᵉ phalange, une déviation qui le porte en dehors, son extrémité arrivant sur celle de l'index. Il est plus court : 60 millimètres à droite pour 70 millimètres à gauche ; son extrémité arrive au-dessus de celle de l'annulaire très peu au-dessous de celle de l'index. Les mouvements métacarpo-phalangiens sont conservés. La 2ᵉ phalange est immobilisée presque complètement dans son attitude vicieuse sur la 1ʳᵉ.

Main gauche. — La longueur *du 5ᵉ doigt,* de la styloide cubitale à son extrémité est égale des deux côtés. *Le raccourcissement, métacarpien est compensé par l'allongement de la 1ʳᵉ phalange.* — 1ᵉʳ *métacarpien* : Un peu augmenté de volume, tous les mouvements conservés ; le pouce gauche est plus court que le droit de cinq millimètres, pas de déformation. — 1ʳᵉ *phalange de l'annulaire* : Cicatrice de fistule sur la partie interne de sa face dorsale, adhérente à l'os. La phalange est grosse et courte, irrégulière. *Les mouvements de ses articulations sont conservés.* Longueur, 30 millimètres à gauche, pour 38 millimètres à droite ; le doigt dans son ensemble, présente un raccourcissement à gauche de 6 millimètres ; il est fonctionnellement excellent, non dévié sur son axe.

Etat général. — Bon, nombreux ganglions sous-maxillaires et carotidiens.

Obs. 95. — *Doigt plus court par affaissement symétrique de sa 2ᵉ phalange.* — B... Robert, 4 ans à son arrivée à Berck, le 13 avril 1910.

Examen a l'arrivée. — Spina-ventosa opéré et cicatrisé de la 2e phalange de l'annulaire gauche.—Tuberculose du radius gauche, du malaire droit. Gommes sur le bras gauche et le mollet droit.

Radiographie, *le 30 avril 1910.*-- *Deuxième phalange de l'annulaire gauche* : Elle est courte et large, ayant subi un affaissement complet et *symétrique* sur son grand axe. Elle a, de longueur, 10 millimètres pour 15 millimètres à.droite ; de largeur, 10 millimètres à gauche pour 8 millimètres à droite.

Les articulations sont respectées.

La 1re phalange a 24 millimètres pour 22 millimètres à droite ; le doigt dans son ensemble a ainsi 3 millimètres seulement de moins que celui du côté droit.

Deuxième métacarpien : Sa diaphyse est enveloppée d'une gaine périostique complète. N'a pas été opéré ; est guéri.

Examen clinique, *le 26 juillet* 1910. — *État* **général** très bon ; ganglions nombreux sous-maxillaires et carotidiens.

Main gauche. — Annulaire : La première phalange présente sur sa face dorsale deux bosselures, répondant à des gommes ramollies.

La 2e phalange est déformée ; une cicatrice irrégulière répond à sa face interne ; l'os est court et large. Les articulations sus et sous-jacentes ont conservé des mouvements, d'amplitude diminuée. La valeur fonctionnelle du doigt subsiste. Il a une solidité suffisante ; la limitation de ses mouvements tient à son raccourcissement (tendon trop long) ; son extrémité inférieure arrive au niveau de celle de l'index. La 2e phalange reste d'aplomb sur la tête de la 1re ; il n'y a pas de déviation latérale ; la 3e est de même, dans l'axe du doigt.

La diminution de longueur du doigt, liée au tassement de sa 2e pha·lange, est compensée, pour 2 millimètres, par l'allongement de sa 1re phalange.

Obs. 96.— *Pouce plus court par affaissement du 1er métacarpien.* — N..., Simonne 6 ans, à son arrivée à Berck, le 14 février 1908.

Examen a l'arrivée. — Multiples localisations bacillaires. —Spina-ventosa suppuré du 1er métacarpien gauche.—Tuberculose de bulbe supérieur du cubitus gauche. Ganglions sus-claviculaires gauches suppurés. Gommes de la face postérieure du bras gauche. Arthrite du coude droit. Tuberculose du cou-de-pied droit.

20 *mars* 1908 : Le cubitus droit est renflé sur les deux tiers de sa longueur.

30 *mars* 1908 : Tuberculose du calcanéum ayant envahi la médio-tarsienne et secondairement l'astragale ; postéro-tarsectomie totale. — Un volumineux séquestre du 1er métacarpien est extrait.

5 *mai* 1908 : Arthrite suppurée du coude. Essai de Hg, qui provoque stomatite. On donne KI. Signes de mal de Pott cervical qui reste douteux. Pas de modification par le traitement,

8 *septembre* 1909 : Curettage d'un abcès rétro-sternal, des ganglions suppurés du cou. Curettage du spina-ventosa du 1er métacarpien qui est resté fistuleux. Gros séquestre du cubitus droit. Curettage du cubitus gauche et du pied droit.

RADIOGRAPHIE *de juin* 1908. — Le 1er métacarpien est complètement déformé ; il est représenté par une énorme coque ostéo-périostique avec zones claires et foncées et disparition de la diaphyse osseuse. Les articulations ne sont pas envahies, mais la métacarpo-phalangienne est menacée.

EXAMEN CLINIQUE, *le* 1er *Septembre* 1910. — *Etat général* bon ; ganglions sous-maxillaires et carotidiens nombreux.

Main gauche : Au niveau du 1er *métacarpien* grosse déformation cicatricielle, avec saillies osseuses qui accentuent la dépression marquée à la face externe surtout. La partie inférieure du métacarpien fait une grosse saillie sur le bord externe de l'éminence thénar. La 1re phalange est en arrière de cette saillie, repoussée vers la face dorsale. Elle s'articule, avec conservation étendue des mouvements, avec la partie dorsale de l'extrémité métacarpienne. *Le pouce est très raccourci.* La 1re phalange s'enfonce dans les parties molles vers le métacarpien. Ce pouce réduit peut encore s'opposer utilement aux doigts 2e, 3e et 4e. Son articulation métacarpo-carpienne est libre.

Obs. 97. — *Déviation latérale de la 2e phalange, par affaissement partiel de l'extrémité inférieure de la 1re phalange opérée.*

H... André, 2 ans à son arrivée à Berck, le 18 août 1909.

EXAMEN A L'ARRIVÉE. — Spina-ventosa de la 1re phalange de l'annulaire gauche, et du 1er métacarpien gauche, du 2e métacarpien droit. — Les deux premiers ont été opérés.

RADIOGRAPHIE, *le* 27 *août* 1909. — *Main gauche.* — 1re *phalange de l'annulaire* : Elle est largement échancrée dans la partie interne de sa diaphyse ; la perte de substance intéresse l'extrémité inférieure de la phalange, non que l'articulation soit envahie, mais parce qu'il s'est fait un tassement de l'os évidé de ce côté. Il en résulte une chute en dedans de la base de la phalange sous-jacente. La 1re phalange a 1 millimètre de plus que celle du côté droit.

Main droite. — 2e *métacarpien* : Lésions guéries ; l'os a 3 millimètres de plus que celui de gauche.

EXAMEN CLINIQUE, *le* 20 *août* 1910. — *Main gauche.* — *Annulaire* : La 1re phalange est profondément excavée sur sa face interne ; elle paraît incurvée en dedans et la partie externe de sa tête fait saillie sur la face externe du doigt. La 2e phalange s'est inclinée du côté où s'est tassée la 1re phalange ; le 3e segment du doigt forme un angle obtus avec les deux premiers, ouvert en dedans. Mouvements interphalangiens limités.

Main droite. — *Index* : Il a 3 millimètres de plus que celui du côté gauche si l'on compte son métacarpien; cet allongement disparaît si on mesure le doigt de sa métacarpo-phalangienne à son extrémité.

INCURVATION, INFLEXION. — Elles répondent aux déformations du *corps* d'une phalange, sans solution de continuité, qui peuvent entraîner la déviation des segments sous-jacents du doigt; elles se distinguent, par leur siège, des déformations d'origine articulaire.

Ces déformations résultent de l'affaissement d'une phalange sur l'une de ses faces, et de l'aspect d'arc osseux plus ou moins fermé que prend la pièce squelettique; l'extrémité du doigt se trouve portée du côté de sa concavité; les épiphyses peuvent demeurer intactes; si l'inférieure, en particulier, est envahie par les lésions, elle peut subir une usure de la partie vers laquelle est déviée la phalange sous-jacente.

Il faut distinguer ces déviations de celles qui procèdent de la destruction d'une partie, interne ou externe, de la zone dia-épiphysaire et de la destruction consécutive de la symétrie de la croissance de l'os. M. Lannelongue signale parmi les causes d'incurvations, les décollements épiphysaires; je n'en ai pas observé d'exemple.

Obs. 98. — *Doigt dévié par inflexion du corps d'une 1ʳᵉ phalange.* — V... Guillaume, 12 ans, à son arrivé à Berck, le 17 janvier 1908.

EXAMEN A L'ARRIVÉE.— Adénites cervicales fistuleuses. Foyers osseux multiples. — Spina-ventosa suppuré et fistuleux de la 1ʳᵉ phalange du 5ᵉ doigt droit. Spina-ventosa de la 2ᵉ phalange du gros orteil droit. — Tuberculose des deux calcanéums avec fistules. Tuberculose du bulbe supérieur du cubitus droit. Adénite inguinale gauche suppurée.

2 *mai* 1908 : Exérèse de l'ongle du gros orteil droit. Incision médiane. La phalangette a complètement disparu. Grattage et réunion des deux fistules externe et dorsale par une incision. Pansement à plat. — Evidement du calcanéum droit. Séquestre. Evidement du calcanéum gauche. Ponctions des adénites.

19 *octobre* 1908 : Postéro-tarsectomie totale gauche. Résection du coude droit pour ostéo-arthrite constatée le 17 juin.

Du 2 mai 1908 au 11 juillet 1910 : Ponctions répétées d'abcès ganglionnaires, du malaire droit, sous-cutanés.

RADIOGRAPHIE, *le 26 juillet* 1910.— *Main droite.*— 1ʳᵉ *phalange du 5ᵉ doigt* : Elle est complétement déformée; le tissu ostéo-périostique qui la représente est incurvé sur son grand axe, à concavité postérieure.

Le 5e doigt est déjeté par ce fait en arrière, et en dedans. L'articulation inter-phalangienne est envahie. La 2e phalange, épaissie à sa base, est en flexion sur la première. — 1er *métacarpien* : Diaphyse avec taches de décalcification; gaine périostique peu développée (1), avec taches claires répondant à des trépanations spontanées. Longueur plus courte du côté malade : 37 millimètres pour 38 du côté gauche. En effet les lésions ont envahi le cartilage dia-épiphysaire, et le point épiphysaire lui-même. *Les articulations* carpo-métacarpienne et métacarpo-phalangienne ne sont pas envahies.

Examen clinique, *le 30 avril* 1910.— Depuis l'arrivée à Berck sont survenus la tuberculose des os du carpe et le spina-ventosa du 1er métacarpien de la main droite. Aucun des spina-ventosa n'a été opéré.

Main droite. — 5e *doigt* : Très déformé, gros à sa base; la 1re phalange est en hyperextension sur le métacarpien. La 2e phalange est immobilisée en flexion sur la 1re; l'articulation inter-phalangienne est prise. Les phalanges 2 et 3 sont déjetées en dedans, et, vu de dos, le doigt est presque en baïonnette; *une véritable inflexion en arrière et en dedans s'est produite au niveau du corps de la* 1re *phalange.* Celle-ci est de plus le siège d'une infiltration marquée des parties molles et ses diamètres transversaux et antéro-postérieur sont de 20 et 18 millimètres pour 12 et 10 millimètres sur le segment homologue du côté opposé. La 2e phalange, très envahie elle-même, est perdue dans l'infiltration; les mouvements de la 3e phalange sur la 2e subsistent. L'empâtement, dont le maximum répond à la base de la face dorsale de la 1re phalange remonte sur la face dorsale de la main en suivant le trajet de la gaine de l'extenseur qui parait prise. — 1er *Métacarpien* : Il est triplé de volume dans le sens antéro-postérieur. Une *fistule à la face palmaire*, se voit au niveau du pli d'opposition du pouce. La grosse infiltration des parties molles limite considérablement les mouvements. L'articulation métacarpo-phalangienne est prise; la 1re phalange est immobilisée en flexion, la 2e est fléchie sur la 1re.

Il faut encore distinguer les inflexions, des difformités dans lesquelles la déviation apparente du doigt est le résultat d'une dépression, plus ou moins profonde, creusée sur l'une de ses faces, et pouvant succéder soit à une élimination spontanée de grand séquestre, soit, plus souvent, à un évidement. Cette déformation est surtout nette sur les spina-ventosa des jeunes enfants, dont la réaction périostique a

---

(1) Un détail intéressant m'a frappé sur cette radiographie : sur la main, toutes les pièces osseuses sont le siège d'une décalcification en rapport avec l'existence d'une arthrite du poignet de ce côté où l'on observe et la mauvaise qualité de la gaine et l'inflexion du corps phalangien.

engendré les énormes bulles que nous connaissons. Les observations suivantes en témoignent :

Obs. 99. — *Grosses coques ostéo-périostiques des phalanges. Difformités, après guérison.* — Mo... Hélène, 2 ans, à son arrivée à Berck, le 13 mai 1910.

EXAMEN A L'ARRIVÉE. — Spina-ventosa suppuré et fistuleux de la 1re phalange de l'index gauche. — Gommes sur l'extrémité inférieure de la jambe gauche. Adénite sous-maxillaire médiane. Cicatrice au niveau de la face dorsale du nez (lupus).

EXAMEN CLINIQUE, *le* 29 *août* 1910. — *N'a pas été opérée.* Etat général bon. Ganglions sous-maxillaires.

Main gauche. — Déformation de la 1re phalange de l'index ; son squelette est constitué par une grosse coque ostéo-périostique qui donne au segment du doigt une épaisseur considérable, qu'accentue le coussinet cellulo-cutané de la face palmaire. Diamètres, trans. 15 millimètres pour 10 à droite ; ant. post., 22 millimètres pour 10 à droite. — Sur la face externe une grosse dépression au fond de laquelle une fistule fermée, adhère à l'os dans lequel elle semble s'enfoncer. Autre fistule fermée au fond de l'espace interdigital de l'index et du médius. Sur la face interne nouvelle dépression moins marquée avec fistule fermée. Les téguments de la face dorsale ont conservé leur souplesse presque complète ; l'os est peu déformé de ce côté. A la face palmaire, grosse convexité de la phalange, à laquelle répond un véritable matelas cellulo-adipeux. Le doigt est plus court que celui du côté droit de 4 millimètres ; vu par sa face dorsale, il semble arqué à concavité externe, son extrémité est portée en dehors ; vu de profil, sa base apparaît large, épaisse, grâce surtout à la saillie palmaire. Tous les mouvements sont conservés.

Ganglion sus-épitrochléen.

Obs. 100. — *Aspect incurvé d'un doigt, par destruction partielle de sa coque ostéo-périostique.* — Ga... Fanny, 3 ans, à son arrivée à Berck, le 15 novembre 1909.

EXAMEN A L'ARRIVÉE. — Spina-ventosa, opéré à Paris, de la 1re phalange de l'index droit. — Mal de Pott cervico-dorsal. Tuberculose de l'olécrâne droit. Adénite carotidienne droite. Mauvais état général.

RADIOGRAPHIE, *le* 7 *décembre* 1909. — *Index.* — 1re *phalange* : La diaphyse est complètement détruite ; il ne reste que la partie externe d'une volumineuse coque ostéo-périostique, largement ouverte en dedans. L'articulation inter-phalangienne est menacée.

EXAMEN CLINIQUE, *le* 25 *juillet* 1910. — *Main droite.* — *Index* : Une dépression considérable de sa face interne donne au doigt un aspect incurvé à concavité interne, très marqué ; au contraire la face externe de sa 1re phalange est fortement convexe. Les mouvements inter-phalangiens sont limités ; les métacarpo-phalangiens sont conservés.

Torsion.— Elle peut résulter d'un mouvement, plus complexe encore, imprimé au doigt au cours d'un affaissement de la diaphyse d'une de ses phalanges ; ce mouvement provoque une déformation souvent combinée à l'incurvation. On peut la distinguer au point de vue *pathogénique* des déviations ayant pour siège les articulations. Elle appartient en clinique, comme ces dernières, aux déformations dites complexes. Ainsi que l'écrit M. Lannelongue, elles sont le fait du peu de solidité, de l'os nouveau ; elles sont fréquentes après les résections sous-périostées, ou les interventions sur des spina-ventosa dont la gaine n'est pas suffisamment résistante. « Ce sont habituellement les premières phalanges des doigts qui offrent des exemples d'incurvations ». De même, on trouve sur ces 1res phalanges la torsion, pour la réalisation de laquelle, il est utile aussi qu'un segment digital sous-jacent, assez long, soit, passivement le plus souvent, l'agent de la déformation, qu'il s'agisse de l'incurvation ou de la torsion. Dans celle-ci les faces du doigt sont déplacées ; la dorsale par exemple, sera plus ou moins externe, l'externe deviendra palmaire, la palmaire regardera en dedans, etc. (Lannelongue.)

Obs. 101.— *Mouvement de torsion au niveau d'une* 1re *phalange.* — Gu..., 3 ans 1/2, à son arrivée à Berck, le 11 août 1909.

Examen a l'arrivée. — Spina-ventosa du 1er métacarpien droit; du 3e métacarpien gauche; de la 1re phalange de l'annulaire droit. Toutes ces lésions sont fistuleuses.

Radiographie, *le* 20 *décembre* 1909. — *Main droite.* — 1re *phalange de l'annulaire* : Lésions de toute la diaphyse, grosse réaction périostique. Destruction du cartilage dia-épiphysaire; os plus court de 3 millimètres, irrégulier, ayant subi un mouvement de *torsion* suivant son grand axe.

Examen clinique, *le* 25 *juillet* 1910. — Foyers cicatrisés. — *Main droite* : L'annulaire est très déformé; il est, au-dessous de la 1re phalange, complètement déjeté en dedans, et il a subi un mouvement de torsion qui porte sa face dorsale de ce côté. — La 1re phalange est immobilisée en extension sur le métacarpien. Les mouvements inter-phalangiens sont très diminués. — La 2e phalange, dans le mouvement qui a réalisé la déformation due à la torsion siégeant sur la 1re phalange, tend à se subluxer en avant. Le 4ᵉ doigt est plus court, du côté droit, de 6 millimètres environ.

Gros ganglion sus-épitrochléen.

Main gauche : Grosse tuméfaction entourant les tendons extenseurs, sur lesquels elle remonte ; les doigts sont en légère flexion ; leurs mouvements d'extension sont difficiles.

2° *Déformations des doigts par lésions ostéo-périostiques des métacarpiens.* — La fixité relative des quatre derniers de ces os donne à leurs lésions un aspect clinique différent. Le rôle de pièce basale qu'ils remplissent, explique les modifications de longueur que leurs déformations impriment au doigt sous-jacent.

Solution de continuité, Destruction. — Leurs conséquences peuvent être moins graves que celles des mêmes lésions des phalanges, étant donné le rôle d'attelles que jouent les métacarpiens voisins. Si la destruction porte sur l'extrémité inférieure de l'os, et intéresse les moyens d'union à celle-ci de la 1ʳᵉ phalange du doigt, il en résultera, après guérison du foyer, un doigt ballant. Cette difformité ne se produit pas lorsque la destruction respecte la tête métacarpienne et l'articulation sous-jacente.

Mais, par rapport à la longueur du doigt, la destruction d'un métacarpien, où qu'elle siège, entraîne une ascension de la 1ʳᵉ phalange qui s'enfonce entre les tiges métacarpiennes voisines. Ce déplacement est le résultat de la traction exercée par les muscles fléchisseur et extenseur ; il est limité par le ligament inter-métacarpien. Il n'y a plus concordance, comme l'a montré M. Lannelongue, entre les plis cutanés et les points ostéo-articulaires qui normalement leur répondent. Le doigt subit un mouvement d'ascension de son squelette, qui distingue cette forme de *doigt rentrant* de celle que réalise l'arrêt de développement d'un métacarpien, dans laquelle le doigt manque de descendre.

Un détail intéressant à noter est la possibilité d'une compensation relative du raccourcissement apparent du doigt, lié à l'ascension de sa phalange supérieure, par un allongement pathologique de cette phalange, comme celui qui existe à l'observation 103. Le doigt, mesuré de son articulation métacarpo-phalangienne à son extrémité, peut donc être plus long, mais n'est *jamais plus court* que celui du côté sain, ce qui le distingue, par conséquent, de la déformation réalisée par la destruction d'une phalange, ou doigt *plus court*.

Nous avons rencontré de nombreux exemples de ces difformités ou *doigts rentrants* (obs. 35, 45, 90), par destruction des métacarpiens ; nous verrons, page 169, que le même aspect clinique peut être réalisé par arrêt de développement, sans perte de substance de ces os.

Obs. 102. — *Doigt rentrant (médius) par destruction de son métacarpien.*— H..., 6 ans, à son arrivée à Berck le 11 août 1909.

EXAMEN A L'ARRIVÉE. — Spina-ventosa du 3ᵉ métacarpien droit ; le doigt est cicatrisé ; doigt rentrant. — Arthrite multifistuleuse du coude gauche.

EXAMEN CLINIQUE, *le 5 septembre* 1910.— *Main droite.* — *Médius :* Sur la face dorsale du 3ᵉ métacarpien, cicatrice répondant à une dépression profonde qui adhère à l'os.

Le métacarpien est nettement plus court que celui de gauche.

Les 1ʳᵉˢ phalanges étant fléchies, on remarque : 1º *la flexion imparfaite* de la 1ʳᵉ phalange du médius ; 2º *la dépression* qui répond à son articulation métacarpo-phalangienne, par rapport aux métacarpiens 2 et 4.

Le doigt étendu, son extrémité inférieure se trouve à 6 millimètres au-dessus de celle de l'annulaire, à 4 millimètres au-dessus de celle de l'index. La longueur du radius à son extrémité, est de 70 millimètres à droite et de 80 millimètres à gauche. *La longueur du doigt, de son articulation métacarpo-phalangienne à son extrémité, est égale des deux côtés.*

Mouvements inter-phalangiens normaux ; les métacarpo-phalangiens sont limités dans la flexion.

Pas de ganglion sus-épitrochléen. Etat général bon.

Obs. 103. — *Doigt rentrant (index) par destruction de son métacarpien.* — B..., Andrée, 6 ans, à son entrée à Berck, le 10 octobre 1908, sortie le 10 octobre 1909.

EXAMEN A L'ENTRÉE. — Spina-ventosa du 2ᵉ métacarpien gauche fistuleux.

6 *décembre* 1908 : Issue d'un séquestre.

4 *janvier* 1909 : Intervention ; la partie supérieure de l'os subsiste seule, à l'état de caverne bourrée de fongosités. On enlève sa paroi postérieure.

7 *juillet* 1909 : La plaie va bien ; est elle fermée le 26 août.

Radiographie (*fig.* 47), *d'octobre* 1908. — *Le* 2e *métacarpien* gauche est détruit dans sa moitié inférieure; il n'a plus que 28 millimètres pour 42 millimètres du côté opposé. Le point épiphysaire très altéré

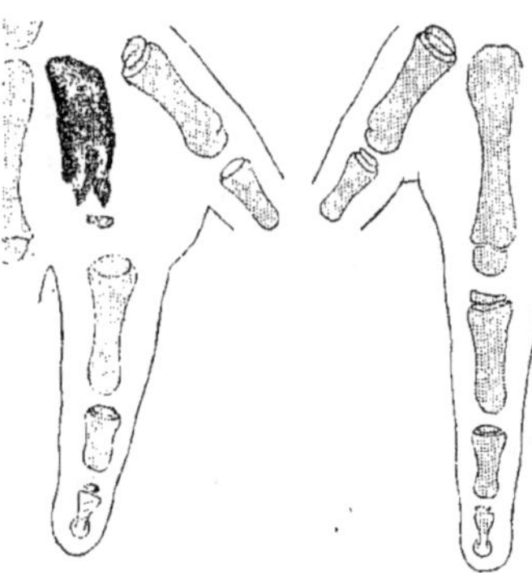

apparaît isolé, au milieu d'une zone grise fongueuse; au-dessus de lui, débris de la diaphyse, dont la moitié supérieure est représentée par une coque d'hyperostose qui paraît épaisse. Elle a 12 millimètres de largeur. L'articulation inférieure est atteinte. — *La* 1re *phalange* est altérée au niveau de sa base, son point épiphysaire est plus soudé à la diaphyse qu'à droite. La 1re phalange a 26 millimètres à gauche pour 24 millimètres à droite; elle a dû subir un allongement de 2 millimètres.

Fig. 47.— Doigt rentrant (index), par destruction de son métacarpien. — Allongement compensateur de sa 1re phalange (Obs. 103.) 1/2 grand. nat.

II. — Déformations par atteinte du cartilage actif.

Elles peuvent résulter soit de la destruction ou de l'ossification prématurée de ce cartilage, qui ont l'une et l'autre pour effet de créer un *raccourcissement* des pièces osseuses, soit de l'excès d'activité de la zone dia-épiphysaire, qui détermine un *allongement* de l'os. Les difformités liées aux deux premières causes s'accentuent avec l'âge; elles peuvent être créées par l'acte opératoire.

L'aspect clinique réalisé diffère suivant que la lésion siège sur une phalange ou sur un métacarpien.

1° *Atteinte du cartilage actif des phalanges.* — Le raccourcissement *du doigt* peut n'être pas égal à celui *de la phalange*, en raison d'un allongement compensateur d'une pièce sus ou sous-jacente. En réalité, ici, cet allongement est peu fréquent. L'aspect clinique est celui du doigt plus court, avec ou sans déviation coexistante; la longueur, de l'articulation métacarpo-phalangienne à l'extrémité du doigt, est diminuée.

Il peut y avoir, comme dans l'observation suivante, combinaison de doigt plus court et de doigt rentrant, ce dernier étant lié à l'ossification prématurée du métacarpien voisin du foyer phalangien.

Obs. 104. — *Phalange plus courte* (1re *phalange de l'annulaire*), *par atteinte de son cartilage actif. Cas non opéré.* — H... Henriette, 12 ans, à son arrivée à Berck, le 10 février 1909, sortie le 16 décembre 1909.

EXAMEN A L'ARRIVÉE. — Tuberculose à foyers multiples. — *Membre supérieur droit* : Spina-ventosa du 5e métacarpien. *Spina-ventosa actuellement fermé de la* 1re *phalange de l'annulaire.* — Gomme sous-cutanée de la partie postérieure de l'articulation radio-carpienne. Grosse adénite sus-épitrochléenne suppurée non ouverte. Adénite axillaire.

Membre supérieur gauche : Spina-ventosa du 5e métacarpien actuellement fermé. — Abcès de la face dorsale du poignet prêt à s'ouvrir, dont l'origine paraît être dans la 2e rangée du carpe. Adénite sus-épitrochléenne suppurée. Adénite axillaire; ganglions carotidiens et sous-maxillaires bilatéraux.

RADIOGRAPHIE *de février* 1909. — *Main droite.* — 1re *phalange de l'annulaire* : Lésions de l'extrémité supérieure de la diaphyse, envahissant le cartilage et l'épiphyse. Ces lésions sont plus accentuées sur le bord interne de la phalange qui a éprouvé de ce côté, une sorte de tassement d'où résulte une déviation du corps diaphysaire en dedans. Le bord externe de la base de la phalange est repoussé en dehors. La phalange a subi un mouvement de subluxation en avant. Longueur, de 34 millimètres à droite, pour 40 millimètres à gauche. — 4e *métacarpien* : Il a

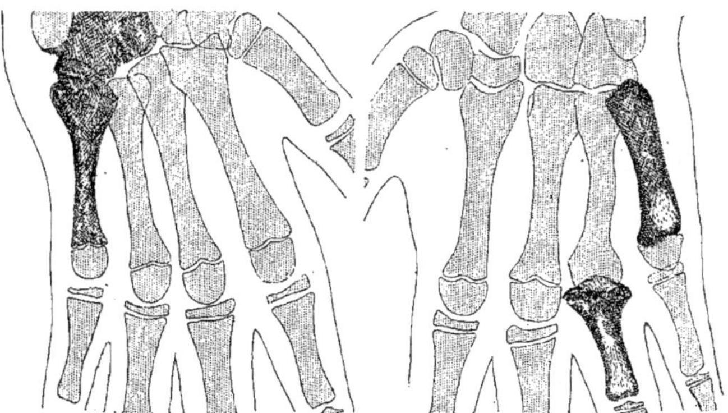

FIG. 48. — 1re phalange de l'annulaire droit, plus courte par atteinte de sa zone active. — Le métacarpien sus-jacent est plus court par ossification prématurée de son cartilage dia-épiphysaire (Obs. 104.) 1/2 grand. nat.

réalisé une ossification prématurée de son cartilage dia-épiphysaire, longueur 56 millimètres pour 58 millimètres. — 5e *métacarpien* : Sur l'extrémité inférieure de la diaphyse, tache claire occupant la partie interne de l'os qui est élargi et plus court de 1 millimètre. Articulation non envahie.

Main gauche. — 5ᵉ *métacarpien* : Lésions de sa base, avec arthrite métacarpo-carpienne et médio-carpienne paraissant très nettement consécutive à des lésions de la base de l'os qui s'ouvrent dans l'interligne métacarpo-carpien (*fig.* 48).

L'allongement d'une phalange (1) et, par suite, l'aspect clinique *du doigt plus long*, est réalisé soit par un foyer de l'os lui-même, soit par des lésions portant sur la pièce voisine, figures 50, 21. Dans le premier cas, le maximum d'influence sur le cartilage actif est obtenu, nous l'avons vu déjà, par le foyer situé sur l'extrémité opposée de la phalange, figure 27. Ce sont ces cas dans lesquels se font les envahissements inter-phalangiens, figure 31. Le diamètre transversal de la phalange est augmenté en même temps que sa longueur. Au contraire, dans le second cas, la longueur seule augmente, figure 26. Le dépôt de couches périostiques soit sur la base, soit sur l'extrémité distale de la phalange traduit l'envahissement articulaire (*fig.* 40, et 55), qui n'est pas nécessaire pour cet allongement (obs. 91, 95).

Obs. 105. — *Doigt plus long. Excès d'accroissement de sa première phalange. Foyer actif vers l'extrémité distale de cet os.* — B... Andrée, 4 ans 1/2, à son arrivée à Berck, le 7 juillet 1909.

Examen a l'arrivée. — Spina-ventosa suppuré et fistuleux de la 1ʳᵒ phalange du médius droit; spina-ventosa de la 1ʳᵉ phalange de l'auriculaire droit. — Ostéite tuberculeuse du tibia gauche.

Radiographie, *le 25 novembre* 1909. — *Médius droit* : Sa première phalange est très augmentée de volume (*fig.* 49). *Largeur* : 13 millimètres à droite pour 7 millimètres à gauche. — *Longueur* : 30 millimètres à droite pour 27 à gauche. *Le maximum des lésions siège au voisinage de l'extrémité inférieure de l'os; immédiatement au-dessus de cette extrémité, large tache claire qu'entoure une zone foncée, interrompue vers l'extrémité articulaire qui semble très menacée. La réaction périostique*

(1) M. Lannelongue décrit ainsi un allongement phalangien :
Main droite : L'index présente une 1ʳᵉ phalange beaucoup plus longue qu'elle ne doit être, et cependant sa conformation est normale; il n'y a pas d'augmentation de volume correspondante et il n'existe aucune trace d'abcès ni de cicatrice à son niveau; la mère de l'enfant nous assure qu'il n'y a pas eu de mal dans cette partie du doigt, mais seulement au niveau de l'articulation de la 1ʳᵉ et de la 2ᵉ phalange. L'articulation métacarpo-phalangienne de l'index est normale. La seconde phalange est réduite dans sa longueur de moitié, et il semble qu'il y ait une subluxation, de l'extrémité supérieure de cette phalange en arrière » (Obs. 1., p. 67, loc. cit)
Durand, in obs. V., décrit un médius allongé au niveau de sa 1ʳᵉ phalange.

est maxima en dedans et la phalange est plus convexe de ce côté. Vers son extrémité supérieure, tache grise qui comprend le point épiphysaire très volumineux. — La zone dia-épiphysaire tend à disparaître. L'articulation inférieure est très menacée. Il résulte de la destruction de la symétrie de l'extrémité inférieure de la phalange, une déviation de la phalange sous-jacente vers le côté externe. — La deuxième phalange commence à réagir par son périoste. Elle est en flexion sur la première.

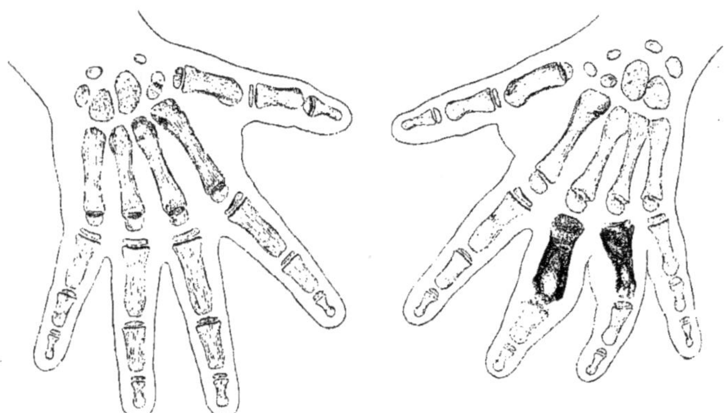

Fig. 49. — Allongement de la 1re phalange du médius droit (Obs. 105). 2/5 de grand. nat.

Sa zone dia-épiphysaire est plus ossifiée que du côté gauche, son point épiphysaire plus volumineux.

Annulaire : Grosse déformation, qui s'oppose à la description qui précède, de la 1re phalange du médius. Au voisinage du cartilage dia-épiphysaire, une tache de décalcification empiète sur ce cartilage, dont l'ossification se fait en dedans, et qui est détruit en dehors. Le point épiphysaire est beaucoup plus gros qu'à gauche. Au-dessus de sa base très élargie, la partie inférieure du corps phalangien est déviée en dehors, et ceci résulte d'un affaissement de la partie externe de la base de la phalange. *Longueur : 25 millimètres à droite et 26 à gauche.*

27 décembre 1909 : Grattage de la première phalange du médius et de l'annulaire de la main droite. Pas de séquestre.

EXAMEN CLINIQUE, *le* 31 *août* 1910.— Etat général bon. Gros ganglions sous-maxillaires droits et gauches, carotidiens.

Main droite. — *Médius* déformé ; sur la face dorsale de sa 1re phalange, traces de fistule. La face dorsale de la phalange est aplatie et un peu déprimée ; élargie transversalement, surtout au niveau de son extrémité inférieure ; elle a 51 millimètres à droite pour 45 millimètres à gauche de longueur.

L'articulation métacarpo-phalangienne est respectée. *L'inter-phalangienne est prise* ; les mouvements de flexion et d'extension sont très limités ; maximum de flexion angle droit.

Annulaire : Cicatrice sur sa face dorsale, au niveau de la 1re phalange qui est très irrégulière, déprimée sur cette face. Elle a 42 millimètres des deux côtés.

Mouvements entre les phalanges 1 et 2, limités : *le doigt ne peut être* étendu complètement.

Conclusion : 1° *Médius* : lésions maxima loin de la zone épiphysaire ; le doigt a 8 centimètres pour 7 1/2 à gauche. Si on fait fléchir les phalanges 2 et 3, et les 1res sur les métacarpiens, la 1re phalange du médius fait saillie par son extrémité inférieure au-dessous de la ligne des 1res articulations inter-phalangiennes. Le doigt est allongé, par allongement de sa 1re phalange, de 5 mill. environ.

2° *Annulaire*. Les lésions siègent près du cartilage fertile qui est atteint. La phalange n'est pas allongée.

Obs. 106. — *Doigt plus long par excès d'accroissement de sa première phalange ; opéré.*

R... Emile, 3 ans, à son arrivée à Berck, le 16 septembre 1909.

Examen a l'arrivée. — Spina-ventosa fistuleux de la 1re phalange de l'annulaire de la main droite, *opéré à Paris.* Spina-ventosa fistuleux de la 1re phalange de l'index gauche. Non opéré.

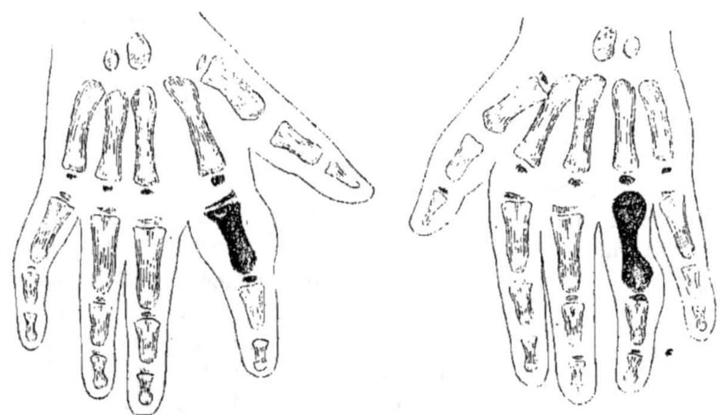

Fig. 50.— *Main droite.* Allongement de la 1re phalange de l'annulaire ; ce doigt est plus long de 5 mill. — *Main gauche.* 1re phalange de l'index portant des lésions plus voisines de la zone active ; allongement minime, 1 mill. (Obs. 106). 1/2 grand. nat.

Radiographie, *le 20 septembre 1909.* — *Main droite.* — *Annulaire :* Sa 1re phalange a 26 millimètres de longueur pour 20 du côté gauche ;

8 millimètres de largeur pour 7 millimètres à gauche. Le point épiphysaire est plus développé à droite. Large tache claire sur l'extrémité *inférieure* de la diaphyse. Articulations saines.

Main gauche : La première phalange de l'index a 1 millimètre de longueur de plus que l'homologue de droite, 3 millimètres de plus de largeur au niveau de sa base; pas de lésion du point épiphysaire.

RADIOGRAPHIE, *le 27 juillet* 1910 *(fig.* 50). — Aspect différent des lésions, qui paraissent guéries.

Main droite : Au niveau de l'extrémité inférieure de la 1re phalange de l'annulaire, tache arrondie entourée d'une zone foncée. Sur son bord interne, la diaphyse est excavée. Son point épiphysaire est plus gros sa soudure presque complète.

Dimensions : Dia-épiphysaire 26 millimètres pour 21 millimètres à gauche. Articulations saines.

Main gauche : La 1re phalange de l'index, élargie au niveau de sa base, présente, au-dessous de celle-ci, une déformation diaphysaire avec concavité marquée sur son bord interne. Le point épiphysaire est plus gros qu'à droite.

EXAMEN CLINIQUE, *le* 10 *août* 1910. — Etat général bon, polymicro-adénopathies. Souffle bronchique.

Main droite : La 1re phalange de l'annulaire porte, sur sa face interne, une cicatrice excavée, au niveau de laquelle la peau adhère aux plans profonds. La 1re phalange, mesurée cliniquement, a 4 centimètres à droite pour 3 cm. 5 à gauche, et l'annulaire se trouve aussi long que le médius. Mouvements conservés.

Main gauche : La 1re phalange de l'index a la même longueur que l'homologue de droite. Elle présente un épaississement qui la rend fusiforme. A la base du 2e espace interdigital, cicatrice de fistule répondant au maximum des lésions vues sur la radiographie. *Tous les mouvements sont conservés.*

2° *Déformations par atteinte du cartilage actif des métacarpiens.* — RACCOURCISSEMENTS. — Ils succèdent à la destruction du cartilage, soit spontanée, soit provoquée. Je veux parler ici des lésions de la zone active dans *la forme totale* des ostéites tuberculeuses; il en est ainsi dans les observations suivantes, où elles accompagnent une déformation ostéo-périostique qu'elles accentueront.

Obs. 107. — *Doigt rentrant après un spina-ventosa type.*— D... Andrée, 3 ans, à son arrivée à Berck, le 16 juin 1909.

EXAMEN A L'ARRIVÉE. — Spina-ventosa du 3e métacarpien gauche, suppuré et fistuleux. Ganglions fistuleux de la région sous-maxillaire.

RADIOGRAPHIE, *le* 10 *juillet* 1909. — *Le* 3ᵉ *métacarpien* est atteint dans sa totalité, il est engainé d'une couche d'hyperostose, qui présente une large brèche sur sa face externe, à travers laquelle apparaît un important séquestre diaphysaire. Le 3ᵉ doigt à 57 millimètres de ce côté pour 55 millimètres à droite.

Le 4 *octobre* 1909 : Evidement et extraction d'un *gros séquestre comprenant toute la diaphyse.*

EXAMEN CLINIQUE, *le* 25 *juillet* 1910.— Pas de stigmates de syphilis ; polymicroadénopathies ; multiples cicatrices dans la région sous-maxillaire gauche.

Main gauche : Sur la face dorsale du 3ᵉ métacarpien, large cicatrice avec fistule fermée. L'os est épaissi dans les deux sens. L'extrémité du 3ᵉ doigt gauche arrive au niveau de l'extrémité de l'index et à 5 millimètres au-dessus de l'extrémité de l'annulaire. L'allongement que l'on constate sur la radiographie de Juillet 1909, période active de la lésion s'oppose au raccourcissement constaté en août 1910. Le médius s'enfonce dans le métacarpe entre les doigts voisins. *Ses mouvements de flexion sont limités*, et ne dépassent pas un angle très obtus. La tête métacarpienne est en retrait et une dépression apparaît sur la ligne des articulations métacarpo-phalangiennes quand on fait fléchir au maximum les premières phalanges.

Obs. 108. — *Doigt rentrant par allongement moindre de son métacarpien.* — B... G., 3 ans, à son arrivée à Berck, le 11 août 1909.

EXAMEN A L'ARRIVÉE. — Spina-ventosa du 4ᵉ métacarpien gauche. Arthrite du coude gauche. Ostéite des deux malaires.

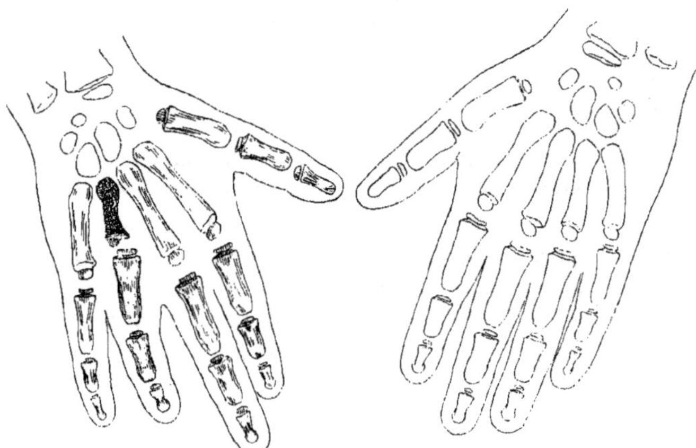

FIG. 51. — Doigt rentrant par raccourcissement du métacarpien sus-jacent et ascension de la 1ʳᵉ phalange (Obs. 108). 1/2 grand. nat.

RADIOGRAPHIE, *d'août* 1909. — **4e** *métacarpien gauche* : Il est notablement plus court que celui du côté droit ; il a 16 millimètres de longueur diaphysaire, pour 24 millimètres du côté droit. Son point épiphysaire est notablement plus petit qu'à droite. Le corps du métacarpien n'est pas très déformé.

1re *phalange de l'annulaire* : Elle a 1 millimètre de moins à gauche qu'à droite. Elle s'enfonce par sa base, qui est à 15 millimètres au-dessus de celles des 1res phalanges voisines, entre le 3e et le 5e métacarpien . Les articulations ne sont pas atteintes.

EXAMEN CLINIQUE, *le* 28 *juillet* 1910.— *Main gauche. - 4e métacarpien* : Sur sa face dorsale, cicatrices de fistules. On reconnaît difficilement le métacarpien, notablement plus court. Au niveau de sa tête, sur la ligne des articulations métacarpo-phalangiennes, une dépression est très marquée, dans laquelle s'enfonce la 1re phalange de l'annulaire.

Les mouvements de flexion de cette phalange sont *très limités*, par suite de l'ascension de son articulation. Le 4e doigt descend, à gauche, à 19 millimètres moins bas qu'à droite, arrivant très peu au-dessous de l'extrémité inférieure de l'auriculaire. A la face palmaire une saillie très marquée est constituée par les parties molles du doigt rentré dans le métacarpe. Le doigt est solide et utile ; la limitation de la flexion est gênante.

La forme dia-épiphysaire, comme nous l'avons déjà vu, figures 37, 38, réalise le plus souvent cette destruction de la zone active :

Obs. 109.— *Doigt rentrant après lésions dia-épiphysaires.* — B… Marius, 6 ans et demi, à son arrivée à Berck, le 11 mars 1903.

EXAMEN A L'ARRIVÉE. — Adénite tuberculeuse cervicale gauche suppurée. Mal de Pott lombo-sacré. Abcès dans la fosse iliaque gauche. Ostéo-arthrite du coude gauche.— *Avril* 1905, *spina-ventosa du* 2e *métacarpien gauche*, ganglion sus-épitrochléen. Ponction de l'abcès qui se forme. — 24 *septembre* 1905, l'évidement de la fistule conduit à l'extrémité inférieure du 2e métacarpien dans une caverne où il n'y a pas de séquestre et qui ne communique pas avec l'articulation. L'extrémité inférieure seule est prise. — 3 *juillet* 1906, le coude droit devient douloureux. — *Mars* 1907. Ostéite du maxillaire inférieur. — 6 *août* 1908, Fracture du col chirurgical de l'humérus gauche (chute).— *Traitement de février à juin* 1909, injections de biodure de Hg ; on avait déjà donné 2 grammes par jour de KI. Pas de résultat — 28 *mai* 1909, corset plâtré, gouttière platrée du coude. — 21 *juillet* 1909, *apparition d'un spina-ventosa sur le* 3e *métacarpien gauche.*

RADIOGRAPHIE de 1909 (*fig*. 52).

EXAMEN CLINIQUE, *le 8 septembre* 1910. — Etat général bon; l'enfant qui porte maintenant un corset en celluloïde, vit au grand air;   aspect

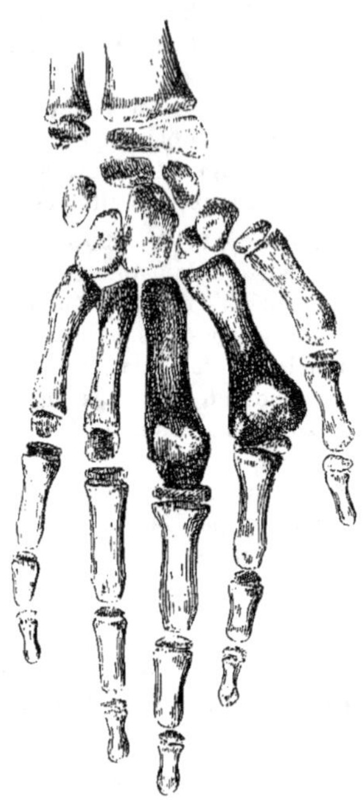

FIG. 52. — Forme dia-épiphysaire. — Le 2ᵉ métacarpien est resté, après les lésions qui sont représentées ici 1 an avant l'examen (obs. 109), beaucoup plus court que l'homologue de droite. — La 1ʳᵉ phalange de l'index est subluxée en avant.

excellent ; il présente dans les régions sous-maxillaire et carotidiennes des ganglions nombreux. Ses foyers osseux sont cicatrisés.

Main gauche : Sur la face dorsale de l'extrémité inférieure du 2ᵉ métacarpien, cicatrice située dans une dépression que limitent des saillies osseuses. Le métacarpien à 12 millimètres dans le sens antéro-postérieur, pour 7 millimètres du côté droit. Cette tête métacarpienne a encore transversalement 17 millimètres à gauche et 7 millimètres seulement à droite. L'élargissement de l'os cesse vers l'union du tiers inférieur avec le tiers moyen. Les mouvements de la métacarpo-phalangienne existent, mais la flexion ne se fait pas jusqu'à l'angle droit complet : il y a subluxation de la 1ʳᵉ phalange en avant.

Index : Nettement plus court que le droit; il a 13 cm. 1/2 à gauche, 14 cm. 1/2 à droite, si on le mesure avec son métacarpien; au contraire, de l'articulation métacarpo-phalangienne à l'extrémité du doigt, on trouve 7 centimètres des deux côtés. Par rapport à l'extrémité du médius, celle de l'index est au-dessus d'elle, à 12 millimètres à droite, à 25 millimètres à gauche. -- *Conclusion* : l'index, plus court, doit sa perte de longueur à une diminution de son métacarpien. (L'ascension par rapport à l'extrémité du médius n'est pas un point de repère utile puisque ce dernier doigt est lui-même atteint.)

Médius : L'extrémité inférieure du 3e métacarpien est très augmentée d'épaisseur : 24 millimètres pour 18 millimètres à droite. Elle est élargie transversalement et arrive au contact des métacarpiens 2 et 4. Les mouvements métacarpo-phalangiens sont normaux.

Si le poing est fermé, on constate que la tête du 3e métacarpien, contrastant avec la dépression qui se fait, sur la ligne métacarpo-phalangienne, au niveau de la tête du 2e métacarpien, constitue par son volume une saillie marquée sur cette ligne. *Mensuration :* le doigt en entier, mesuré de l'extrémité radiale à la pointe de l'ongle, a 15^{cm}3 à gauche, pour 15 centimètres seulement à droite ; de l'articulation métacarpo-phalangienne à l'extrémité du doigt, il a 8^{cm}3 à gauche (côté malade) et 8 centimètres à droite. *L'allongement porte donc sur les segments phalangiens du doigt.* En effet, *la* 1re *phalange a* 42 *millimètres à gauche et* 37 *à droite ; les phalanges* 2 *et* 3 *ont* 32 *millimètres et* 20 *millimètres des deux côtés.* (Ces longueurs sont mesurées en flexion, tandis que la longueur du doigt dans son ensemble, était mesurée en extension).

Conclusion : non seulement le métacarpien n'est pas allongé, mais il a environ 2 millimètres de moins que le droit ; la 1re phalange est allongée, ayant 5 millimètres de plus que celle du côté droit. Cet allongement est démontré si, la première phalange étant fléchie sur les métacarpiens, et les phalanges 2 et 3 sur 1 et 2, on rapproche par leurs faces dorsales, dos à dos, les 1res phalanges correspondantes ; dans ces conditions, la 1re phalange du médius gauche déborde en bas, les faces dorsales des mains étant sur le même plan horizontal, la phalange homologue du côté droit, sans que cela tienne à l'augmentation de volume de la tête du métacarpien.

On trouve ainsi réunies sur le même doigt, les démonstrations de l'action d'un foyer bacillaire sur l'allongement des os, l'arrêtant s'il est au niveau ou très près de la zone active dia-épiphysaire, l'exagérant, si, à distance, ici d'un os à l'autre, il irrite cette zone en provoquant son hyperactivité.

Obs. 110.— *Doigt rentrant par lésion dia-épiphysaire.*— P... Henri, 12 ans, à son arrivée à Berck, le 14 octobre 1907, sorti le 14 septembre 1909.

Examen a l'arrivée.— *Spina-ventosa du 3e métacarpien gauche, fistuleux* ; *grattage le* 1er *mars* 1909, *pas de séquestre.*— Arthrite tuberculeuse ancienne du poignet droit. Mastoïdite opérée à gauche. Adénite cervicale ulcérée à gauche. Nombreux ganglions sous-maxillaires et

carotidiens. Mal de Pott sous-occipital sous minerve. Spina-ventosa
pour lequel le 1er métatarsien gauche a été enlevé.

RADIOGRAPHIE *de novembre* 1907.— Les lésions siégeant sur le 3e métacarpien gauche portent sur l'extrémité inférieure de la diaphyse, et le
cartilage dia-épiphysaire. Elles remontent très peu sur la diaphyse, dont
la partie moyenne n'est pas altérée; l'extrémité supérieure paraît respectée.
L'épiphyse, volumineuse et d'aspect irrégulier, est soudée à la diaphyse
ce qui n'est pas sur le 3e métacarpien droit. La longueur dia-épiphysaire du métacarpien est diminuée : 48 millimètres à gauche, 57 millimètres à droite. Pas de lésions métacarpo-phalangiennes.— La 1re phalange a 38 millimètres à gauche et 36 millimètres à droite; sa base est

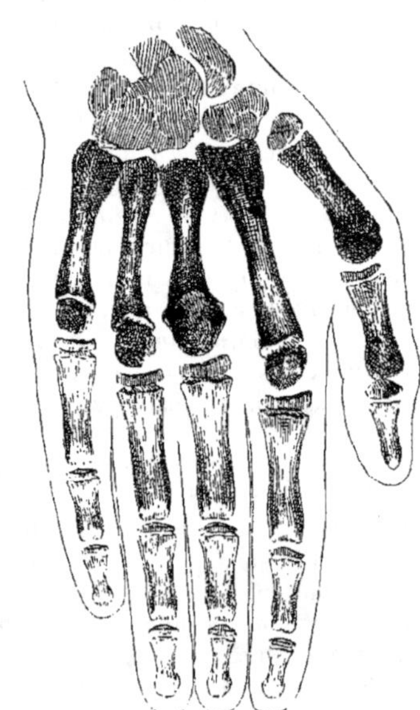

FIG. 53. — Doigt rentrant par destruction du cartilage actif de son métacarpien.
(Obs. 110.) — 1/2 grand. nat.

remontée.— *Longueur du* 3e *doigt* : 1º de la base du métacarpien à l'extrémité de la 3e phalange, 128 millimètres à gauche, 135 millimètres à
droite. L'extrémité du médius arrive à gauche au-dessus de celles des
doigts voisins, index et auriculaire (voir figure 53); 2º de son extrémité à la base de la 1re phalange, 78 à droite et 80 à gauche.

La déformation ainsi réalisée répond à l'aspect clinique

du *doigt rentrant*, tel que l'a décrit M. Lannelongue (1) :
« Une variété de siège de tuberculose de la main laisse après
elle un raccourcissement réel et permanent de tout le
doigt, sans modification de son axe, ni de sa direction, ni
de sa forme au moins dans la majorité des cas ; je désigne cet
état sous le nom de doigt rentrant ». Nous avons déjà vu cette
même difformité être créée par la destruction d'un métacarpien. — Ce qui distingue la variété de doigt rentrant par défaut d'allongement d'un métacarpien, c'est que la 1re phalange manque de subir, comme les voisines, le mouvement
centrifuge qui résulte, pour chacune, de la croissance du
métacarpien auquel elle est attachée.

b) ALLONGEMENTS. — L'excès de croissance provoqué par
l'irritation du cartilage de conjugaison d'un métacarpien,
peut être assez marqué pour réaliser l'aspect clinique décrit
par M. Lannelongue sous le nom de *doigt repoussé*, qui
s'oppose au précédent. La longueur du doigt mesuré de son
extrémité à l'articulation métacarpo-phalangienne, n'est pas
modifiée, ce qui distingue cette déformation du *doigt allongé*,
comme le doigt rentrant se distingue du doigt plus court par
l'intégrité au moins de sa longueur. Les observations, dit
M. Lannelongue sont plus rares de cette forme que des précédentes. « L'état que je désigne sous ce nom est le contraire du doigt rentrant. Le doigt repoussé à une apparence
plus longue, mais en réalité sa longueur ne dépasse pas celle
de son semblable de l'autre main. Il paraît plus long parce
que le métacarpien qui le supporte possède une plus grande
longueur, de telle sorte que le doigt a été refoulé vers la périphérie ; mais la forme du doigt et sa constitution anatomique ne sont pas altérées ». Cet état décrit par M. Lannelongue (2), répond à des lésions *guéries*, et, comme nous
l'avons dit pour les phalanges, doit être essentiellement dis-
tingué de l'allongement qui existe presque constamment
dans la période active d'une lésion.

Obs. 111. — *Spina-ventosa du 2e métacarpien droit non opéré. Doigt*

(1) LANNELONGUE : *Ibid.* Obs. I, p. 65. — Obs. II, in Th. GOETZ.
(2) LANNELONGUE : *Ibid.* Obs. IV. — Doigt allongé, in DURAND, p. 19.

repoussé. Spina-ventosa de la 1re *phalange du médius gauche.* — C...
6 ans et demi, à son arrivée à Berck, le 17 décembre 1909.

ANTÉCÉDENTS. — L'augmentation de volume du médius gauche a
commencé au début de mars 1909, et a été s'accentuant progressivement. — *En mai* 1909, à Paris, on fit des applications de Vigo pendant
deux mois, en renouvelant le pansement une fois par semaine. Pas
d'amélioration.

EXAMEN à Berck, *le* 18 *décembre* 1909.— Adénites carotidiennes bilatérales, non suppurées. Spina-ventosa fistuleux de la 1re phalange du
médius gauche. Spina-ventosa non ouvert du 2e métacarpien droit, qui
n'a pas été opéré.

RADIOGRAPHIE, *le* 30 *décembre* 1909. — Il existe deux lésions d'âge
manifestement différent.

Main droite : La diaphyse du 2e métacarpien, nettement visible, plus
foncée que du côté sain, sans tache de décalcification, est entourée

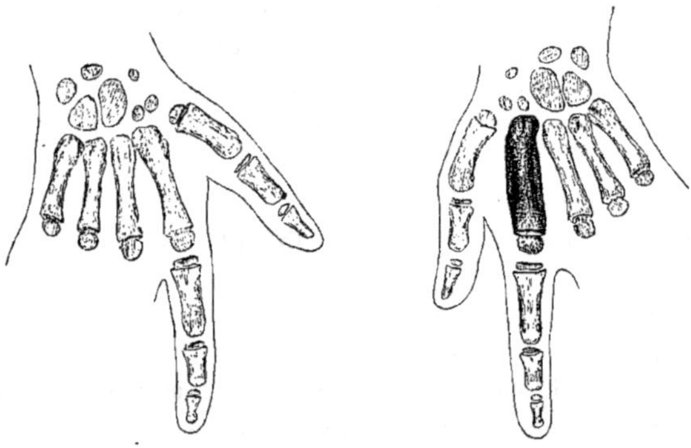

FIG. 54. — Doigt repoussé par allongement de son métacarpien (obs. 111.) 3/5 d e
grand. nat.

d'une gaine d'hyperostose, régulière, sans trépanation. Longueur du
métacarpien : 40 millimètres à droite et 38 à gauche. Cet allongement
porte sur la diaphyse. Les articulations sont saines. La 1re phalange a
24 millimètres à droite et 24 à gauche; les phalanges 2 et 3 sont égales entre elles des deux côtés. Dans son ensemble, le doigt a 92 millimètres à droite et 89 à gauche, soit un allongement de 3 mill., répartis
comme plus haut.

Main gauche : La 1re phalange du médius est partiellement détruite.
Les deux extrémités sont conservées; le point épiphysaire est soudé,

tandis qu'il ne l'est pas à droite. Longueur de la 1re phalange : 23 pour 26 millimètres du côté sain. Les articulations sont intactes. La 2e phalange a 17 millimètres pour 15 millimètres à droite.

EXAMEN CLINIQUE, *le 30 juillet* 1910. — *Pas de stigmates de syphilis.* Ganglions carotidiens, durs et mobiles.

Main droite : Epaississement dans le sens antéro-postérieur et transversal, répondant au 2e métacarpien. Pas d'abcès. L'index droit est plus long que le gauche de 5 millimètres, son extrémité inférieure se trouve à 42 millimètres pour 37 millimètres à gauche *de celle du pouce. Mesuré depuis l'articulation métacarpo-phalangienne, il a 60 millimètres des deux côtés.* L'allongement porte donc sur le métacarpien. — 2e phalange du médius, légèrement épaissie ; sur sa face interne, petite cicatrice de fistule. Pas de ganglion sus-épitrochléen.

Main gauche : La 1re phalange du médius est en hyperextension, formant, avec la face dorsale du métacarpien, un angle obtus. Elle a 7 centimètres de circonférence à sa base pour 4 sur la phalange du côté droit. La 2e phalange est à angle droit. Sur la face externe de la 1re phalange, une large ulcération. La face dorsale est recouverte de poils très hypertrophiés. Les mouvements passifs sont gênés par l'infiltration des tissus dorsaux, dans lesquels semble pris le tendon extenseur. Spontanément, l'enfant ne peut mobiliser ses phalanges. Le médius dans cette attitude, est gênant.

Obs. 112. — *Spina-ventosa du* 2e *métacarpien. Doigt repoussé.* — R..., 2 ans à son arrivée à Berck, le 11 mai 1910.

EXAMEN A L'ARRIVÉE. — *Fistule plantaire* d'origine métatarsienne probable. Le 3e orteil gauche et une partie du 3e métatarsien ont été enlevés. *Spina-ventosa du* 2e *métacarpien gauche.* — Cicatrice au niveau du malaire droit. Adénites cervicales fistuleuses. Blépharite.

EXAMEN, *le 24 août* 1910. — *Main gauche :* Augmentation régulière et surtout accentuée vers l'extrémité inférieure du 2e métacarpien. Il n'y a pas d'abcès. Le métacarpien a 4 millimètres de plus que celui du côté opposé. Le doigt, de son articulation métacarpo-phalangienne à son extrémité a la même longueur des deux côtés. Les articulations ont conservé toute leur mobilité. L'extrémité inférieure de l'index gauche descend à 4 millimètres plus bas que celle du même doigt à droite. — *Etat général* bon ; pas de ganglion sus-épitrochléen.

L'allongement d'un métacarpien peut s'accompagner, comme dans l'observation suivante, d'allongement de la 1re phalange sous-jacente. Il en résulte que le doigt *repoussé* est en même temps *plus long*.

Obs. 113. — *Doigt repoussé et plus long.* — R..., Suzanne, 2 ans et demi, à son arrivée à Berck, le 7 juillet 1909. Non opérée.

Examen a l'arrivée — Spina-ventosa fistuleux du 2ᵉ métacarpien droit. La fistule est fermée, le 10 janvier 1910, sans opération; elle s'ouvre de nouveau, le 24 mars 1910; cicatrisation complète, le 10 avril.

Radiographie, *le 10 juillet* 1909. — Le 2ᵉ métacarpien droit est très augmenté de volume. Cette augmentation est surtout marquée transversalement au niveau de la moitié inférieure de l'os. *Longueur diaphysaire :* à droite, 28 millimètres, à gauche, 25 millimètres. L'épiphyse est plus grosse à droite ; la zone dia-épiphysaire est moins haute. Articulation métacarpo-phalangienne saine. — La 1ʳᵉ phalange est allongée du côté droit où elle a 19 millimètres de longueur diaphysaire, pour 17 millimètres à gauche. — Les phalanges 2 et 3 sont égales des deux côtés.

Examen le 1ᵉʳ *août* 1910, — *Pas de stigmates de syphilis ;* ganglions cervicaux nombreux. Etat général bon.

Main droite : Sur la face dorsale du 2ᵉ métacarpien, empâtement des parties molles empiétant sur le 1ᵉʳ espace interosseux, au niveau du tiers inférieur ; la fistule est *cicatrisée ;* la peau adhère à ce niveau aux plans profonds ; elle est violacée. — Le 2ᵉ métacarpien est épaissi dans les deux sens. Les mouvements métacarpo-phalangiens sont conservés. *Le doigt entier est allongé: il a 90 millimètres pour 85 millimètres du côté gauche. — La 1ʳᵉ phalange a 2 millimètres environ de plus du côté malade, 20 millimètres pour 18 millimètres.* — Les phalanges 2 et 3 sont égales des deux côtés. *Le métacarpien a donc environ 3 millimètres de plus à droite.* Ganglion sus-épitrochléen.

Inversement le raccourcissement du doigt pourrait dissimuler l'allongement de son métacarpien, car ces déformations peuvent se combiner entre elles.

III. — **Déformations d'origine articulaire**.

Les envahissements articulaires, lorsqu'ils n'ont pas compromis immédiatement le doigt, entraînent des troubles sérieux de ses fonctions. La cicatrisation du foyer aboutit alors à une ankylose le plus souvent fibreuse, si l'envahissement ne s'est pas accompagné de destruction osseuse créant un doigt ballant.

Il peut y avoir ankylose sans déplacement des surfaces articulaires.

Obs. 114. — *Envahissement inter-phalangien ; perte des mouvements.* — E... Eugénie, 10 ans, à son arrivée à Berck, le 7 juillet 1909.

EXAMEN A L'ARRIVÉE. — Spina-ventosa de la 2ᵉ phalange de l'index droit suppuré et ouvert. Ganglion sus-épitrochléen. Spina-ventosa suppuré et non ouvert de la 2ᵉ phalange du médius gauche. Gros ganglions sus-épitrochléens. — Le 17 *août* 1909 : Evidement total de la 2ᵉ phalange du médius, pas de séquestre. Evidement de la 2ᵉ phalange de l'index droit. — 7 *mars* 1910 : Curettage des deux foyers. Pas de séquestre. — 17 *mai* 1910 : La cicatrisation est complète.

RADIOGRAPHIES. — 1° *du mois d'août* 1909, avant l'intervention.

Index droit : La 2ᵉ phalange est considérablement épaissie au niveau de sa base, la zone dia-épiphysaire est envahie, l'articulation interphalangienne est prise. Longueur très diminuée et doigt raccourci.

Médius gauche: La deuxième phalange est prise dans toute son étendue, gaine d'hyperostose paraissant résistante. Sur le bord interne bosselure répondant à la trépanation par l'abcès.

2° *Du* 29 *décembre* 1909, avant le curettage des foyers.— *Index droit* : La 2ᵉ phalange est plus déformée encore que sur la précédente radiographie ; le foyer diaphysaire s'ouvre dans l'articulation inter-phalangienne par destruction de la partie interne du point épiphysaire.

Mensurations. Longueur de la 2ᵉ phalange : 10 millimètres à droite et 17 millimètres à gauche. L'extrémité inférieure de la première phalange réagit contre l'envahissement articulaire. Sur ses deux bords dépôts périostiques. Grosses lésions des parties molles. Longueur de l'index, 54 millimètres à droite et 61 millimètres à gauche.

Médius gauche : Sa deuxième phalange a été largement évidée ; échancrure de son bord interne. Ossification de la gaine périostique. *articulations intactes*. Pas d'infiltration marquée des parties molles.

EXAMEN CLINIQUE, *le* 28 *juillet* 1910. —*Antécédents* : Parents, trois frères bien portants. La tuméfaction est apparue au niveau du médius, sans douleur, avec rougeur de la peau comparée à une engelure.

Etat général bon. Nombreux ganglions sous-maxillaires et carotidiens. Rien de viscéral.

Main droite. — *Index* : Augmentation considérable du volume de la 2ᵉ phalange. Circonférence 6 centimètres. Sur la face dorsale cicatrice déprimée, fistule fermée. A la face interne du doigt autre cicatrice. La 2ᵉ phalange est complètement immobilisée sur la première. Il s'est fait comme un tassement du doigt qui, à sa face palmaire, présente un véritable bourrelet adipeux.

Main gauche.— *Médius* : Sur la face interne de sa 2ᵉ phalange, cicatrice linéaire de 2 centimètres, adhérant à l'os qui est peu déformé. Ses mouvements sont normaux.

A côté de ces ankyloses dans la rectitude, se placent celles qui immobilisent le doigt en flexion. Il en existe d'assez fréquents exemples.

Les déformations résultant du déplacement des surfaces articulaires l'une sur l'autre, procèdent des lésions qui atteignent les extrémités osseuses (p. 121). Le sens dans lequel se fait le déplacement a été étudié au chapitre de ces envahissements. Il me reste à décrire ici les déformations qui subsistent après guérison du foyer, et qui sont plus faciles à analyser alors qu'à la phase active.

Luxations antéro-postérieures. — Ces luxations sont le plus souvent incomplètes. M. Lannelongue les a étudiées : « On pourrait diviser, dit-il, les luxations en complètes ou incomplètes ; il est préférable et même plus exact, croyons-nous, de ne pas être aussi rigoureux, et de se borner à indiquer les nouveaux rapports. Car, alors même que les déplacements sont incomplets, ce qui me paraît être la règle, on ne peut ramener les parties en place, attendu que les surfaces articulaires sont très déformées et que le type de l'articulation a changé par la destruction partielle des extrémités osseuses et des ligaments. »

Luxations métacarpo-phalangiennes. — Je n'ai pas eu l'occasion de disséquer de telles lésions. Elles ont été analysées par M. Lannelongue de la façon suivante :

« Sur sept exemples que j'ai étudiés, il y avait quatre cas de luxations métacarpo-phalangiennes, et, quatre fois, le déplacement siégeait en avant, la 1re phalange venant se placer en avant de la tête du métacarpien, quelquefois en avant et latéralement. »

Lannelongue (in obs. III, p. 69).— *Main gauche.* —*Indicateur.* — *Dissection* : La dissection de la pièce révèle une luxation véritable incomplète de l'extrémité supérieure de la 1re phalange en avant et en dehors. De plus, l'extrémité dorsale articulaire de l'épiphyse est en partie détruite en ce point, ce qui est une des causes de la luxation. Il n'y a plus de rebord limitant la concavité articulaire de la 1re phalange. Le corps qui fait suite à l'épiphyse est incurvé, possède un centimètre de longueur et s'unit à l'épiphyse inférieure qui est normale. Les tendons extenseurs adhèrent à la cicatrice de la 1re phalange, c'est ce qui fait que l'extension des deux dernières phalanges était rendue impossible. »

IDEM (in obs. I, p. 63). — *Main gauche.* — *Médius* : La 1re phalange est en flexion à angle droit sur son métacarpien ; la tête de celui-ci fait une forte saillie sous la peau à la face dorsale, et on reconnaît manifestement qu'elle n'affecte plus aucun rapport avec la cavité de la 1re phalange. L'extrémité supérieure de la 1re phalange fait au contraire, à la région palmaire, une saillie qui soulève la peau et qui arrive au niveau de la branche transversale de l'M de la paume de la main. Il y a donc une luxation *complète* et la mobilité de la 1re phalange est très grande dans tous les sens.

IDEM (in obs. IV, p. 69). — *Médius* : Raccourcissement, peu marqué d'ailleurs, déterminé par la luxation de la 1re phalange de ce doigt ; l'extrémité supérieure de cette 1re phalange fait une saillie marquée à la face palmaire, ce qui rend plus proéminente la saillie postérieure de la tête du métacarpien. Un léger vide existe au-dessous de cette tête. La 1re phalange est en extension prononcée ; elle jouit sur le métacarpien de mouvements limités ; la flexion de cette phalange est presque impossible.

ORTHOLAN (obs. VII, in thèse, p. 52). — *Main droite.* —*Index :* Si on regarde la main du côté de la face dorsale, on remarque, au niveau de la partie supérieure de la 1re phalange de l'index, une dépression d'autant plus apparente que la tête du métacarpien est plus proéminente en arrière. Si on appuie sur cette dépression, on sent nettement en haut le métacarpien, et en avant la phalange recouverte du tendon extenseur qui ne paraît pas détruit... Du côté palmaire on observe l'inverse. En bas au niveau de la tête (extrémité supérieure) de la phalange on voit une saillie ; en haut, correspondant à l'extrémité métacarpienne une dépression. Par la palpation on sent nettement la cupule de l'extrémité supérieure de la phalange au-dessous et en avant de la tête du métacarpien.

Les mouvements ne sont pas complètement abolis, mais ils sont limités.

Voici une observation de subluxation métacarpo-phalangienne, dont on trouvera encore des exemples aux obs. 98, 104, 109, 152.

Obs. 115.— *Luxation métacarpo-phalangienne de l'auriculaire gauche ; spina-ventosa non opéré.* — K..., 3 ans, arrivée à Berck le 15 avril 1910.

RADIOGRAPHIE A L'ARRIVÉE.— La phalange est atteinte dans sa totalité ; elle est échancrée au niveau de son bord interne. Sa base est élargie, le point épiphysaire subsiste ; pas de lésions articulaires de l'inter-phalangienne. La phalange est subluxée en avant de la tête métacarpienne.

Examen clinique, *le 27 juillet* 1910. — Bon état général. Ganglions cervicaux, inguinaux, axillaires petits et durs.

Main gauche : La 1re phalange de l'auriculaire est très augmentée de volume; elle est subluxée en avant du 5e métacarpien, sa base est facilement perceptible à la face palmaire; sur la face dorsale, au-dessous de la tête métacarpienne, qui fait une saillie marquée, dépression au fond de laquelle on sent la phalange. Celle-ci est en hyperextension sur le métacarpien. Elle est plus courte que celle du côté opposé. Le doigt est plus court. Les mouvements de flexion sont impossibles, on peut exagérer l'hyperextension.

La 2e phalange est à angle droit sur la 1re, et la 3e en extension sur la 2e. Leurs mouvements sont conservés.

Intégrité complète des téguments. Pas de cicatrice, pas de ganglion sus-épitrochléen.

Obs. 116. — *Subluxation métacarpo-phalangienne de l'index droit; flexion inter-phalangienne par rétraction des tendons.* — C... Jeanne, 4 ans 1/2, à son arrivée à Berck, le 8 juillet 1903 (plusieurs séjours).

Examen a l'arrivée. — Tuberculoses multiples. Spina-ventosa de la 1re phalange de l'index et du médius droit. — Suppuration de la fosse iliaque gauche : fistule avec ulcération près de l'épine iliaque et fistule dans la région des adducteurs ; point douloureux sur le pubis gauche qui paraît tuméfié.

11 *avril* 1904 : Evidement de la 1re phalange de l'index et du médius droit. Le foyer osseux communique avec la gaine des fléchisseurs, par un large orifice.

6 *mai* 1905 : Grosse adénite sus-épitrochléenne suppurée.

Examen clinique, *le 1er septembre* 1910.— *Main droite.*—*Index* : Sur la face externe de sa 1re phalange, cicatrice de 4 centimètres. La phalange est excavée sur sa face externe; elle a 3 millimètres de plus qu'à gauche. Elle est en hyperextension, subluxée en avant sur la tête métacarpienne, et forme avec la face dorsale de la main un angle voisin de l'angle droit ; la flexion est impossible. — La 2e phalange est à angle droit sur la 1re. Ses mouvements sont conservés. — La 3e à angle droit sur la 2e. Le doigt dans son ensemble est en crochet.— *Médius* : La 1re phalange de ce doigt est déformée; elle est mince et évidée en haut et se renfle vers son extrémité inférieure. Cicatrices dorsales à droite et à gauche du tendon extenseur. — La 2e phalange est immobilisée en flexion à angle droit sur la 1re, tout mouvement entre les deux est impossible. Les mouvements métacarpo-phalangiens sont conservés ; de même ceux de la 2e articulation inter-phalangienne.

Au point de vue fonctionnel, si la luxation demeure incomplète et est immobilisée dans ce degré par la cicatrisation, le doigt reste utile. Dans la luxation complète, où la tête est passée, et devient mobile, au devant du métacarpien, l'usage du doigt est détruit.

On ne confondra pas les raccourcissements des doigts liés à la luxation de la 1ʳᵉ phalange avec ceux qui accompagnent la destruction ou la diminution de la longueur des pièces phalangiennes.

LUXATIONS INTER-PHALANGIENNES. — M. Lannelongue en a apporté des observations dans lesquelles le déplacement a toujours eu lieu sur la face dorsale, avec plus ou moins de latéralité.

LANNELONGUE (in obs. I, p. 66). — *Main gauche, annulaire* : L'articulation de la 2ᵉ avec la 1ʳᵉ phalange est en demi-flexion et elle ne possède plus que quelques mouvements de flexion plus limités qu'à l'état normal. L'extension y est impossible. De plus l'extrémité supérieure de la 2ᵉ phalange est saillante en arrière et séparée par une rainure appréciable de la 1ʳᵉ phalange; on reconnaît avec évidence une subluxation en arrière de la 2ⁿ phalange sur la 1ʳᵉ.

Main droite, Index : La 2ᵉ phalange est réduite dans sa longueur de moitié, et il semble qu'il y ait une subluxation de l'extrémité supérieure de cette phalange en arrière. La 3ᵉ phalange est normale et le malade peut la fléchir, mais il ne peut la redresser.

Obs. 117.— *Subluxation de la* 1ʳᵉ *phalange en avant, de la* 2ᵉ *en arrière.*— B... André, 11 ans, à son arrivée à Berck, le 18 février 1910.

EXAMEN À L'ARRIVÉE. — Spina-ventosa déjà opéré de la 1ʳᵉ phalange du 5ᵉ doigt de la main gauche. — Cicatrice de la région thoracique, au niveau du 9ᵉ cartilage costal droit. Plaque de lupus sur la face dorsale de l'avant-bras droit. Petit abcès au niveau de l'interligne carpométacarpien de la main droite. — 25 *juin* 1910 : Curettage du spina-ventosa de la 1ʳᵉ phalange de l'auriculaire, déjà opéré.

RADIOGRAPHIE, *le* 23 *février* 1910. — *Main gauche* : La 1ʳᵉ phalange du 5ᵉ doigt de la main gauche est très déformé. Au niveau de la base de la phalange élargissement, 16 millimètres pour 10 millimètres du côté droit, et saillie de la partie externe, de cette base. Envahissement de la zone dia-épiphysaire. La partie moyenne de la phalange est détruite. Destruction de l'extrémité inférieure et envahissement inter-phalangien. La 1ʳᵉ phalange est subluxée en avant sur le métacarpien et fait saillie par sa base à la face palmaire. La 2ᵉ phalange est en flexion à angle droit sur la 1ʳᵉ, et tend à passer en arrière d'elle. Le doigt, avec le métacarpien forme un Z.

EXAMEN CLINIQUE, *le 5 septembre* 1910.—*Antécédents* : Parents vivants et bien portants. Début du spina-ventosa il y a un an, par rougeur non douloureuse du doigt. Opéré à Paris en décembre 1909, grattage de la phalange. — Etat général bon. Ganglions carotidiens et sous-maxillaires.

Main gauche : La 1re phalange du 5e doigt est très déformée, par un élargissement considérable de sa base, dans les deux sens, 18 millimètres pour 10 du côté opposé. Sur sa face interne, cicatrice opératoire avec traces de fistules. La phalange forme avec le métacarpien un angle obtus ouvert en arrière et en haut ; elle est en hyperextension et sa base fait saillie à la face palmaire. Des mouvements sont encore possibles dans l'articulation métacarpo-phalangienne. L'articulation interphalangienne est immobilisée en flexion de la 2e phalange sur la 1re à angle droit ; la 2e phalange est subluxée sur la face dorsale ; sa base fait saillie de ce côté.

Vu par sa face dorsale, le doigt est dévié en dedans ; en même temps qu'elle tend à glisser en avant, la base de la 1re phalange tend à se porter en dehors.

Déplacements latéraux.

— Il se produit fréquemment, au cours des luxations antérieures ou postérieures, des déplacements latéraux. Le doigt se trouve dévié dans le sens opposé à celui où se déplace davantage la phalange, à la suite d'une destruction plus marquée des extrémités osseuses de ce côté (Obs. 117).

Il est une autre variété de déplacements latéraux qui m'ont paru fréquents. Ils résultent de la destruction partielle d'une extrémité osseuse, telle que je l'ai déjà décrite page 155. La phalange sous-jacente ne portant plus d'aplomb contre la pièce sus-jacente, subit un mouvement d'inclinaison, et le doigt prend un aspect brisé, en ce sens que la partie de ce doigt située au-dessous de la phalange atteinte, se trouve déviée du côté de la perte de substance. Ces lésions peuvent être le résultat d'une destruction avec arthrite, ou d'un affaissement sans lésion intra-articulaire, comme nous l'avons vu.

J'ai disséqué un doigt répondant à ce type de déformation.

Obs. 118.— *Déplacement latéral : doigt rentrant.*— M... Marguerite, 4 ans et demi, à son arrivée à Berck, le 11 mars 1908.

EXAMEN A SON ARRIVÉE. — Spina-ventosa de la 2e phalange de l'annulaire droit. — Tuberculose tibio-tarsienne droite.

1er *juin* 1908. La 2e phalange de l'annulaire droit est très augmen-

.tée de volume ; suppuration abondante ; les articulations voisines sont intactes.

22 *mars* 1909. La 2ᵉ phalange de l'annulaire est en grande partie détruite, l'articulation entre la 2ᵉ et la 3ᵉ phalange est envahie.

13 *juin* 1909. Apparition de spina-ventosa sur les 2ᵉ et 4ᵉ métacarpiens gauches.

RADIOGRAPHIE, le 11 *juin* 1908. — La 2ᵉ phalange de l'annulaire droit est plus grosse que celle du côté gauche et recouverte d'une couche d'hyperostose ; l'articulation sous-jacente n'est pas envahie.

EXAMEN CLINIQUE, le 1ᵉʳ *septembre* 1910. — Etat général bon. Nombreux ganglions sous-maxillaires et carotidiens des deux côtés.

Main droite. — *Annulaire* : La 2ᵉ phalange a presque complètement disparu. Elle est détruite plus complètement dans sa moitié interne ; sa partie externe, qui subsiste, forme une saillie en dedans de laquelle est venue se placer la base de la 3ᵉ phalange qui forme avec la 2ᵉ un angle obtus. Le doigt est plus court qu'à gauche de 1 centimètre. Les mouvements de la 2ᵉ phalange sur la 1ʳᵉ sont impossibles, les deux segments sont immobilisés en extension ; la 3ᵉ phalange très déviée en dedans, a conservé une légère mobilité.

Main gauche : On constate un épaississement qui répond aux 2ᵉ et 4ᵉ métacarpiens, qui sont plus saillants sur la face dorsale que le 3ᵉ qui disparaît entre eux. Le 4ᵉ est augmenté surtout au niveau de son extrémité inférieure. La peau est mobile et d'épaissenr normale. Les mouvements métacarpo-phalangiens sont conservés. Le 4ᵉ métacarpien est plus court et son extrémité inférieure est remontée sur la ligne des articulations métacarpo-phalangiennes, où une dépression existe à son niveau. L'annulaire a la même longueur, de l'articulation métacarpophalangienne à son extrémité, que celui du côté droit. Son métacarpien a 5 millimètres de moins qu'à droite ; le doigt est rentrant.

Obs. 119. — *Déviation latérale de la 3ᵉ phalange par destruction partielle de l'extrémité inférieure de la 2ᵉ phalange. — Doigt plus long par allongement de sa 1ʳᵉ phalange. —* B... Léon, entré le 10 février, sorti le 12 novembre 1909.

EXAMEN A L'ARRIVÉE. — Spina-ventosa de la 2ᵉ phalange de l'index droit ; a été fistuleux, est actuellement fermé. Spina-ventosa du 2ᵉ métacarpien gauche, a été fistuleux. Spina-ventosa de la 1ʳᵉ phalange du médius gauche ; l'articulation des 1ʳᵉ et 2ᵉ phalanges a été envahie ; elle est ankylosée en légère flexion.

RADIOGRAPHIE, *le* 10 *avril* 1909. — *Main droite.* — *Index* : La 2ᵉ phalange a été détruite dans la partie externe de sa diaphyse ; la moitié interne qui subsiste est déplacée vers le bord interne du doigt, comme chassée entre les phalanges sus et sous-jacentes. La 3ᵉ phalange s'est inclinée sur le versant que forme la partie détruite de l'extrémité inférieure de la 2ᵉ, et fait avec celle-ci un angle obtus ouvert en dehors.

Main gauche.— Médius : La 1re phalange est envahie dans sa totalité, mais présente un maximum de lésions vers son extrémité inférieure. Elle est allongée de 5 millimètres sur celle du côté droit. Le foyer diaphysaire s'est largement ouvert dans l'articulation inter-phalangienne, l'extrémité inférieure de l'os a l'aspect d'une fourche ouverte en bas. La 2e phalange a réagi ; elle est plus large de 1 millimètre. Le 3e métacarpien est par contre plus grêle que celui de droite ; sa soudure dia-épiphysaire est faite.

Deuxième métacarpien : Lésions diaphysaires guéries ; couches périostiques ossifiées. Métacarpien de 2 millimètres plus long.

Obs. 120. — *Affaissement latéral de l'extrémité inférieure de la 2e phalange de l'annulaire droit, avec déviation latérale de la 3e phalange.* — H... Germaine, 10 ans et demi, à son arrivée à Berck, le 14 janvier 1910.

Examen a l'arrivée.— Spina-ventosa de la 2e phalange de l'annulaire droit, guéri ; l'articulation sous-jacente est atteinte et la 3e phalange est tombée en dehors de la 2e. Spina-ventosa de la 1re phalange de l'index gauche, guéri. Spina-ventosa du 1er métatarsien gauche, fistuleux, ayant commencé en juin 1908.

28 *février* 1910, évidement du 1er métatarsien ; séquestre.

Radiographie, *le 18 janvier* 1910.— *Main droite.— Annulaire*: La 2e phalange présente une perte de substance intéressant la partie externe de sa diaphyse ; la moitié correspondante de son extrémité inférieure s'est affaissée avec envahissement de l'articulation sous-jacente. La base de la 3e phalange s'est inclinée et le 3e segment du doigt se trouve dévié en dehors. Le bord interne de la 2e phalange a une longueur égale à celle du bord correspondant de la phalange homologue du côté gauche.

Main gauche.— Index : La 1re phalange de ce doigt est incurvée sur elle-même, formant une concavité externe. On voit des lésions cicatrisées à la partie externe de sa zone dia-épiphysaire, dont la partie interne a seule continué son activité normale ; la phalange a ainsi 30 millimètres sur son bord interne et 27 seulement sur son bord externe ; il en résulte une incurvation.

Examen clinique, *le* 31 *août* 1910.— Bon état général. Ganglions nombreux.

Main droite. — Annulaire : La 3e phalange forme avec la 2e un angle presque droit, ouvert en dehors et en haut. La 2e phalange est détruite dans la partie externe de son extrémité inférieure, dont la partie interne fait fortement saillie sur la face correspondante du doigt. La 3e phalange est presque complètement immobilisée dans cette attitude ; elle conserve une configuration normale.

Main gauche.— Index : Le doigt au niveau de sa 1re phalange est arqué en dehors. Les articulations sus et sous-jacentes ont conservé leurs mouvements normaux. Cette lésion a été opérée.

IV — **Déformations d'origines tendineuse et cicatricielle.**

Les lésions tendineuses sont de deux ordres : lorsque la gaine des tendons a été envahie, la cicatrisation s'accompagne d'une organisation fibreuse, qui provoque une rétraction et une attitude vicieuse du doigt, qui se place en flexion ou en hyperextension, suivant qu'il s'agit du fléchisseur ou de l'extenseur.

Dans un autre groupe peuvent se placer les cas où les lésions destructives, en supprimant le tendon (c'est le plus souvent le tendon extenseur), laissent un doigt qui se met en flexion, et reste ballant dans cette attitude, l'extension étant impossible, obs. 152.

Obs. 121. — *Subluxation en arrière de la* 1re *phalange, par rétraction tendineuse.* — L. Jean, 2 ans 1/2, à son arrivée à Berck, le 10 Juillet 1908.

EXAMEN A L'ARRIVÉE. — Spina-ventosa du 5e métacarpien gauche fistuleux. Otorrhée.

16 *septembre* 1910 : L'articulation métacarpo-phalangienne est envahie. Ablation de toute la diaphyse métacarpienne nécrosée. *La gaine d'hyperostose est mal formée.*

21 *mars* 1910 : Il restait une fistule qui est curettée ; pas de séquestre.

RADIOGRAPHIE *d'août* 1908. — Tout le métacarpien est envahi. Il est considérablement élargi. A sa surface, faible réaction périostique. Les articulations ne paraissent pas prises.

EXAMEN CLINIQUE, *le* 25 *juillet* 1910. — Bon état général. Ganglions cervicaux. Otorrhée persistante.

Main gauche : Cicatrice sur la face dorsale du 5e métacarpien, adhérant à l'os. Les deux tiers supérieurs de celui-ci sont conservés, son tiers inférieur a disparu et est remplacé par un os irrégulier qui fait saillie à la face palmaire. — La 1re phalange est subluxée sur la face dorsale du métacarpien. Elle est attirée dans cette attitude par la cicatrice dorsale qui se tend, lorsqu'on veut ramener la phalange à la flexion, ce qui est impossible. — La 2e phalange est en flexion sur la 1re. Son extension est impossible ; le tendon fléchisseur fait corde.

Obs. 122. — J..., 7 ans, à son arrivée à Berck, le 10 Décembre 1908.

EXAMEN A L'ARRIVÉE — Spina-ventosa du 1er métatarsien gauche, déjà opéré à Paris. Articulations conservées. Orteil relevé par le tendon extenseur pris dans le tissu cicatriciel. Spina-ventosa des 2e et 3e métacarpiens gauches également opérés, encore fistuleux. — Scoliose totale à convexité gauche. Double luxation congénitale.

EXAMEN CLINIQUE, *le 2 septembre* 1910.— *Main gauche* : Sur la face dorsale, répondant au 3ᵉ métacarpien, cicatrice linéaire, mobile. Le métacarpien est resté plus volumineux, on le sent à la face palmaire. Mouvements conservés. Pas de raccourcissement des doigts.

Pied gauche. — Premier orteil : Il est redressé sur le 1ᵉʳ métatarsien ; à la face interne de celui-ci, une cicatrice déprimée adhère à la gouttière dont est creusée la face osseuse. Le tendon extenseur paraît pris dans la cicatrice, et avoir subi une rétraction à laquelle a succédé l'attitude de l'orteil qui est à angle droit sur le dos du pied. La flexion est impossible. L'enfant ne pourrait marcher sans gêne considérable.

Les rétractions cicatricielles des téguments peuvent aussi entraîner des attitudes vicieuses. Il s'agit presque toujours d'extension, puisque les ouvertures soit spontanées, soit opératoires, se font sur la face dorsale, le plus souvent ou toujours.

DESCRIPTION CLINIQUE

La longue description que j'ai faite des lésions du spina-
ventosa me permettra d'exposer rapidement les signes cliniques qui les expriment. Ces foyers bacillaires ont une
marche chronique, lente et silencieuse pendant une période
parfois très longue de leur existence ; ce sont là caractères
appartenant à tout processus de tuberculose osseuse. Il n'est
pas contestable que les bacilles peuvent exister et vivre parfois longtemps, au niveau des métacarpiens, des métatarsiens
et des phalanges, avant que le moindre signe, perceptible
pour la clinique ou la radiographie, révèle le début de la
lésion. La douleur fait presque toujours défaut. Lorsque le
spina-ventosa siège au pied, on observe une gêne de la marche, accentuée le soir, et une douleur qui disparaît par le
repos. De même, *en général,* si une sensation douloureuse
attire l'attention de l'enfant vers l'un des petits os, c'est
qu'elle a été provoquée par un coup, une pression violente.

Petitjean et Chalier font remarquer que Nové-Josserand
« a observé plusieurs malades chez lesquels les symptômes
éclatèrent avec une telle brusquerie, que le diagnostic put
errer pendant quelque temps ».

Ceci est l'extrême exception. L'augmentation de volume,
lente, progressive, le changement d'aspect de la peau, sans
qu'aucune douleur accompagne ces phénomènes, marquent
cette période de début. En examinant l'enfant à ce moment,
il est fréquent de constater d'autres spina-ventosa, qui n'a-
vaient pas encore attiré son attention.

Goetz a remarqué la facilité avec laquelle l'enfant ou ses parents comparent les lésions, grâce à la coloration rouge que peut prendre la peau, à une engelure. J'ai très souvent retrouvé ce rapprochement établi par les malades. Ceci témoigne encore de la marche particulièrement insidieuse des lésions ostéo-périostiques, puisque l'envahissement des téguments n'est qu'une expression déjà tardive. Durant un temps très variable, la peau conserve tous ses caractères normaux : elle est mobile sur les plans osseux et aponévrotiques ; elle est souple, d'aspect identique à celui des téguments recouvrant les pièces saines. *La tuméfaction*, apparue au niveau d'un petit os long, *siège très nettement, à cette période initiale, sur sa diaphyse*. A ce moment le gonflement, l'exagération du périmètre du segment digital, sont le fait de *l'augmentation de volume de la pièce osseuse*. Sur les radiographies, l'ombre des parties molles n'est pas élargie, tandis que les modifications de l'os sont nettement perceptibles.

La palpation confirme facilement ces signes ; le gonflement osseux peut se présenter sous deux aspects : le plus souvent il est *étendu à toute la diaphyse* et l'os prend véritablement la forme d'un cylindre ou d'un fuseau dur, résistant, à surfaces régulièrement lisses ; parfois, dans la forme que je décrirai plus loin, la tuméfaction osseuse est surtout marquée vers l'une des extrémités de la phalange ou du métacarpien, et va en s'atténuant vers l'extrémité opposée, constituant un cône à base dia-épiphysaire. En précisant les limites de ce gonflement, on établit sans peine qu'elles répondent à celles de l'os et, d'une façon plus précise encore, de l'os diaphysaire, respectant ses extrémités. Il ne s'étend jamais, à cette période, sur les zones articulaires ; extérieurement il parait arrêté par les plis cutanés. La mensuration révèle habituellement un allongement de l'os de 1 ou 2 millimètres ; l'augmentation de son diamètre transversal est variable et n'est pas comparable à ce que deviendra plus tard le diamètre du doigt. Ces lésions, à siège diaphysaire, ont une symptomatologie très personnelle ; elles n'ont, à cette période, aucun retentissement sur les articulations dont les mouvements sont conservés, non douloureux, normaux.

Cet état répond à la phase intra-périostique du foyer ; la

gaine de périostose n'est pas perforée, et les phénomènes de destruction osseuse se passent à son intérieur. On peut, à ce moment, constater l'existence d'un ganglion sus-épitrochléen, mais nous verrons quelles réserves semblent devoir être faites sur la valeur réelle de ce signe.

Le spina-ventosa guérit fréquemment à cette période ; les lésions restent intrapériostiques ; les produits pathologiques, lorsque le processus en arrive à la destruction, sont résorbés souvent complètement, au point qu'il est parfois difficile, même avec la radiographie, de faire le diagnostic rétrospectif de l'existence du spina-ventosa. Cette terminaison s'observe surtout lorsqu'il s'agit d'un ou de deux spina-ventosa, seuls foyers bacillaires en activité. Lorsque plusieurs foyers d'ostéite coexistent, on peut voir les uns guérir spontanément, les autres, plus graves, nécessiter une intervention ; chaque foyer conserve donc en outre une activité personnelle.

Obs. 123. — *Guérison spontanée sans suppuration.* — R... René, 4 ans, entré à l'hôpital le 10 juillet 1909.

EXAMEN A L'ARRIVÉE. — Spina-ventosa du 4e métacarpien, de la 1re phalange de l'auriculaire, de la main droite ; de la 1re phalange du 2e orteil du pied gauche. — Gommes cutanées.

ANTÉCÉDENTS. — Parents bien portants ; deux enfants nés avant celui-ci morts de broncho-pneumonie et de rougeole. Nourri au sein et au biberon (lait de vache) jusqu'à 14 mois ; au sevrage, troubles gastriques. A 2 ans, apparition au niveau de la 1re phalange de l'auriculaire d'une tuméfaction violacée, que la mère compare à une engelure. L'enfant redoute que l'on touche à son doigt, qui augmente progressivement de volume.

RADIOGRAPHIE, *le* 26 *mars* 1910. — Le métacarpien a 29 millimètres de longueur pour 27 millim. 1/2 à gauche ; aspect de lésions diffuses, sans séquestre et sans grosse réaction périostique, allant en décroissant vers l'extrémité supérieure de la diaphyse. — La 1re phalange est élargie, 9 millimètres pour 6 millimètres du côté gauche. Tout près de la ligne dia-épiphysaire deux taches claires de décalcification. L'os a 1 millimètre de plus que l'os correspondant de droite. Les articulations sont saines. *Aucun traitement chirurgical ne fut appliqué.*

EXAMEN, *le* 20 *juillet* 1910. — Le 4e métacarpien droit reste allongé de 1 millimètre et demi ; la 1re phalange est plus longue de 1 millimètre. Le métacarpien est régulier, sans bosselure aucune, et les modifications très légères de sa morphologie pourraient échapper à un observateur non prévenu ; les mouvements ont tous leur amplitude normale. — La 1re phalange de l'auriculaire droit est grosse. Les téguments qui la recouvrent sont, comme ceux qui recouvrent le 2e métacarpien, d'aspect normal et de mobilité parfaite. Nulle trace d'abcès. La phalange a 14 millimètres d'épaisseur et 12 millimètres dans le sens transversal pour 9 millimètres et 10 millimètres à gauche. Le gonflement diminue de la base vers l'extrémité inférieure de la phalange. Mouvements normaux. Pas de ganglion épitrochléen. *L'état général est parfait*; dans les régions sous-maxillaires et carotidiennes, quelques *petits ganglions durs*, mobiles ; il en existe d'autres dans les régions inguinales et axillaires.

Obs. 124.— *Guérisons spontanées.*— C... Raymond, 2 ans, à son arrivée à Berck, le 9 juillet 1909.

Examen a l'arrivée. — Spina-ventosa multiples : 1re phalange de l'annulaire, 1re phalange de l'auriculaire droits.

1er et 3e métacarpiens gauches fistuleux. — Gommes cutanées nombreuses. Tuberculose de l'extrémité inférieure des deux humérus et de l'extrémité supérieure du cubitus gauche.

Radiographie *après l'arrivée. — Main droite :* 1re phalange de l'annulaire, augmentée de volume ; réaction périostique engainant la diaphyse ; taches irrégulièrement disposées, de décalcification. 1re phalange de l'auriculaire, mêmes lésions. — *Main gauche :* Le 1er métacarpien est atteint dans la totalité de sa diaphyse qu'entoure une gaine périostique complète. — Le 3e métacarpien : sa diaphyse paraît séquestrée dans sa totalité ; sa moitié supérieure est engainée par une coque périostique. Sur la face interne du 2e métacarpien réaction périostique de voisinage.

Intervention, *le 25 juillet* 1910. — Evidement du 3e métacarpien gauche sur lequel conduisait une fistule ancienne. Séquestre.

Examen, *le* 18 *août* 1910. — *A droite : les lésions ont disparu et les phalanges de l'annulaire et de l'auriculaire sont semblables à celles de la main gauche. — A gauche :* les lésions du 3e métacarpien ne sont pas cicatrisées ; au niveau du 1er, la fistule est fermée ; l'os reste gros et gonflé.

Abcès. — Au bout d'un temps, variable avec l'intensité d'activité du foyer bacillaire, la coque périostique plus ou moins largement détruite, livre passage à des fongosités qui créent les abcès tuberculeux. Dès lors, les produits de la destruction intra-périostique se déversent dans les abcès et l'élimination se joint à la résorption.

La première indication de *l'envahissement extra-périostique* est donné par l'épaississement des parties molles qui perdent leur souplesse, et cessent d'être mobiles sur l'os qu'elles recouvrent. Cette infiltration va masquer dès lors plus ou moins, le siège diaphysaire des lésions : le gonflement s'étend en haut et en bas; il peut recouvrir les articulations, tout en conservant, et en l'exagérant dans ses diamètres, l'aspect de fuseau à maximum diaphysaire. Les mouvements deviennent moins faciles, à cause du gonflement qui, après l'apparition d'un *abcès*, se montre rapidement plus considérable et moins régulier; la palpation révèle alors entre les téguments et la pièce osseuse, une interposition, de consistance molle, s'il s'agit encore de fongosités, nettement fluctuante, s'il s'agit de pus collecté. Ces abcès peuvent se présenter avec des particularités de siège variables; s'étendant à la surface de la pièce ostéo-périostique, dissociant les plans anatomiques de la région, ils se manifestent avec tous les caractères des abcès froids.

On les trouve le plus ordinairement sur la face dorsale des métacarpiens. Leur présence, en accentuant la déformation première, constitue une tuméfaction allongée dans le sens du grand axe de la pièce osseuse et la recouvrant, en empiétant parfois sur les métacarpiens voisins. Les abcès du 1er et ceux du 2e métacarpien peuvent faire bomber les téguments de la face dorsale du 1er espace interosseux. Lorsqu'il s'agit du 5e métacarpien, l'abcès dorsal fait aussi saillie sur le bord cubital de la main. Un abcès peut descendre dans l'espace interosseux et venir soulever les téguments de l'extrémité supérieure de l'espace interdigital. Les abcès palmaires sont peu fréquents. Il arrive qu'un abcès soit perceptible à la fois à la face dorsale et à la face palmaire du métacarpe.

Sur les radiographies (1), on peut reconnaître assez bien les abcès sous la forme de zones plus grises, au milieu des parties molles. Ceux qui siègent dans le premier espace sont souvent visibles ainsi. Cette tache qui traduit l'existence de l'abcès répond fréquemment au voisinage d'une trépanation de la gaine.

(1) Ceci est perceptible surtout quand le temps de pose a été suffisamment long.

Au niveau des doigts, les abcès restent rarement à la face antérieure des phalanges, alors même que la trépanation qui les a engendrés siège à ce niveau ; bridés par les tendons fléchisseurs, ils remontent sur les parties latérales des pièces osseuses, et viennent faire saillie sur les faces correspondantes des doigts. Lorsqu'il s'agit de la 1re phalange, on voit souvent l'abcès répondre à la base de l'espace interdigital. Les abcès apparaissent fréquemment aussi sur la face dorsale des doigts. Il faut connaître la possibilité d'abcès nettement pédiculé donnant l'aspect clinique d'une petite tumeur mobile (obs. 25). Peut-être, le pédicule de ces abcès est-il susceptible de disparaître et de laisser l'abcès isolé.

Certains abcès peuvent jouer, nous l'avons vu, un rôle dans la pathogénie des envahissements articulaires ; ce sont ceux qui, procédant d'une trépanation de la face palmaire de la coque périostique, gagnent, le plus souvent par l'intermédiaire de la gaine du fléchisseur correspondant, la face antérieure de l'articulation sous-jacente, et détruisent la capsule en l'envahissant de dehors en dedans (obs. 65). Les abcès dorsaux peuvent envahir les gaines des extenseurs, mais je n'ai pas rencontré d'exemple de leur ouverture dans les articulations, ce qui tient à des différences anatomiques des deux groupes de gaines tendineuses. Le pus, retiré par ponction d'un abcès, présente tous les caractères du pus bacillaire.

Après un temps, variable encore, *l'envahissement de la peau* se fait : celle-ci perd sa mobilité, s'infiltre, adhère de plus en plus aux plans sous-jacents, puis devient rouge ou violacée, luisante, tendue, d'aspect fragile, et finit par s'ulcérer, donnant une fistule. Il s'écoule un nombre de semaines ou de mois différent avec chaque cas, entre l'apparition des premiers signes de lésion osseuse et cette ulcération de la peau. Goetz (1) a eu l'occasion d'observer des enfants plus près du début de leur spina-ventosa que je n'ai pu le faire ; il considère que l'ulcération se produit, *environ*, de 6 semaines à 2 mois, après les premiers symptômes.

(1) Goetz : Obs. XIII, XIV, XVII, XVIII, XX, XXI, XXII, XXIV, XXV, XXVI, XXVII, XXVIII, XXIX, XXXI, XXXIV, XXXV, p. 111-114.

Fistules. — Elles se présentent au niveau des lésions des spina-ventosa avec les caractères de toutes les fistules bacillaires ; elles peuvent avoir l'aspect d'un mamelon au sommet duquel s'ouvre l'orifice fistuleux ; plus souvent, elles ont des bords décollés, minces, un fond bourgeonnant, pâle et sans tendance à la cicatrisation. Quand la fistule existe depuis longtemps, elle est dissimulée fréquemment, au fond d'une dépression, qui traduit la rétraction qu'ont subie les parties molles en se sclérosant. La fistule elle-même, à la main comme au pied, se voit en un point qui répond au siège de l'abcès ; c'est-à-dire que la plupart des spina-ventosa donneront des fistules dorsales et latérales. Sur les métacarpiens on les observe à une hauteur variable ; elles peuvent siéger, surtout lorsqu'il s'agit de lésions de l'extrémité inférieure de la diaphyse au fond d'un espace interdigital ; sur le 5ᵉ métacarpien, on les trouve aussi à la face interne de cet os ; de même, elles peuvent exister à la face externe du 2ᵉ. Les spina-ventosa du 1ᵉʳ métacarpien donnent des fistules qui siègent souvent à la face dorsale du 1ᵉʳ espace interosseux, à la base du pouce. Les exemples de fistules palmaires sont relativement peu nombreux au métacarpe, de même qu'au niveau des doigts ; lorsqu'il s'agit des 1ʳᵉˢ phalanges, la fistule siège souvent dans l'espace interdigital.

La fistule peut répondre par son siège à l'orifice de trépanation de la coque ostéo-périostique, qui se trouve assez souvent au voisinage de la zone dia-épiphysaire. D'autres fois, au contraire, son orifice s'ouvre loin du point de départ de l'abcès, qui a cheminé au milieu des parties molles. Dans ce cas le stylet qui explorerait le trajet fistuleux pourrait ne pas rencontrer la surface ostéo-périostique, ni s'engager dans sa trépanation.

Les observations suivantes s'ajoutent à celles qui sont disséminées dans ce travail et qui démontrent ces points.

Obs. 125. — H... Édouard, 3 ans à son entrée à Bouville, en juillet 1910.

EXAMEN A L'ARRIVÉE. — Spina-ventosa de la 1ʳᵉ phalange du pouce droit datant de juin 1910. Spina-ventosa de la 1ʳᵉ phalange de l'auriculaire, avec *maximum des lésions à la base de la phalange à laquelle répond la fistule;* menace de la métacarpo-phalangienne et intégrité des inter-phalangiennes.— Un ganglion sous-maxillaire non suppuré à droite ; à gauche cicatrice au niveau de l'angle de la mâchoire ; ganglions carotidiens bilatéraux. Gomme de la paupière supérieure gauche. Otorrhée gauche. Gomme du bras gauche.

Examen *en août* 1910. — *Main droite.* — *Pouce* : Augmentation de volume de la 1re phalange, sans infiltration des parties molles ; pourtour 5 centimètres 1/2, à droite, 4 à gauche ; la phalange est augmentée de volume régulièrement, sans déformation. Les mouvements de flexion métacarpo-phalangiens sont limités. Les premiers symptômes ont été constatés du côté du pouce le 3 juin 1910; *sous l'influence de l'immobilisation sur une planchette, le gonflement qui était considérable au début, a beaucoup diminué,* et n'a persisté qu'au niveau de l'os.

Auriculaire : Est augmenté de volume au niveau de la 1re phalange, avec empiètement du fuseau sur la 2e; sur sa surface interne, le gonflement osseux est accentué. A la face palmaire ce gonflement forme une convexité qui empiète sur la base du 4e espace interdigital ; à ce niveau les parties molles sont infiltrées, la pression exercée sur elles fait sourdre du pus par une fistule située au fond du sillon interdigital répondant à la partie externe de la base de la 1re phalange. Sur la face dorsale, les téguments sont de coloration normale, non infiltrés. L'auriculaire a quelques millimètres de moins dans son ensemble que celui du côté opposé ; les mouvements métacarpo-phalangiens sont conservés ; de même les inter-phalangiens avec une limitation due au gonflement du doigt. Un gros ganglion sus-épitrochléen. Etat général bon.— Un petit séquestre a été éliminé spontanément du 5e doigt.

Obs. 126. — R... Laurent, 9 ans, à Berck le 19 novembre 1907. Spina-ventosa multiples : 5e métacarpien droit avec *fistule palmaire.* 1er métacarpien gauche. 2e métatarsien gauche avec fistule dorsale. Ostéite des deux calcanéums. Gomme ulcérée sur le bras droit. On constate, en juin 1908, l'apparition d'une tumeur blanche du genou droit.

Obs. 127. — P... Emilienne, 10 ans, à Berck le 8 juillet 1908, sortie le 10 novembre 1908. — Spina-ventosa du 4e métacarpien. *Fistule palmaire.* Le doigt est rentré.

Obs. 128.— O... L., 7 ans, à Berck le 14 octobre 1903, décédée le 27 juillet 1907.— Spina-ventosa du 3e métacarpien, avec *abcès saillant à la face palmaire.*— Le 14 décembre 1903 : Evidement du 3e métacarpien par sa face dorsale. On abrase toute la paroi externe de la gouttière ainsi formée, et l'on arrive dans l'abcès qui fait saillie à la face palmaire. On le curette et on en retire des fongosités.— Séquestre de l'extrémité du métacarpien gros comme un haricot.

Obs. 129. — V... André, 7 ans, à Berck, novembre 1908. — Spina-ventosa de la 2ᵉ phalange de l'auriculaire droit, *avec abcès palmaire fistuleux*. — Mal de Pott dorso-lombaire.

Ulcérations. — Elles sont fréquentes : les unes ont pour point de départ l'envahissement et la destruction des bords de la fistule par le processus bacillaire ; d'autres résultent d'une véritable pénétration en surface, de dedans en dehors, des téguments par l'infiltration des parties molles sous-jacentes. On peut opposer aux deux groupes précédents, qui répondent à l'existence d'une lésion du squelette, les ulcérations qui ont pour origine un abcès froid, gomme de la peau ou abcès lymphangitique, n'ayant pas le squelette pour point de départ (1).

Quelle que soit leur variété étiologique, ces ulcérations sont limitées par des bords minces, décollés. Elles reposent sur un tissu fongueux qui les sépare de la surface osseuse. L'exploration de ces foyers à l'aide d'un stylet a été avantageusement remplacée par la radiographie (2).

Le pus n'offre aucun caractère qui le distingue de celui des autres suppurations ostéo-articulaires tuberculeuses ; avec lui s'éliminent souvent des petits séquestres. La peau, au pourtour des fistules et des ulcérations, est rouge et amincie ; elle est souvent le siège de phénomènes inflammatoires qu'expliquent le passage constant du pus et la macération septique dont elle est l'objet.

La déformation due au spina-ventosa est à cette période à son maximum ; c'est alors qu'il est très exact d'attribuer à l'infiltration des parties molles la part la plus importante dans sa genèse.

Sur les épreuves radiographiques, *l'ombre* de ces parties molles *apparaît considérablement élargie*. En clinique *l'as-*

(1) Volkmann a vu un lupus du doigt se développer en connexion avec un spina-ventosa. — Voir aussi : Jeanselme : De l'inoculation secondaire de la peau par des foyers tuberculeux sous-cutanés et profonds. *Cong. de la Tub.*, 1888.

(2) Le stylet peut s'arrêter à la surface de la gaine ostéo-périostique ou s'engager dans la trépanation, qui siègerait en regard de la fistule ; ce stylet peut renseigner sur l'existence d'un séquestre mobile ou de débris parcellaires que révèle la sensation donnée par leur contact rugueux avec la tige métallique. Mieux vaut éviter cette exploration.

pect de la déformation varie avec le siège de l'os atteint. Sur les métacarpiens et les métatarsiens, l'infiltration étend la convexité dorsale qu'avait déjà dessinée l'abcès. A cette période fistuleuse, l'empâtement est plus ou moins dûr, suivant l'âge des lésions ; il recouvre l'os atteint, empiète sur les voisins, descend jusqu'à la métacarpo-phalangienne, et ne dépasse pas ordinairement en haut la métacarpo-carpienne. La peau, plus ou moins altérée, amincie, est appliquée contre les parties profondes. Sur les doigts, quand il s'agit d'une 1re phalange, la base en est élargie, massive, et contraste avec l'aspect normal des segments sous-jacents. Si la 2e phalange est prise, le gonflement occupe la partie moyenne du doigt qui réalise, plus ou moins complètement, l'aspect du fuseau auquel on l'a comparé. Cette déformation est très marquée dans le spina-ventosa des jeunes enfants et la multiplicité des foyers phalangiens donne à la main un aspect qui n'est pas sans ressemblance avec celui qu'offre l'ensemble des tubercules attachés aux tiges du dahlia. Les doigts ont une forme irrégulièrement cylindrique, reliés par une sorte de pédicule, qui répond à la 1re phalange, au massif carpien.

Il est de règle, à ce degré des lésions, de constater la présence d'un *ganglion sus-épitrochléen* dont l'atteinte peut aller jusqu'à la suppuration (1) (obs. suiv.). Ce ganglion a une valeur qui peut être contestée en tant que manifestation d'un ensemencement venu du foyer profond ; *il existe toujours dans les foyers ayant envahi les parties molles* et, à plus forte raison, les ayant ulcérées. Il faut le rechercher, parfois assez élevé, sur la face interne du bras, en palpant de bas en haut. Le ganglion sus-épitrochléen n'a pas la valeur du ganglion iliaque de la coxalgie ; les lymphatiques des éléments profonds du doigt vont aux ganglions axillaires ; ce serait donc sur ceux-ci qu'il faudrait chercher l'adénopathie précoce.

Obs. 130. — L... Emile, 3 ans, à Berck, le 18 novembre 1904, sorti le 17 octobre 1907. — Tuberculoses multiples. — *Membre supérieur droit :*

---

(1) Anatomiquement le ganglion sus-épitrochléen reçoit les lymphatiques superficiels. Les lymphatiques profonds vont aux ganglions axillaires. Il y a, à la main, entrecroisement et anastomose des lymphatiques superficiels entre eux, mais *pas avec les lymphatiques profonds.* (SAPPEY, POIRIER et CUNÉO).

1er métacarpien fistuleux avec ganglion sus-épitrochléen. — Membre supérieur gauche : pas de lésions, et cependant ganglion sus-épitrochléen. — Calcanéum droit fistuleux, calcanéum gauche. Spina-ventosa de l'olécrâne droit. Ganglions poplités avec abcès du côté droit. *Le 27 janvier 1907*, grattage du 1er métacarpien droit, évidement de l'olécrâne.

Obs. 131. — K... Henri, 5 ans à Berck, le 16 mai 1906, sorti le 10 février 1907. — Spina-ventosa du 1er métacarpien gauche ; adénite sus-épitrochléenne *droite*. Spina-ventosa des deux premiers métatarsiens. Spina-ventosa de la 1re phalange du 3e orteil droit. Evidements des foyers, le 13 août 1906.

Obs. 132. — P... Raphaël, 5 ans à Berck, juillet 1907. — Spina-ventosa du radius gauche ; adénite suppurée bilatérale du cou ; *adénite épitrochléenne fistuleuse droite*. Guérison des foyers après curettage.

Obs. 133. — S..., Germaine, 6 ans, à Berck, février 1905, sortie octobre 1906. Tuberculoses multiples. — Spina-ventosa du 3e métacarpien droit fistuleux. Cicatrices de suppuration du ganglion sus-épitrochléen. Arthrite du coude droit, arthrite du coude gauche. Gommes multiples. Mal de Pott dorsal supérieur. Adénites cervicales.

Obs. 134. — J... Maurice, 9 ans, à Berck le 14 février 1907, sorti le 10 décembre 1907. Spina-ventosa, 2e métacarpien droit, 1re phalange index droit, 1re phalange du médius, opérés et fistuleux ; ganglions épitrochléen à droite et à gauche. Micropolyadénites généralisées. Le 6 août 1907, évidement de la 1re phalange gauche.

Obs. 135. — R... Marthe, 3 ans et demi à Berck, juin 1908. — Tuberculoses multiples. Spina-ventosa de la 2e phalange de l'annulaire droit fistuleux, en voie de guérison ; ganglion sus-épitrochléen droit, suppuré. Ostéite de l'extrémité supérieure du cubitus gauche fistuleux ; ganglion sus-épitrochléen, suppuré. Gommes cutanées au devant du biceps. Malaire droit fistuleux. Guérison de tous les foyers après évidement.

On peut juger, d'après les observations suivantes, que j'emprunte à Brezzi, que l'adénite sus-épitrochléenne est bien fonction, dans la plupart des cas où elle se trouve signalée, de lésions ayant envahi les plans superficiels.

Obs. 136. — *Ostéite tuberculeuse du 2e métacarpien droit.* Grattage, récidive. Résection, guérison. L'affection osseuse a débuté il y a un an. En juin on a fait le grattage de l'os malade ; depuis cette époque un trajet fistuleux persiste ; le ganglion sus-épitrochléen présente le volume d'une noisette (Brezzi, obs. XIX, résumée).

Obs. 137. — *Ostéite tuberculeuse des 4 et 5ᵉ métacarpiens droits ; ganglions épitrochléen et axillaires volumineux.* — L... Anne, 12 ans. Début de l'ostéite remonte à un an. Sur le dos de la main *existe un abcès fluctuant.* Depuis six semaines il existe une adénite tuberculeuse suppurée du ganglion sus-épitrochléen. Les ganglions axillaires sont hypertrophiés (*Ibid.*, obs. XXVIII).

Obs. 138. — *Ostéite de la 1ʳᵉ phalange de l'index et du 1ᵉʳ métacarpien, adénite du ganglion sus-épitrochléen.* — D... J., 6 ans. L'affection osseuse a débuté il y a 2 ans et demi. L'adénite date de un an, elle est fistuleuse. *Les deux lésions osseuses sont fistuleuses* (*Ibid.*, obs. XXVII, résumée).

Obs. 139. — *Ostéite tuberculeuse du 4ᵉ métacarpien.* — L... Edmond, 10 ans et demi, début il y a 8 mois. Actuellement *trajet fistuleux* dorsal. Ganglion sus-épitrochléen du volume d'une noisette (*Ibid.*, obs. XXVI, résumée).

Obs. 140. — *Ostéite tuberculeuse du 1ᵉʳ métacarpien gauche. Gomme tuberculeuse sur la face dorsale de la 1ʳᵉ phalange de l'index du même côté. Adénite du ganglion épitrochléen. Grattage du métacarpien. Guérison.* — D... Albert, 3 ans. Le 1ᵉʳ métacarpien est volumineux. *Deux trajets fistuleux* conduisent sur cet os. Le ganglion sus-épitrochléen présente le volume d'une grosse amande (*Ibid*, obs. XXV, résumée).

Au membre inférieur, l'adénite poplitée n'est guère perceptible. C'est au niveau des ganglions cruraux qu'il faut chercher le retentissement ganglionnaire.

Obs. 141. — G... Pierre, 4 ans et demi, à Berck le 14 juin 1909, sorti le 12 décembre 1907. Spina-ventosa de la 1ʳᵉ phalange du gros orteil gauche, adénite fistuleuse inguino-crurale gauche.

La présence des bacilles dans le système lymphatique, se traduit encore à cette période par des abcès lymphangitiques, en nombre souvent considérable, disséminés en amont de la lésion, *sur le trajet des vaisseaux lymphatiques efférents* (1).

---

(1) Lannelongue : *Soc. de chirurgie* 1881. — Idem, in Abcès froids et tuberculose osseuse : Obs. XXVII. — *Ostéite tuberculeuse de plusieurs phalanges, nombreux abcès concomitants sur le même membre*, p. 102. — Obs. de XXVIII à XXXIX, p. 105 et suiv. *Ibid.* — Lejars : Lymphangite tuberculeuse, in Etud. Clin. et expér. sur la Tub. 1891. — Goupil : *Lymphangite tuberculeuse*, Th. Paris, 1892. — Macclaire : in Th. Paris, p. 10 et suiv.

Cette période de suppuration du spina-ventosa pourra, elle aussi, finir par une guérison spontanée des lésions.

Il peut se faire que l'abcès, cliniquement constaté, ne se fistulise pas, même abandonné à lui-même, et se résorbe.

Le plus souvent, c'est après ouverture de l'abcès, évacuation de pus renfermant des débris osseux nécrosés, que se réalise la guérison. S'il existe un séquestre, on peut observer plusieurs terminaisons : l'une, incontestable bien qu'on ne doive pas trop compter sur elle, est la résorption de la portion mortifiée de l'os; on l'observe surtout quand il s'agit d'os jeunes, formés de tissu essentiellement *organique*; plus souvent la portion mortifiée subit un travail de destruction qui la réduit à l'état de débris parcellaires qui s'en vont avec le pus de l'abcès; souvent encore la suppuration se prolonge des mois, des années avant que l'élimination se fasse complète. Il est possible aussi que toute une diaphyse nécrosée soit éliminée à travers une large perte de substance de la coque ostéo-périostique.

Obs. 142. — *Guérison après abcès ouvert.* — M... Suzanne, 12 ans, à Berck, le 12 août 1910.

ANTÉCÉDENTS. — Père mort bacillaire. Mère et deux frères bien portants. Début de la lésion il y a six mois, par une tuméfaction sur la 1re phalange du 5e orteil, au niveau de laquelle la peau devient violacée, comparée par l'enfant à une engelure.

La marche est difficile. Incision à Paris en mai 1910. Cicatrice sur la face externe de la 1re phalange.

EXAMEN CLINIQUE, *le 3 septembre* 1910. — Sur la face externe de la 1re phalange du 5e orteil du pied gauche, petite cicatrice linéaire de 2 centimètres, avec trace de fistule adhérente à l'os. Celui-ci est très peu modifié; léger élargissement dans le sens antéro-postérieur de sa base et petite irrégularité sur son bord externe. Les mouvements métatarso-phalangiens et inter-phalangiens sont conservés. Etat général excellent; ganglions carotidiens et sous-maxillaires.

RADIOGRAPHIE, *le 30 août* 1910. — Lésions de la 1re phalange du 3e orteil *à peine perceptibles;* développement un peu plus avancé que du côté droit du point épiphysaire.

Obs. 143. — *Guérison spontanée après fistule.* — W... Henri, 8 ans et demi, 18 août 1909, à Berck.

EXAMEN A L'ARRIVÉE. — Spina-ventosa fistuleux de la 2e phalange de l'index droit. — Adénopathies multiples carotidiennes et inguinales. Pas de traitement chirurgical.

RADIOGRAPHIE, *le 25 août* 1910. — La phalange est augmentée de volume. Taches claires de décalcification. Réaction périostique avec trépanation vers la base de la diaphyse, en dedans. Articulations saines.

EXAMEN CLINIQUE, *le 5 septembre* 1910. — Pas d'intervention ; pansements aseptiques sur la *fistule qui s'est fermée spontanément.*

L'affection avait commencé, six mois environ avant l'arrivée à Berck, par un gonflement non douloureux du doigt. — Etat général bon ; nombreux ganglions durs et mobiles, carotidiens et sous-maxillaires bilatéraux.

Main droite : La 2e phalange de l'index est un peu augmentée de volume, surtout au niveau de sa base, où elle est épaissie dans les deux sens, mais non déformée. Ses articulations, sus et sous-jacentes, sont saines. Sur sa face palmaire, au voisinage de la face interne, vers la base de la phalange, cicatrice de fistule.

Ganglion sus-épitrochléen dur et mobile.

Obs. 144. — *Guérison spontanée après fistule.* — J... André, 5 ans et demi, à son arrivée à Berck, 16 mars 1910.

EXAMEN A L'ARRIVÉE. — Spina-ventosa fistuleux de la 1re phalange du pouce gauche, non opéré. — Adénite fistuleuse de l'aisselle gauche. — 1er *juin* 1910, *la fistule du pouce est fermée.*

RADIOGRAPHIE, *le 21 mars* 1910. — La phalange est plus grosse que l'homologue du côté droit, sans lésions très marquées ; réaction périostique peu intense, mais vieille.

EXAMEN CLINIQUE, *le 5 septembre* 1910. — *Etat général* excellent, mais ganglions carotidiens et sous-maxillaires nombreux, durs et mobiles. — *Main gauche.* Sur la face externe de la 1re phalange du pouce, petite cicatrice de fistule adhérente à l'os. La phalange est un peu plus grosse et sur la face externe de sa base on perçoit une petite irrégularité. — Longueur 30 millimètres des deux côtés, largeur quelques millimètres de plus à gauche. Mouvements normaux.

Pas de ganglion sus-épitrochléen perceptible.

Obs. 145. — *Guérison spontanée après abcès.* — I... Francis, 11 ans, à son entrée à Berck, le 15 décembre 1909.

EXAMEN A L'ARRIVÉE. — Spina-ventosa tuberculeux suppuré *non ouvert* du 3e métacarpien gauche.

RADIOGRAPHIE, *le 3 janvier* 1910. — Le 3e métacarpien est très peu altéré ; son extrémité inférieure est décalcifiée ; il a 48 millimètres pour 50 millimètres du côté opposé.

EXAMEN CLINIQUE, *le 5 septembre* 1910. — Début de l'affection il y a 18

mois environ par tuméfaction de la face dorsale de la main, non douloureuse. *Etat général* excellent : ganglions carotidiens bi-latéraux durs et
mobiles.

Main gauche : Sur la face dorsale du 3ᵉ métacarpien une cicatrice de
fistule, encore recouverte d'une croûte et légèrement adhérente à l'os.
Celui-ci est un peu élargi au niveau de son extrémité inférieure et de sa
face externe. Les articulations sont normales. — Le médius a quelques
millimètres de moins que celui du côté droit. La 1ʳᵉ phalange est égale à
celle de droite.

Ganglion sus-épitrochléen dur et mobile ; n'existe pas à droite.

Obs. 146. — *Guérison spontanée après fistule.* — M... Berthe, 2 ans et
demi, à Berck le 15 mai 1907, sortie le 12 septembre 1907. — Spina-ventosa du 1ᵉʳ métacarpien droit, guéri spontanément ; deux cicatrices de
fistules.

Obs. 147. — *Guérison après abcès ponctionné.* — G... Roger, 8
ans, à son arrivée à Berck, le 12 janvier 1910.

EXAMEN A L'ARRIVÉE. — Spina-ventosa du 5ᵉ métacarpien gauche
suppuré non ouvert. Cicatrice de lupus sur la face interne de la
cuisse droite.

13 *janvier* 1910 : Ponction de l'abcès, 2 c. c. de liquide hématique.

RADIOGRAPHIE, *le* 21 *janvier* 1910. — Ne montre plus aucune lésion
du squelette.

EXAMEN CLINIQUE, *le* 5 *septembre* 1910. — Etat général excellent.
Ganglions carotidiens et sous-maxillaires des deux côtés.

Pied gauche : Cicatrices de fistule et de ponctions sur la face dorsale
de la base du 5ᵉ métatarsien, adhérentes à l'os. La peau a conservé une
coloration violacée.

Nous pourrions multiplier les observations qui établissent
que ces ostéites guérissent très souvent spontanément après
suppuration courte.

Il est très important que cette guérison se réalise à cette
période, car c'est durant la phase avancée des lésions que se
produisent les *graves dégâts* qui engendreront les déformations des doigts.

Les envahissements articulaires se font, le plus souvent,
comme nous l'avons vu, vers l'articulation inter-phalangienne ; quelquefois, quand il s'agit des quatre derniers
métacarpiens, vers le carpe ; exceptionnellement vers les
métacarpo-phalangiennes et, quand il s'agit du 1ᵉʳ métacarpien, vers la trapèzo-métacarpienne. Leur réalisation s'ac-

compagne de signes cliniques qui sont masqués par l'infiltration des parties molles des régions envahies. On perçoit mal
les pièces osseuses au milieu du gonflement, parfois énorme,
du doigt; les déplacements articulaires, et les déviations
n'acquièrent leur physionomie qu'avec leur signification définitive de difformités que nous avons décrites.

On peut reconnaître ces envahissements, à la phase active,
à ce que le gonflement s'étend nettement sur la région articulaire; les extrémités *osseuses menacées s'épaississent*;
les segments en rapport avec l'articulation atteinte, se mettent dans une attitude particulière, et les tentatives pour les
mouvoir sont plus ou moins difficiles et douloureuses.

Le gonflement des parties molles, au lieu de rester circons-
crit sensiblement aux limites de la pièce osseuse, dépasse
les plis articulaires et gagne la surface des os voisins. Ceci
apparaît dans plusieurs de nos observations d'envahissements articulaires, et, en particulier, dans les observations
73, 74, où il s'agit d'envahissements métacarpo-carpiens. Il en
est ainsi encore dans l'observation suivante, qui évoque les
précédentes :

Obs. 148. — *Envahissement du carpe après spina-ventosa des 4e et 5e métacarpiens.* — A... 14 ans, à son entrée à Bouville. — EXAMEN : Début il y
a 4 ans. Blépharite et conjonctivite droites. Ganglions nombreux, durs,
carotidiens et sous-maxillaires. Facies scrofuleux.

Membre supérieur droit. — Déformation de la région dorsale de la
main; tuméfaction recouvrant les 4e et 5e métacarpiens. Surface violacée
avec peau amincie; deux fistules répondent, l'externe à la base du 4e,
l'interne à la base du 5e métacarpien ; cette dernière repose sur une dépression adhérente à l'os. — Le 5e métacarpien est considérablement augmenté d'épaisseur, recouvert de parties molles infiltrées; dans le sens
transversal il arrive au contact du 4e, lui-même augmenté de volume
dans les deux sens et touchant en dehors au 3e métacarpien; l'annulaire
est remonté de 5 millimètres environ sur celui du côté opposé; la tête
du 4e métacarpien est à 5 millimètres plus haut que celle du côté gauche;
la longueur du doigt lui-même est égale des deux côtés; les mouvements
de flexion de la 1re phalange sont limités par tension des parties molles,
dorsales et sans lésions de l'articulation. L'auriculaire est légèrement
plus court, de 3 millimètres; à droite la flexion de la 1re phalange de ce
doigt est limitée comme celle de l'annulaire. *Il existe sur la 1re rangée
du carpe, une zone douloureuse appartenant au squelette qui est épaissi;*

les mouvements médio-carpiens sont difficiles, ceux de la radio-carpienne sont eux-mêmes limités, surtout dans l'extension, la main s'étendant très peu au delà de la continuité avec l'avant-bras. Pas de ganglion sus-épitrochléen.

S'il s'agit d'une articulation des doigts, on peut facilement reconnaître l'élargissement de la base de la phalange sous-jacente, et la limitation des mouvements. Les rapports précis des surfaces entre elles sont souvent cachés par l'infiltration, grâce à laquelle il peut être difficile de reconnaître la part qui revient à l'envahissement articulaire lui-même dans la limitation des mouvements. La radiographie, en révélant les signes que nous avons décrits à l'anatomie pathologique, est, ici encore, le meilleur moyen de confirmation. Elle est essentiellement utile pour la constatation du déplacement.

Les envahissements des gaines tendineuses sont peu fréquents chez les enfants; ils peuvent se faire soit du côté des extenseurs, qui sont plus souvent atteints par les lésions extra-osseuses, plus fréquemment dorsales, soit du côté des fléchisseurs. Les troubles fonctionnels sont au maximum lorsque les tendons sont détruits, et les mouvements deviennent impossibles dans le sens du tendon atteint (obs. 152). La cicatrisation même des lésions des gaines peut entraîner des déformations.

Le gonflement prend, lorsqu'il exprime l'envahissement des gaines tendineuses, un aspect un peu particulier: il est allongé *suivant la direction du tendon*, remontant parfois jusque sur la région radio-carpienne (obs. 101); ce gonflement peut être déprimé transversalement par le ligament annulaire, et prendre ainsi une forme bilobée. Les tendons lui sont incorporés.

Obs. 149.— T... Marie, 9 ans, à son arrivée à Berck, le 10 juillet 1907. Spina-ventosa fistuleux de la 1re phalange du pouce gauche ; grosse tuméfaction remontant sur la face dorsale de la main, vers le poignet. Les gaines des tendons sont envahies.

Curettage prudent de ce foyer. Les fongosités gagnent la face postérieure de la région radio-carpienne.

Un certain nombre de *troubles trophiques* se manifestent au cours de cette période, parfois longue, de suppuration.

Les téguments s'amincissent, deviennent fragiles, perdent leur pannicule sous-cutané, si bien que l'on pourra plus tard faire rétrospectivement le diagnostic du siège des abcès. Il est possible que *les ongles* et *les poils* subissent une hypertrophie toute particulière ; les ongles deviennent minces, cassants ; s'il s'agit d'un spina-ventosa unguéal, ils prennent un aspect particulier (p. 218). Ces altérations sont assez mal précisées au point de vue de leur pathogénie. Il en est de même de celles qui atteignent les pièces squelettiques voisines du foyer bacillaire (décalcification).

Arrivées à ce degré de gravité, les lésions du spina-ventosa entraînent parfois à une intervention radicale. Si l'on obtient leur guérison, si même, après l'élimination de toute une pièce osseuse ou de toutes les pièces osseuses d'un doigt, elles finissent par se cicatriser spontanément, elles laissent après elles des déformations définitives ; c'est donc l'arrivée des lésions à ce degré qu'un traitement utile doit s'efforcer d'empêcher.

Il est exceptionnel que les spina-ventosa ne finissent pas par guérir en tant que foyers bacillaires actifs. Mais le résultat, excellent et rapide lorsqu'il s'agit de guérison avant suppuration ou après suppuration courte, devient déplorable lorsqu'il succède à une longue suppuration qui se complique souvent, comme nous l'avons vu.

L'état général de l'enfant n'est guère atteint du fait des spina-ventosa ; il l'est au contraire à la suite des grands foyers qui s'associent à eux, et parmi lesquels le mal de Pott, la coxalgie sont les plus graves.

Obs. 150. — *Association d'un spina-ventosa et d'un mal de Pott. État général grave.* — M... Marie, 4 ans, à Berck, le 18 mars 1910.

Examen a l'arrivée. — Spina-ventosa du 5ᵉ métacarpien droit fistuleux. Mal de Pott dorso-lombaire avec gros abcès de la région sacrolombaire droite.

Radiographie, *le 23 mars* 1910.— Toute la diaphyse du 5ᵉ métacarpien est couverte d'une gaine périostique, ouverte sur sa face interne, vers sa partie moyenne. Les extrémités sont respectées. Articulations saines. *N'a pas été opérée.*

11 *mai* 1910 : Grosses fistules et décollement dans la région sacrolombaire ; incision et réunion des fistules.

Examen clinique, *le 1ᵉʳ septembre* 1910. — *État général mauvais.*
Ganglions sous-maxillaires et carotidiens des deux côtés. Grave suppuration des abcès sacro-lombaires.

Main droite. Sur la face dorsale du 5ᵉ métacarpien, une large ulcération est entourée de peau violacée et infiltrée. Le doigt a 5 millimètres de moins que celui de gauche; les mouvements sont conservés. Ganglion sus-épitrochléen.

L'évolution de la localisation sur les petits os est elle-même essentiellement influencée par l'état général de l'enfant. C'est dans les cas d'associations graves, de multiplicité des foyers, que l'on assiste, non seulement à la rapidité de marche des lésions, mais encore à leur progression ininterrompue, sans tendance aucune à la guérison. L'évolution même d'un spina-ventosa peut-être ainsi un élément d'expression de l'état de résistance de l'organisme de l'enfant.

Si cet état est mauvais, les signes généraux s'observent et l'éclosion de nouveaux foyers bacillaires peut-être prévue ; les spina-ventosa ont été la première culture bacillaire à laquelle on peut voir succéder des séries de localisations, parfois viscérales, qui finissent par engendrer, grâce à l'altération de plus en plus grave qu'elles portent à l'organisme, la défaillance dernière de sa résistance et la généralisation tuberculeuse.

Obs. 151. — *Multiplicité des foyers. Tuberculose pulmonaire. Généralisation, mort.* — C..., 14 ans et demi, à son arrivée à Berck, le 16 septembre 1908, décédé le 24 mai 1909.

Examen a l'arrivée. — Tuberculoses multiples : Spina-ventosa de la 1ʳᵉ phalange du médius droit, avec fistule à la face palmaire ; suppuration abondante. — Spina-ventosa de la 1ʳᵉ phalange de l'annulaire gauche avec fistule sur la face dorsale. Le doigt est en flexion forcée, et la gaine du fléchisseur paraît prise. — Spina-ventosa de la 1ʳᵉ phalange du gros orteil gauche ; envahissement de l'articulation inter-phalangienne. — Spina-ventosa de la 1ʳᵉ phalange du gros orteil droit, grosse ulcération. Spina-ventosa fistuleux de la 2ᵉ phalange du gros orteil droit. — Autres localisations ostéo-articulaires : Ostéite de l'extrémité inférieure de l'humérus gauche, sans envahissement du coude. Arthrite du poignet gauche fistuleux en dedans et en arrière. Gommes suppurées sur les deux mollets. Ostéite de l'apophyse orbitaire du frontal droit, des deux malaires. Tuberculose pulmonaire avec hémoptysie récente.

Radiographie, *en septembre* 1908. — *Médius droit* : Toute la diaphyse de la 1ʳᵉ phalange est infiltrée. Réaction périostique avec taches claires. Envahissement dia-épiphysaire en haut; pas d'envahissement métacarpo-phalangien. Envahissement inter-phalangien en bas. La 2ᵉ phalange est en flexion sur la 1ʳᵉ. — *Auriculaire gauche* : Infiltration de toute la 1ʳᵉ phalange dont l'épiphyse n'est pas envahie. Envahissement de l'articulation sous-jacente, non de la métacarpo-phalangienne.

INTERVENTION, *le 26 octobre* 1910. — Ablation des 2 phalanges du gros orteil du pied gauche, dont l'articulation était détruite. Même intervention à droite. — 18 *janvier* 1909 : Amputation du médius droit. Evidement de la 1ʳᵉ phalange de l'auriculaire gauche. Evidement du poignet gauche.

Décédé de généralisation aigüe, mai 1909.

L'évolution des ostéites des petits os apparaît ainsi sous des traits cliniques qui peuvent être très différents et qui traduisent les éléments complexes du problème. Souvent, dans une proportion d'autant plus importante que les lésions seront soignées tôt, la guérison se fait sans suppuration extra-osseuse; en deux ou trois mois, les phénomènes initiaux ont disparu et l'intégrité fonctionnelle est parfaite. Les cas qui guérissent ainsi sont certainement beaucoup plus nombreux qu'on ne peut le constater à Berck où ils ne viennent pas; ils répondent souvent à un nombre restreint de foyers, et fréquemment à un seul spina-ventosa, comme nous l'avons indiqué déjà. De ce fait résulte, sans aucun doute, que l'on trouve, dans les statistiques de Paris, comme celle publiée par Claeys, un nombre de spina-ventosa isolés beaucoup plus considérable que celui que l'on relève, pour le même chiffre de malades, à Berck.

Lorsqu'il existe des abcès, la guérison est plus laborieuse. Elle peut encore se réaliser en plusieurs mois, après cicatrisation de la fistule pouvant suivre l'élimination d'un séquestre.

La durée de l'affection devient *beaucoup* plus longue lorsque les lésions se sont étendues, en particulier aux articulations voisines; il semble que le foyer ait perdu alors ses tendances naturelles à la guérison et ait acquis *une activité nouvelle*. Dès lors, la suppuration peut durer des années. On observe quelque chose d'analogue après les interventions répétées et incomplètes : les foyers sur lesquels elles ont porté, gué-

rissent très lentement et peuvent ne pas guérir ; soit que
l'activité de ces foyers ait été réveillée par les interventions
qui ne les ont pas détruits ; soit que la répétition même de ces
interventions ait été la conséquence de la résistance particulière des foyers. On peut alors rencontrer des spina-ventosa
vieux de deux ou trois années, comme dans le cas suivant, et
n'ayant tendance qu'à étendre encore leurs lésions.

Obs. 152. — *Spina-ventosa évoluant depuis des années sans tendre à
la guérison. Interventions répétées.* — E..., 5 ans, à son arrivée à Berk,
le 16 septembre 1907.

EXAMEN A L'ARRIVÉE. — Spina-ventosa du 2ᵉ métacarpien gauche.
Spina-ventosa de la 1ʳᵉ phalange de l'index droit. — Ostéite du cubitus
droit. Ganglions carotidiens et sous-maxillaires. Gomme sus-rotulienne
gauche. Abcès costal.

15 *avril* 1909 : Ponction de l'abcès du 2ᵉ métacarpien renouvelé le
27 avril. Fistule. — 10 *mai* 1910. Curettage du 2ᵉ métacarpien gauche
et de la 1ʳᵉ phalange de l'index droit.

RADIOGRAPHIE *de février* 1909.—Très grosses lésions de toute la diaphyse du 2ᵉ métacarpien gauche ; elle est remplacée par de larges taches claires, que séparent quelques rares filets sombres. Le point épiphysaire semble détruit. Sur le bord externe de l'image, vers le tiers
inférieur, large trépanation de la coque périostique. L'articulation métacarpo-phalangienne est prise. La base de la 1ʳᵉ phalange tend à passer
en avant. L'articulation métacarpo-carpienne ne semble pas envahie.

EXAMEN CLINIQUE, *le* 18 *août* 1910. — L'état général est mauvais ;
ganglions cervicaux très nombreux. Autres localisations en évolution.
Wassermann négatif.

Main gauche : Sur face dorsale, répondant au 2ᵉ métacarpien, large
cicatrice qui aboutit à une ulcération entourée de tissu cicatriciel.
La région du métacarpien se termine en bas par une énorme saillie périostique qui envahit tout le 1ᵉʳ espace interdigital. — La 1ʳᵉ phalange de
l'index est repoussée en dedans et luxée en avant ; elle est cachée sous
la face palmaire de la 1ʳᵉ phalange du médius et sa base, au-dessous de
la tête métacarpienne qui constitue elle-même une grosse saillie à la face
palmaire, soulève les téguments infiltrés de cette région. — Les 2ᵉ et
3ᵉ phalanges sont fléchies sur la 1ʳᵉ et sur la 2ᵉ, et le doigt est immobilisé dans cette attitude. Gros ganglion sus-épitrochléen suppuré.

Main droite : La 1ʳᵉ phalange de l'index est plus grosse, 2 cent. 1/2
d'épaisseur ; à sa base est une ulcération qui repose sur une ligne cicatricielle. Mouvements métacarpo-phalangiens conservés ; mouvements
inter-phalangiens détruits ; la 2ᵉ phalange est en flexion sur la 1ʳᵉ sans
que l'extension soit possible, le *tendon extenseur semble avoir disparu* ; de

ce fait le doigt est ballant. Gros ganglion sus-épitrochléen. Sur la face dorsale de la 1re phalange des deux index, *hypertrophie pileuse* très marquée, et troubles trophiques cutanés.

Formes Cliniques

Les faits que nous avons analysés peuvent se grouper sous des aspects cliniques dont la valeur me paraît suffisante pour justifier la description de deux formes d'ostéites tuberculeuses :

La forme à *localisations multiples* des jeunes enfants, qui s'accompagne des manifestations du spina-ventosa type ; la forme locale *dia-épiphysaire* d'autre part.

Les ostéites de la *phalange unguéale* présentent quelques signes particuliers que nous indiquerons.

1° **Forme à *localisations multiples, diaphysaire totale*.** La forme, à localisations multiples, diaphysaire totale, répond essentiellement aux cas dans lesquels nous avons signalé le nombre, parfois considérable, des manifestations scrofuleuses, spina-ventosa et autres foyers contemporains. Je crois que les caractères qui distinguent ces ostéites procèdent, ainsi que nous l'avons vu, en même temps que des conditions particulières dans lesquelles l'enfant, terrain neuf, se trouve exposé à recevoir des agents bacillaires en grand nombre, des propriétés anatomiques des petits os longs. Les lésions y sont étendues à toute la diaphyse, la réaction du périoste élabore une coque ostéo-périostique volumineuse, la puissance de destruction du processus y est intense.

Les observations suivantes s'adressent, les deux premières, à la phase active des lésions ; la 3e établit la gravité des désordres qui peuvent leur survivre au niveau des doigts.

Obs. 153. — *Spina-ventosa multiples. Foyers à forme diaphysaire totale.* — J... fille, 2 ans et demi à son arrivée à Berck, le 15 avril 1910.

Antécédents. — Grand-père et père alcooliques. Mère soignée à Berck, à l'âge de 6 ans, pour spina-ventosa, ostéo-arthrite du coude gauche, gommes de la jambe droite. Elle a eu un avortement, une petite fille morte à 8 ans 1/2 de bacillose, une petite fille de 6 ans aveugle, un garçon mort à 5 ans de méningite; il lui reste deux garçons bien portants et l'enfant actuelle. Celle-ci a été élevée au biberon; ses premières dents sont apparues à 7 mois. Les premières lésions bacillaires sont survenues à 11 mois; *successivement, à de courts intervalles, de 11 à 30 mois sont apparus tous les foyers. Soignée et opérée pour quelques-uns de ceux-ci à Paris.*

EXAMEN A L'ARRIVÉE. — Spina-ventosa multiples des mains et des pieds. — *Membre supérieur droit* : Spina-ventosa fistuleux de la 1re phalange des 2e, 3e et 4e doigts, du 1er métacarpien. — *Membre supérieur gauche* : Spina-ventosa de la 1re phalange du 5e doigt fistuleux, du 2e et du 3e métacarpien. — *Membre inférieur droit* : Spina-ventosa de la 1re phalange du 3e orteil. Cicatrice plantaire. Gomme cutanée sur la face externe de la jambe. Cicatrice à la face interne du genou. — *Membre inférieur gauche* : Spina-ventosa de la 2e phalange, unguéale, du gros orteil. Abcès au niveau de la tête du 5e métatarsien. Abcès à la face externe de la jambe. Gommes multiples sur la cuisse.

22 *mai* 1910 : Broncho-pneumonie après varicelle. Vulvite. Escharre fessière.

16 *juin* : Abcès du creux poplité gauche.

EXAMEN CLINIQUE, *le 26 juillet* 1910. — Pas de stigmates de syphilis. Wassermann négatif. Nombreux ganglions cervicaux, mais multiples traces de varicelle pouvant les justifier. Petits ganglions dans les aisselles, les régions inguino-crurales. Thorax aplati transversalement. Chapelet de nodosités costales.

Membre supérieur droit. — 1er *métacarpien* : Epaissi, gros, soufflé; non opéré; à la base du 1er espace interdigital, fistule reposant sur une zone cicatricielle qui adhère au métacarpien. L'articulation métacarpo-phalangienne est intacte, mouvements limités par l'infiltration des parties molles.

Index : Déformation de la 1re phalange, non opérée. Augmentation considérable de volume.

La phalange a subi une inflexion sur son bord externe, qui la reporte en arrière et en dehors. — Sur sa face dorsale fistule sur cicatrice adhérente, profonde, non opératoire. — Sa face palmaire fait une saillie accentuée. — La phalange est ainsi dans son ensemble fortement concave en arrière, les deux phalanges sous-jacentes se trouvent reportées sur un plan très postérieur. Pas de lésions articulaires, mouvements limités par une infiltration considérable.

Médius : Présente un gonflement répondant à la 1re phalange, opérée, et à l'articulation qui l'unit à la 2e. — *La* 1re *phalange* est très déformée; elle est concave en avant; sur sa face externe, à sa partie moyenne, une fistule avec cicatrice opératoire, au centre d'une zone de peau violacée. La métacarpo-phalangienne n'est pas envahie. L'inter-phalangienne est prise; les deux extrémités phalangiennes sont augmentées de volume, les mouvements sont impossibles. — *La* 2e *phalange* est en flexion à angle droit sur la 1re. Elle est surtout augmentée de volume au niveau de son extrémité supérieure. Elle est déviée vers l'index par la cicatrice de la face externe de la 1re phalange.

Annulaire : *La* 1re *phalange* opérée est en partie détruite. Sur sa ace interne cicatrice profonde, fistuleuse. — *La* 2e *phalange* est complètement déviée en dedans, et répond par sa base à la face interne de la précédente. Articulation inter-phalangienne détruite. La métacarp-ophalangienne est intacte. Le doigt est dévié en dedans par ses 2e et 3e phalanges. Ganglion sus-épitrochléen du volume d'un gros pois.

Membre supérieur gauche. — 2e *métacarpien :* Sur sa face dorsale, cicatrice avec fistule typique adhérente. L'os arrive au contact du 3e métacarpien ; il fait saillie dans le premier espace interosseux. Articulation métacarpo-phalangienne intacte. N'a pas été opéré. — 3e *métacarpien :* Cicatrice sur sa face dorsale, non adhérente à l'os pas déformé. — *Auriculaire* : A été opéré. Très déformé, doigt incurvé à concavité interne, fistule. *La* 1re *phalange* est convexe par sa face externe et prend un aspect incurvé en raison de la dépression de la face interne. *La* 2e *phalange* est déviée en dedans, l'articulation inter-phalangienne envahie. La métacarpo-phalangienne est saine.

Membre inférieur droit. — *Troisième orteil :* Sur la face dorsale de la 1re phalange, fistule fermée adhérant à l'os qui est augmenté de volume et déformé. Intégrité des articulations sus et sous-jacentes.

Membre inférieur gauche. — *Gros orteil :* Spina-ventosa de la phalange unguéale. (La description en est faite à la page 219.) — 5e *métatarsien :* Très augmenté de volume dans son tiers antérieur ; sur sa face dorsale, peau rouge, amincie, avec ulcération de 5 millimètres de diamètre, pus séreux. Mouvements métatarso- phalangiens conservés. — Abcès froid du creux poplité. Ganglions inguino-cruraux des deux côtés.

Radiographie, *le 19 août* 1910. — *Main droite* (fig. 31). — 1er *métacarpien :* Grosse coque périostique ; au centre d'une zone grise, tache noire représente un séquestre. Le point épiphysaire est apparu de ce côté seulement. Articulations non envahies. — *Index.* 1re *phalange* très augmentée et présentant à sa partie moyenne une large tache claire. Elle a subi un affaissement de son bord externe et se trouve incurvée de ce côté ; pas d'envahissement articulaire. — *Médius.* 1re *phalange* augmentée dans toute son étendue, large perte de substance ouverte dans l'articulation inter-phalangienne. La phalange a 26 millimètres pour 21 du côté gauche (maximum des lésions éloigné du cartilage de conjugaison). Le point épiphysaire est beaucoup plus développé qu'à gauche. *La* 2e *phalange* est élargie au niveau de sa base ; son point épiphysaire est plus gros qu'à gauche. Elle est en flexion sur la 1re. — *Auriculaire.* *La* 1re *phalange* a subi une perte de substance considérable sur sa partie interne. L'articulation inter-phalangienne est ouverte ; il ne reste de la diaphyse que le bord externe. Le doigt est complètement tombé en dedans par ses deux dernières phalanges.

Main gauche. — Le 1er *métacarpien* est atteint surtout dans son tiers inférieur. *Lésion de la zone dia-épiphysaire*. Articulation saine. Le métacarpien a 28 millimètres pour 30 millimètres à droite. L'index est rentrant. — *Auriculaire*. La 1re *phalange* est détruite dans ses deux tiers internes. L'articulation sous-jacente est ouverte. La 2e et la 3e phalange sont en flexion; le doigt est en crochet.

INTERVENTION, *le 6 septembre* 1910. — *Pied gauche*. — 5e *métatarsien*. Une sonde cannelée est introduite dans le trajet qui conduit dans une cavité où elle ne rencontre pas de séquestre. L'incision des parties molles découvre la gaine du métatarsien, qui est ouverte par une trépanation spontanée à travers laquelle font hernie des bourgeons fongueux qui se continuent avec ceux qui infiltrent les parties molles. Rien ne reste de la diaphyse. Résection de la coque périostique qui est mince; on ne conserve qu'une attelle réunissant les deux extrémités, respectées avec soin. — *Phalangette du gros orteil*. Ongle arraché. Incision verticale, parallèle à l'axe de l'orteil, qui conduit vers la 2e phalange; celle-ci a complètement disparu. Curettage de la cavité; il ne reste rien du tissu osseux. — 1er *métatarsien*. Non fistuleux. Incision sur la face interne. Coque périostique énorme à travers laquelle une trépanation donne passage à des fongosités. Au milieu de celles-ci petits séquestres éburnés parcellaires.

Main droite. — 1er *métacarpien*. Incision en partant du trajet fistuleux et remontant sur le métacarpien. Coque périostique dans laquelle il n'existe plus rien de la diaphyse dont les débris apparaissaient encore sur la radiographie 15 jours auparavant. Evidement. — 1re *phalange du médius*. Incision sur sa face interne en suivant la fistule. Petit séquestre triangulaire qui était engagé dans le trajet et qui se voyait sur la radiographie figure 14. Curettage de la cavité qui s'étend à l'articulation inter-phalangienne.

16 *octobre*: Cicatrisation complète des plaies opératoires. Les déformations des doigts subsistent.

La diaphyse d'un os atteint de cette forme de bacillose fond véritablement; *le tissu jeune, essentiellement organique*, est très rapidement détruit. Les phalanges disparaissent ainsi, sans laisser de trace, comme dans l'observation suivante, qui montre la même forme à une période plus avancée de son évolution.

Obs. 154. — *Forme à foyers multiples. Destruction des phalanges* — D... Raymond, 2 ans, à son arrivée à Berck, le 13 avril 1909.

EXAMEN A L'ARRIVÉE, — Spina-ventosa multiples. — *Main gauche*: 1re phalange de l'index, 2e phalange du médius, 2e phalange de l'annulaire. — *Main droite*: 1re phalange de l'auriculaire. 1er métacarpien.

Tous fistuleux. — Abcès de la paroi thoracique. Ganglion sus-épitrochléen suppuré à droite. Arthrite tibio-tarsienne gauche avec abcès. — Spina-ventosa du 1er métatarsien droit. — Gommes multiples de la face postérieure de la jambe droite.

EXAMEN CLINIQUE, *le* 10 *août* 1910. — État général bon. Très nombreux ganglions sous-maxillaires et carotidiens des deux côtés. — *Main droite.* — 1er *métacarpien :* Grosse tuméfaction de la région thénarienne ; fistule *à la face palmaire*, sur une cicatrice répondant à un curettage fait le 1er novembre 1909, avec extraction de séquestre. La peau est infiltrée ; l'os est très augmenté de volume. Le métacarpien, à travers les parties molles, a 25 millimètres d'épaissenr pour 12 millimètres du côté gauche. Il a 19 millimètres de longueur au lieu de 28 millimètres.

L'articulation métacarpo-phalangienne est libre ; l'infiltration diminue l'amplitude des mouvements. *La* 1re *phalange* est plus longue que celle du côté gauche. — *Auriculaire :* Les deux 1res phalanges sont perdues au milieu d'un gonflement énorme. Sur la face dorsale, cicatrice recouverte d'une croûte. Le 1er novembre 1909, un évidement a donné un séquestre venant de la 1re phalange. La cicatrice adhère à une masse osseuse arrondie, irrégulière ; l'empâtement empêche de distinguer la 1re de la 2e phalange. L'articulation de la 2e phalange avec la 3e, est conservée. La métacarpo-phalangienne semble envahie. Le doigt est plus court de 16 millimètres du côté gauche. Ganglion sus-épitrochléen.

Main gauche. — *Index :* Evidé le 1er novembre 1909 ; séquestre. Il est déformé, très augmenté de volume. Peau rouge, infiltrée et dure. Fistule sur la face externe, à la base du doigt, au fond d'un pli cicatriciel. Autre fistule sur la face interne. Une masse ostéo-périostique irréguliére répondant à la 1re phalange ne peut être distinguée de la 2e phalange, perdue elle aussi dans l'empâtement.

Les mouvements entre la 2e et la 3e phalange sont conservés.

Médius : Opéré de même. Gonflement considérable ; peau rouge, violacée. Fistule à la face dorsale. On perçoit difficilement l'extrémité inférieure de la 1re phalange ; on ne retrouve pas la 2e. La 3e est gagnée par le gonflement, mais reste encore mobile. Le doigt est considérablement diminué, comme l'index. — *Annulaire :* Aspect très particulier en radis ; non opéré ; gonflement dur, considérable, répondant à la 2e et à la 1re phalange que l'on a peine à trouver. La base de la 1re phalange est perçue en haut, la 3e phalange en bas est mobile. Les plis cutanés de la face palmaire séparent de gros bourrelets, comme sur les deux doigts précédents. Doigt très raccourci. Ganglion sus-épitrochléen suppuré. Il a été ponctionné à deux reprises.

Pied droit : Cicatrice avec large ulcération sur la face dorsale du 1er métatarsien très épaissi. Le gros orteil est rentré de 5 millimètres. Le métatarsien a été évidé, le 21 mars 1910 : sa tête était détachée et séquestrée. La partie postérieure de l'os était infiltrée. — Calcanéum gauche évidé le 1er novembre 1909.

RADIOGRAPHIE, *le 6 septembre* 1910. — *Main droite*. — *Le* 1er *métacarpien* est détruit dans ses deux tiers supérieurs. Les lésions s'ouvrent vers le carpe. Le pouce présente l'aspect du doigt rentrant. La méta-

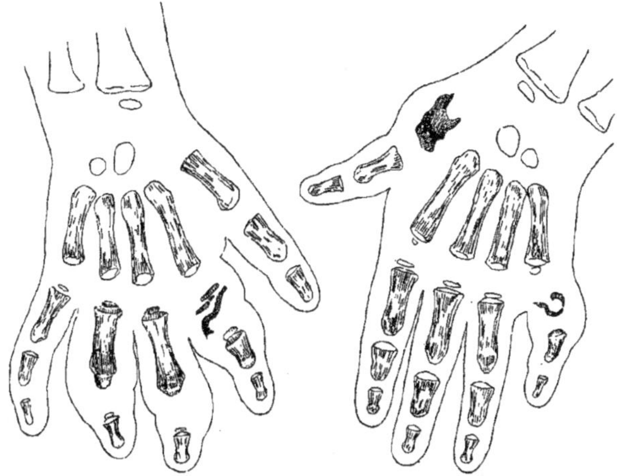

FIG. 55. — *Main droite*. — Destruction partielle du 1er métacarpien, pouce rentrant. — Destruction presque complète de la 1re phalange de l'auriculaire ; avance du point épiphysaire du métacarpien de ce côté.
Main gauche. — Destruction de la 1re phalange de l'index ; le point épiphysaire a protégé l'articulation métacarpo-phalangienne. — Disparition des 2es phalanges, du médius et de l'annulaire, réaction des 1res phalanges sus-jacentes, élargies au niveau de leur extrémité inférieure et plus longues.

carpo-phalangienne n'est pas envahie. — *Auriculaire* : La 1re phalange est détruite, le doigt est plus court de toute la longueur de cet os.

Main gauche. — *Index* : Il reste de la 1re phalange le point épiphysaire et quelques débris. L'articulation inférieure est envahie. Le point épiphysaire de la 2e phalange n'existe pas à droite. — *Médius* : La 2e phalange a disparu. L'extrémité inférieure de la 1re phalange a réagi par son périoste et est nettement élargie. Le doigt est plus court. La 1re phalange a 1 millimètre de plus que l'homologue de droite. — *Annulaire* : La 2e phalange a disparu complètement. Il ne reste rien d'elle. Envahissements articulaires sus et sous-jacents. La 1re phalange est épaissie vers sa moitié inférieure par la réaction de son périoste. Elle a 2 millimètres de plus que l'homologue de droite. Le doigt est raccourci.

Pied droit. — 1er *métatarsien* : Il est détruit au niveau de son extrémité antérieure ; l'articulation est envahie. Le point épiphysaire de la 1re phalange du gros orteil n'existe que du côté malade. Le gros orteil est rentrant.

Obs. 155. — *Spina-ventosa multiples. Suppuration prolongée. Destructions et déformations graves.* — T... Georges, 3 ans et demi à son arrivée à Berck, le 10 juillet 1908.

Examen a l'arrivée. — Spina-ventosa nombreux. *Main droite* : 1re phalange du pouce ; 1re phalange de l'index. *Main gauche* : 2e métacarpien ; 1re phalange de l'auriculaire. *Pied droit* : 1er métatarsien. — Tuberculose du calcanéum droit. Gommes multiples sur les deux cuisses.

Intervention, *le 28 septembre* 1908. — Evidement des spina-ventosa de l'index droit et de l'auriculaire gauche ; sur ce dernier, il n'y a pas de gaine solide.

La cicatrisation des foyers ne se fait pas complètement. — Le 4 juillet 1910 : Grattage de ces mêmes foyers. Evidement du 1er métatarsien droit.

Examen clinique, *le 25 juillet* 1910. — *Main droite.* — *Pouce.* — 1re *phalange* : Elle a été évidée en 1908. Sur sa face dorsale, cicatrice et trace de fistule. Pas de déformation appréciable de l'os. Le résultat est excellent. — *Index* : 1re phalange, opérée en 1908, retouchée en 1910. Très grosse déformation, avec empâtement énorme des parties molles qui donne au doigt un aspect de tubercule ; dans le sens antéro-postérieur il a 25 millimètres pour 14 millimètres du côté opposé. Sur sa face externe, une large ulcération, entourée de bourgeons fongueux, au centre d'une surface recouverte de peau violacée. Sur sa face interne, à la base du doigt, vers l'espace interdigital, une autre fistule présentant les mêmes caractères. A la face palmaire, les téguments constituent un matelas épais qui accentue la déformation du doigt. L'index est plus court que celui du côté gauche : son extrémité reste à 22 millimètres au-dessus de celle du médius, l'extrémité du doigt correspondant descendant à 6 millimètres au-dessus de celle du 3e doigt du côté gauche. Les mouvements inter-phalangiens sont nuls.

Main droite. — *Deuxième métacarpien* : Sur sa face dorsale une cicatrice adhérente. L'os est plus mince que celui du côté gauche, mais n'est pas très déformé. Les mouvements de flexion de la 1re phalange de l'index sont limités par la tension de la cicatrice dorsale. En somme le résultat fonctionnel est bon.

— *Auriculaire* : La 1re phalange est considérablement déformée ; elle a 22 millimètres d'épaisseur. Sur sa face externe, une grosse convexité est constituée par la partie correspondante de la coque ostéo-périostique. Sur sa face interne, une dépression profonde avec une cicatrice opératoire (1908). Le doigt a ainsi une forme arquée à concavité interne.

Pied droit. — Le 1er métatarsien présente sur sa face dorsale, une large cicatrice très déprimée. A sa partie moyenne persiste une ulcération. Les mouvements sont conservés.

Par suite de ces dégâts, allant jusqu'à la *disparition complète* des pièces squelettiques, il est évident que des difformités considérables peuvent être créées. On observe alors, comme dans le cas suivant, les conséquences graves de cette forme au point de vue local ; nous verrons plus loin que le pronostic est grave aussi au point de vue général :

Obs. 156. — *Forme à foyers multiples. Déformations.* — D..., fille 3 ans, à son arrivée à Berck, le 18 septembre 1908.

Examen a l'arrivée. — Tuberculose à foyers multiples. Adénites suppurées cervicales.— Spina-ventosa multiples : 1re phalange de l'index, du médius, de l'auriculaire droits ; 1re phalange du pouce, de l'index, du médius, et 2e phalange du médius gauches. — Spina-ventosa du cubitus droit. Les spina-ventosa des doigts sont tous fistuleux.

Radiographie, *le 20 novembre* 1909. — Les spina-ventosa se présentent avec les caractères types de ces lésions. L'articulation de la 1re avec la 2e phalange de l'auriculaire de la main droite est prise.

Intervention, *le 23 novembre* 1909. -- Evidement des foyers. La gaine d'hyperostose est très mince ; au milieu des fongosités, petits débris de séquestres. Destruction de la diaphyse. — 1er *Juin* 1910. Les fistules qui persistent après l'intervention tendent à se fermer. Celles de l'annulaire droit et du pouce gauche sont fermées depuis le 23 décembre 1909.

20 *juin* 1910. Abcès sous-maxillaire à droite, d'origine ganglionnaire, ponctions répétées jusqu'en août.

Examen, *le 27 juillet* 1910. — Etat général bon. Adénites cervicales. Cicatrices d'abcès ganglionnaires des deux côtés. Gommes cutanées sur le bras droit. — *Main droite.* — *Index* : La 1re phalange est très augmentée de volume ; parties molles dures, infiltrées, de consistance scléreuse, avec cicatrices adhérentes. La phalange est très excavée sur sa face interne, convexe en dehors, et prend ainsi un aspect arqué. Au fond de l'espace interdigital, une fistule présentant tous les caractères des fistules bacillaires. Les mouvements inter-phalangiens sont limités, comme les métacarpo-phalangiens, dans la flexion, par l'infiltration des parties molles. Dans son ensemble le doigt est concave en dedans. — *Médius* : Sa 1re phalange est encore plus déformée que celle de l'index. Elle a 25 millimètres d'épaisseur antéro-postérieure. Sur sa face externe une cicatrice avec fistule. Sur sa face dorsale, hypertrophie pileuse très marquée. Le doigt est raccourci. Sa 1re phalange est perdue au milieu de l'empâtement ; elle est irrégulière et courte.

Le doigt serait ballant s'il n'était immobilisé par l'infiltration. La 2e phalange est en flexion sur la 1re ; il n'y a pas de déviation latérale ; sa base est élargie et la phalange paraît avoir été envahie après l'articulation. Les mouvements subsistent entre la 2e et la 3e. — *Auriculaire* : Sur sa face interne, dépression qui donne à la phalange un aspect concave en dedans. L'articulation inter-phalangienne est envahie, le doigt est en crochet.

Main gauche. — *Pouce* : La 1re phalange est excavée sur sa face interne, pas très déformée. Les mouvements sont conservés, un peu limités. — *Index* : Sur sa face externe, cicatrice d'incision ; la phalange est allongée. — *Médius* : Très déformé, il a 20 millimètres de diamètre antéro-postérieur. La 1re phalange est excavée sur ses deux faces. Cicatrices et fistules non fermées. La 2e phalange est creusée sur sa face interne profondément, elle est très épaissie d'avant en arrière, fortement déviée en dehors ; les mouvements des articulations inter-phalangiennes sont supprimés ; les mouvements métacarpo-phalangiens sont limités. Dans son ensemble, le doigt est complètement déformé. La 2e phalange est en flexion sur la 1re ; elle a subi un mouvement de subluxation en arrière et en dehors ; la 3e est subluxée en arrière et en dedans ; le doigt est en baïonnette.

RADIOGRAPHIE, *le 16 décembre.* — *Main droite* : La 1re *phalange de l'index* est excavée sur sa face interne, ses extrémités sont respectées ; les articulations sont envahies. — *La 1re phalange du médius* est complètement déformée, affaissée sur elle-même, très courte. La métacarpophalangienne est menacée ; l'inter-phalangienne envahie. La 2e phalange réagit par son point épiphysaire et son périoste qui épaissit sa base. Le doigt est plus court. — *La 1re phalange de l'auriculaire* est excavée sur sa face interne, l'articulation inter-phalangienne est envahie. La 2e phalange est subluxée en arrière.

Main gauche : Peu de déformation des phalanges du pouce et de l'index, celle de ce dernier est allongée. La 1re phalange du médius est excavée sur ses faces. L'articulation inter-phalangienne est prise ; l'extrémité inférieure de la première phalange est détruite dans sa partie externe, et la 2e phalange s'incline de ce côté. Elle est excavée sur sa face interne. Son extrémité inférieure est altérée sur sa moitié interne et la 3e phalange s'incline en dedans ; d'où l'aspect du doigt.

Obs. 157. — *Spina-ventosa multiples. Graves destructions.* (Obs. due à l'amabilité de M. Audion).

H... Joseph, 6 ans, à son entrée à Bouville. *Non opéré. Lésions évoluant depuis des années.*

EXAMEN CLINIQUE. — *Main droite.* — *Pouce* : Le 1er métacarpien est très augmenté de volume ; il est irrégulier dans sa moitié inférieure ; sa tête a 25 millimètres d'épaisseur pour 10 millimètres du côté gauche. La longueur est de 15 millimètres plus faible que celle du 1er métacarpien gauche. Sur sa face interne, une dépression recouverte de peau violacée, cicatricielle, et à son centre, une fistule.

— *Index* : Il est complètement déformé, n'ayant que 35 millimètres de longueur, pour 63 millimètres à l'index gauche. Des cicatrices avec

fistules se voient sur la face dorsale et sur la face externe du doigt ;
une 3ᵉ fistule siège à la face palmaire. Sur cette même face, un épais
bourrelet est constitué par les parties molles du doigt devenu très
court. La 1ʳᵉ et la 2ᵉ phalange ne constituent plus qu'une masse ostéo-
périostique irrégulière, arrondie et large transversalement. Le doigt
n'est pas ballant ; il semble que les restes des phalanges soient encore
fixés à la tête métacarpienne d'une part, à la 3ᵉ phalange de l'autre.
L'enfant a des mouvements actifs de flexion ; l'extension est impossible par destruction, semble-t-il, du tendon extenseur, sur le trajet
duquel siège une large ulcération au-dessus de la cicatrice indiquée.

— *Annulaire* : Sa 2ᵉ phalange est transformée en un noyau osseux
irrégulier qui reste articulé avec les phalanges sus et sous-jacentes.
Les mouvements restent possibles. Le doigt a 10 millimètres de moins
que celui du côté gauche.

Main gauche. — 3ᵉ *métacarpien* : Sur sa face dorsale une profonde
dépression est recouverte de téguments cicatrisés. L'os est épaissi, irrégulier ; n'a pas été opéré. Le médius a 4 millimètres de plus que celui du côté droit, si on comprend dans cette longueur celle de son métacarpien. Le *doigt* a la même longueur, de son articulation métacarpo-
phalangienne à son extrémité, que celui du côté droit ; il est *repoussé*.

— 2ᵉ *métacarpien* : Sur sa face dorsale et sa face externe, des cicatrices de fistules adhèrent à l'os qui est plus court que celui de la main
droite. L'index est *rentré* de 5 millimètres ; cette description s'oppose à
celle de l'index droit qui est *plus court* par lésion phalangienne. L'articulation métacarpo-phalangienne n'est pas envahie ; les mouvements
de flexion se font cependant incomplètement (doigt rentré). La dépression qui répond à la tête du 2ᵉ métacarpien contraste avec la saillie que
constitue celle du 3ᵉ, ressortant de 3 ou 4 millimètres sur la ligne des
métacarpo-phalangiennes, lorsque les 1ʳᵉˢ phalanges sont fléchies
(poing fermé).

Cette forme clinique a ainsi un double intérêt : elle exprime,
d'une façon toute particulière, l'ensemencement large dont
nous avons parlé, et la première rencontre du bacille avec le
terrain osseux de l'enfant. La multiplicité des foyers témoigne des qualités de ce dernier pour servir de milieu de culture. Les déformations qui succèdent à ces lésions au niveau
des doigts sont particulièrement marquées. Le pronostic de
cette forme est sérieux et je crois très exact de considérer,
dans ces cas, la tuberculisation de l'enfant comme étant
profonde (1). L'avenir relève surtout du danger de foyers
nouveaux.

(1) BROCA : *Lec. cliniq.*, IIᵉ S., p. 148.
Perrot avait déjà noté la gravité du pronostic de ces formes à foyers osseux
multiples chez les très jeunes enfants.

2° *Forme dia-épiphysaire*. — On la rencontre au cours de la 2ᵉ enfance, chez les adolescents et chez les adultes (Chalot). Elle siège le plus souvent sur les métacarpiens et les métatarsiens, et, m'a-t-il semblé, sur les 2ᵉ et 3ᵉ. Je ne l'ai pas rencontrée sur le 1ᵉʳ.

Le début en *est insidieux*, la douleur n'existe pas, s'il ne s'agit pas d'une localisation au pied, et dans ce cas, elle est, provoquée par la marche. Il n'y a ni fièvre ni signes locaux aigus. Tous ces points ont un grand intérêt pour le diagnostic clinique de cette forme.

Le gonflement osseux, très nettement perceptible avant l'infiltration des parties molles, se présente avec un maximum répondant à l'extrémité inférieure ou antérieure des pièces du métacarpe et du métatarse. On le reconnaît facilement en explorant ces os de leur extrémité distale vers leur base.

Lorsqu'il est réalisé, le gonflement des parties molles répond surtout à la région dia-épiphysaire en se prolongeant vers la diaphyse ; il peut, d'autre part, empiéter sur l'articulation dont les lésions primitives seront distinguées de l'extension d'un foyer dia-épiphysaire, par son examen clinique précis, et surtout par la radiographie. La réaction articulaire pourrait être précoce, se traduisant par une gêne des mouvements et la flexion du doigt sur son métacarpien.

L'abcès qui peut succéder à ces premiers phénomènes siège soit sur la face dorsale de la pièce osseuse, soit, *plus souvent*, au niveau de la base de l'espace interdigital. La fistule, si elle se produit, répond habituellement à cette région.

Tous ces signes constituent un ensemble clinique qui exprime les lésions que nous avons longuement décrites soit dans leur phase active, soit dans l'exposé des difformités qu'elles engendrent, grâce à leur siège anatomique. (Voir p. 132, 169.)

3° *Spina-ventosa de la phalange unguéale*. — Ce type de localisation ne s'observe guère que sur la phalange unguéale du pouce ou du gros orteil. Nous en avons vu déjà un exemple à l'observation 153.

Obs. 153.—J..., 2 ans et demi. Spina-ventosa multiples. —*2ᵉ phalange du gros orteil du pied gauche.* L'orteil a un aspect en massue caractéristique. Les diamètres de la 1ʳᵉ phalange sont égaux à ceux du côté droit. La phalange unguéale a 5 centimètres de pourtour pour 3 centimètres du côté opposé. L'ongle est élargi et convexe; il est aminci, sans consistance; il a 18 millimètres de large pour 9 millimètres du côté sain. A sa base, une ulcération avec bourgeons charnus. — *L'articulation est envahie.* — Au cours de l'intervention, on trouve la 2ᵉ phalange complètement détruite, comme l'avait indiqué la radiographie faite le 19 août 1910.

Obs. 158. — *Spina-ventosa de la phalange unguéale du gros orteil.* — B... Charles, 9 ans et demi, à son arrivée à Berck, le 16 février 1910.

Examen a l'arrivée. — Spina-ventosa de la phalangette du gros orteil gauche, avec élargissement de l'ongle. *L'articulation inter-phalangienne paraît prise.*

Radiographie, *le 24 février* 1910. — Destruction de la phalange unguéale et de son point épiphysaire. Envahissement de l'articulation (*Fig.* 56).

Examen, *le 5 septembre* 1910. — N'a pas été opéré. Sur la face dorsale de la 2ᵉ phalange du gros orteil gauche, cicatrice et fistule adhérant à l'os, et siégeant sur la partie externe de la base de la phalange. L'ongle est très élargi et convexe. L'articulation sus-jacente est envahie. Ganglions sous-maxillaires et carotidiens; pas d'autre localisation bacillaire.

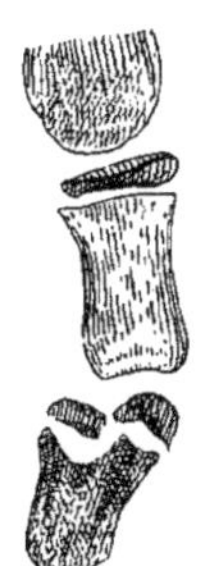

Fɪɢ.56.—Spina-ventosa de la 2ᵉphalange du gros orteil gauche. Le point épiphysaire est détruit et l'articulation inter-phal. est envahie (Obs 158). 1/2 grand. nat.

Obs. 159. — *Spina-ventosa de la phalange unguéale du gros orteil gauche.* —U..., 5 ans et demi, à son entrée à Berck, le 10 février 1910, sortie le 27 mai 1910.

Examen a l'arrivée. —Spina-ventosa avec petit abcès superficiel.

Radiographie, *le 25 février* 1910. — La base de la phalange unguéale a été détruite; le point épiphysaire a disparu et *l'articulation inter-phalangienne est envahie.* L'extrémité antérieure de la 1ʳᵉ phalange a elle même été détruite et est occupée par une large tache claire.

Obs. 160. — *Spina-ventosa, de la phalange unguéale, des deux pouces.* —L... Denise, 14 ans, à son arrivée à Berck, le 10 mars 1909.

Antécédents. — Père mort de tuberculose pulmonaire. Début du spina-ventosa du pouce droit à 12 ans. Opérée à Paris.

Examen a l'arrivée. — Spina-ventosa datant de deux ans, de la 2ᵉ phalange du pouce droit, déjà opéré et fistuleux. Spina-ventosa de la 1re et de la 2e phalange du pouce gauche avec *envahissement de l'arti-culation.* — Adénite axillaire bilatérale non suppurée. Abcès des ganglions sous-maxillaires gauches. Ganglion pré-auriculaire gauche non suppuré ; gros ganglions de la chaîne carotidienne droite, non sup-purés. — 28 *juillet* 1909 : Le spina-ventosa du pouce droit va mieux. — 5 *décembre :* spina-ventosa du pouce gauche très amélioré. — 15 *juin* 1910 : pouce droit cicatrisé.

RADIOGRAPHIE, *le* 22 *avril* 1910. — *Main droite.* La phalange unguéale du pouce est en partie détruite, sa moitié externe seule subsiste. Elle s'incline en dehors. *L'articulation sus-jacente est envahie.* L'extrémité inférieure de la 1re phalange est augmentée de volume. — *Main gauche :* La 1re phalange du pouce n'est plus représentée que par son point épi-physaire qui a protégé l'articulation non envahie. La partie inférieure de la phalange est détruite, l'articulation a disparu et la phalange unguéale est détruite en partie : son point épiphysaire et sa base ont disparu. L'extrémité inférieure de la 2e phalange tend à se renverser vers la face dorsale du doigt.

EXAMEN CLINIQUE, *le* 20 *août* 1910. — Cicatrices d'adénites cervicales. Bon état général, rien de viscéral. — *Pouce droit :* Gros, très déformé. La 2e phalange forme avec la 1re un angle ouvert en dehors. Sur sa face externe, large et profonde échancrure intéressant toute la hauteur de la phalange ; cicatrice et fistule. La base de la phalange est conservée en dedans à l'état de simple tubercule. La phalange unguéale se trouve fortement déjetée en dehors. L'articulation inter-phalangienne est prise ; tout mouvement impossible. L'ongle est large et plat ; il est mince. La cicatrice envahit la face palmaire. — *Pouce gauche :* Très volu-mineux. Sur sa face dorsale, au niveau de la base de la 2e phalange, fis-tule avec bourgeon exubérant, peau violacée, infiltrée. Autre fistule sur la face externe ; sur la face interne, cicatrice opératoire. La 1re pha-lange est complètement détruite sauf sa base. L'articulation métacarpo-phalangienne n'est pas envahie. L'articulation inter-phalangienne n'existe plus. La 2e phalange est perdue dans l'empâtement, élargie transversalement. L'ongle est large, mince.

Obs. 161. — D... Joséphine, 3 ans et demi, à son arrivée à Berck, le 14 décembre 1906 ; sortie le 20 mai 1907. Tuberculoses multiples. *Spina-ventosa de la* 3e *phalange du* 5e *doigt de la main droite. Spina-ventosa de la* 3e *phalange du* 4e *doigt de la main gauche.* Spina-ventosa du 1er métatarsien droit. Tumeur blanche du genou gauche. Mal de Pott cervical. Gommes nombreuses.

Obs. 162. — L... Germaine, 4 ans, à son arrivée à Berck, le 10 juil-let 1907 ; sortie en décembre 1907. *Spina-ventosa de la* 2e *phalange du gros orteil gauche.* Evidement le 16 septembre 1907 ; pas d'envahisse-ment articulaire.

Obs. 163. — F... Lucienne, 5 ans et demi, à son arrivée à Berck, le 13 février 1907, sortie le 11 février 1908. Tuberculoses multiples. *Spina-ventosa de la 2ᵉ phalange du pouce gauche.* Spina-ventosa de la 1ʳᵉ phalange de l'annulaire gauche. Tuberculose de l'os malaire droit. Adénite inguinale droite. Gommes nombreuses. *Le 17 juin* 1907, évidement du spina-ventosa de la phalange unguéale du pouce gauche ; l'articulation inter-phalangienne n'est pas envahie.

Obs. 164. — B... Henriette, 7 ans et demi, à son arrivée à Berck, le 12 juillet 1908, sortie le 13 octobre 1908. Tuberculoses multiples. *Spina-ventosa des 2ᵉ et 3ᵉ phalanges du 5ᵉ doigt de la main droite.* Tuberculose du poignet droit. Tuberculose du poignet gauche. Arthrites tuberculeuses des deux coudes. Arthrite du genou gauche. Tuberculose du calcanéum gauche.

Obs. 165. — A... Adrienne, 8 ans, à son arrivée à Berck, le 12 juillet 1907. *Spina-ventosa de la 2ᵉ phalange du pouce droit.* Spina-ventosa du 2ᵉ métacarpien gauche. Gommes multiples cicatrisées.

Obs. 166. — D... Robert, 8 ans et demi, à son arrivée à Berck, le 13 décembre 1905, sorti le 11 décembre 1906. *Spina-ventosa de la 2ᵉ phalange du pouce gauche.* Spina-ventosa du 3ᵉ métacarpien droit. Spina-ventosa du 3ᵉ métacarpien gauche, guéri. Mal de Pott lombaire, avec grosse gibbosité. Gommes multiples.

Cette forme emprunte ses caractères aux modifications de l'extrémité distale du doigt; ce dernier prend un aspect de doigt en massue très net. L'ongle est élargi et mince. Lorsque les fistules apparaissent, elles s'ouvrent soit sur les bords, soit à la base de l'ongle; les bourgeons qui se développent parfois autour de ces fistules peuvent donner aux lésions un aspect qui ne sera pas sans évoquer celui de l'onyxis.

L'envahissement de l'articulation inter-phalangienne est fréquent. Dans l'observation 159, les lésions de la phalangette ont détruit l'extrémité de la phalange sus-jacente et ont envahi celle-ci dans sa totalité. Cette forme, procédant de bas en haut, peut ainsi causer une destruction du squelette entier du doigt.

DIAGNOSTIC

Pendant une période fort longue de l'histoire chirurgicale,
le terme de spina-ventosa servit à désigner toutes les affections, quelle que fut leur cause ou leur valeur anatomo-pathologique, qui s'accompagnaient d'une augmentation du
volume des doigts. L'on isola plus tard les ostéites chroniques des lésions aiguës des parties molles et du squelette,
et des tumeurs des doigts dont on fit l'anatomie pathologique. Ces ostéites constituent aujourd'hui un groupe qui
possède une personnalité distincte et dont les caractères reçoivent chaque jour une individualité mieux marquée. Nous
avons vu longuement les éléments qui doivent servir à
faire le diagnostic clinique positif des spina-ventosa.

On fera le plus souvent sans peine, le diagnostic d'ostéite chronique, à l'aide des signes cliniques, puis de la radiographie.
Ainsi pourront être éliminées toutes les lésions para-osseuses
aiguës ou chroniques, dont les plus intéressantes ici sont les lésions
tuberculeuses que nous verrons plus loin. Il est peu vraisemblable
que la rougeur des téguments, que les parents appelleraient volontiers une engelure, ne soit pas rapidement rattachée au gonflement de l'os qu'elle recouvre; de même, la fistule qui suit la nécrose d'une phalange sera sans peine rapportée au panaris qui
aurait engendré ces lésions. Parmi les tumeurs des doigts, les *chon-
dromes* sont les plus fréquentes. Ils présentent, pendant la phase
intra-osseuse de leur évolution, certains caractères physiques com-
parables à ceux des ostéites que nous étudions. « Lorsque l'enchondrome, dit le Pr Kirmisson, se développe primitivement à l'intérieur
de l'os, celui-ci, distendu de toutes parts, paraît comme soufflé;
d'où le nom de spina-ventosa sous lequel on a, pendant longtemps,
confondu l'enchondrome des doigts avec certaines formes d'ostéo-

myélite tuberculeuse. » C'est donc à la période de début, qui peut être fort longue, que le diagnostic se poserait (1).

Il est possible, en présence de ces cas exceptionnels, d'individualiser soit par les signes physiques, soit par les conditions étiologiques et la marche de l'affection, les autres tumeurs des doigts ; on reconnaîtrait ainsi :

Les *Ostéomes*, qu'il s'agisse de l'hyperostose des phalanges, des exostoses épiphysaires, ou des exostoses sous-unguéales, constituant un type clinique particulier ;

Les *Fibromes*, qui sont rares ;

Les *Sarcomes* (2) qui peuvent évoluer lentement ou, au contraire, subir une poussée active.

1° Diagnostic de l'existence de la lésion osseuse et de ses caractères. — La Radiographie (3).

Existence de la lésion osseuse. — La radiographie permet de confirmer la lésion osseuse constatée ou prévue par l'exploration clinique.

J'ai rencontré, chez des enfants, plusieurs observations d'abcès froids de la main, auxquels on avait donné, cliniquement, une origine osseuse qui ne se voyait pas sur les radiographies. J'ai déjà fait allusion à ces cas (p. 69).

Obs. 167. — *Absence de lésion osseuse à la radiographie. Abcès froid.* G. Georgette, 5 ans, à son arrivée à Berck, le 18 août 1909.

Examen a l'arrivée. — Gomme de la cuisse droite cicatrisée. Gomme ulcérée de l'avant-bras gauche. L'extension du coude gauche ne peut se faire complètement. — 27 *décembre* 1909 : Extirpation de la gomme de l'avant-bras gauche. — 25 *mars* 1910 : Appareil plâtré immobilisant le coude gauche. — 6 *avril* 1910 : Gros abcès occupant toute l'éminence thénar droite, et le 1er espace interosseux. — 27 *avril* 1910 : Ponction de cet

(1) Bibliographie. — Kirmisson : in *Tte de chirurgie* Duplay et Reclus 1899, t. VIII p. 715. — Dupuytren : *Leçons cliniques*, t. II. — Dolbeau : Mémoire sur les tumeurs cartilagineuses des doigts et des métacarpiens. *Arch. de méd.*, 1858, t. XXI. — Fraval : *Contribution à l'étude hist. et clin. des tumeurs osseuses à myéloplaxes.* Th. Paris, 1908.

(2) Mosetig rapporte l'observation d'un jeune homme de 19 ans, chez lequel il fit, croyant qu'il s'agissait de tuberculose, un plombage de la 1re phalange de l'index. La récidive se produisit rapidement ; il s'agissait d'un sarcome. Les sarcomes des jeunes enfants sont d'ailleurs rares.

(3) Les premières applications de la radiographie à l'étude du spina-ventosa sont de 1896 : Lannelongue, Barthelémy, Oudin, *Ac. des Sc.*, le 27 janvier. — Note de A. Imbert et H. Bertin, présentée par d'Arsonval à l'*Ac. des Sc.*, le 17 février.

abcès : pus très épais, filant, hématique. Abcès épicondylien gauche, ponctionné à de multiples reprises jusqu'en juin.

EXAMEN, *le* 28 *juillet* 1910. — Ganglions sous-maxillaires et carotidiens. Bon état général. Pas de lésion viscérale. — *Membre supérieur droit* : Gonflement de la région thénarienne. Sur la face dorsale de l'extrémité inférieure du 1er métacarpien, la peau est rouge, amincie ; fistule sur cicatrice à la base du 1er espace interdigital, pus séreux. Autre fistule sur une cicatrice à la face palmaire. Le métacarpien est engainé d'une infiltration épaisse qu'il est difficile d'isoler de l'os. Il est impossible de faire cliniquement le diagnostic de l'existence d'une lésion osseuse. — Petit ganglion sus-épitrochléen.

RADIOGRAPHIE. — On ne constate l'existence d'*aucune lésion osseuse* ; dans le 1er espace interosseux, une tache grise marque le siège de l'abcès qui empiète en dehors sur le 1er, en dedans sur le 2e métacarpien.

Obs. 168. — *Abcès froid. Pas de lésion osseuse à la radiographie.* — M... Lucien, 9 ans et demi, à son arrivée à Berck, le 10 août 1910.

EXAMEN A L'ARRIVÉE. — Abcès froid du 1er espace interosseux de la main gauche. — Fistule au niveau de la région scapho-cunéenne du pied gauche.

EXAMEN CLINIQUE, *le* 25 *août.* — *Antécédents* : Rougeole à 2 ans. Depuis quatre mois, la main gauche s'est tuméfiée, la peau est devenue rouge. Pas de douleur. La lésion du pied est apparue il y a 7 mois. — *État général bon* : petits ganglions carotidiens et sous-maxillaires des deux côtés. — *Main gauche* : Au niveau du 1er espace interdigital, tuméfaction marquée sur la face dorsale, non visible à la face palmaire. Peau rouge au niveau de la zone culminante, tendue. Fluctuation profonde. — *Le* 24 *août,* une ponction a retiré un centimètre cube de pus épais. Les os de la région ne semblent pas modifiés. *Le* 1er *métacarpien,* de volume normal, a tous ses mouvements conservés. *Le* 2e *métacarpien* est recouvert sur sa face externe par l'empâtement qui empiète également sur sa face dorsale. Il ne paraît pas plus gros que le 2e métacarpien droit. Tous les mouvements de l'index sont normaux. L'examen des os du carpe ne révèle aucune lésion.

RADIOGRAPHIE, *le* 23 *août* 1910. — Il n'existe aucune modification des os voisins du siège de l'abcès. Les résultats de la mensuration sont exactement les mêmes des deux côtés. Le degré d'ossification est le même des deux côtés, pour toutes les pièces osseuses.

OPÉRATION, *le* 17 *octobre* 1910. — Incision de l'abcès qui fait saillie à la face dorsale du 1er espace interosseux. Pus abondant. *Pas de point osseux dénudé* sur le 2e métacarpien auquel l'abcès répond plutôt qu'au 1er. Rien non plus sur celui-ci. Sutures aux extrémités de l'incision. Drainage.

Ces deux dernières observations répondent à une variété particulière d'abcès froids profonds de la main.

Ils siègent dans le 1ᵉʳ espace interosseux, et peuvent empiéter sur les pièces osseuses qui le limitent ; le périoste pouvant aussi réagir sous l'influence du voisinage de ces abcès, il est alors particulièrement difficile de les distinguer des manifestations analogues d'une lésion ostéo-périostique.

L'abcès apparait sur les radiographies sous forme d'une tache grise, à bords parfois très réguliers, arrondie ou ovalaire. Il tend à s'ouvrir très souvent à la face dorsale, mais aussi à la face palmaire du 1ᵉʳ espace. La fistule persiste quelques semaines puis se ferme spontanément. La guérison s'obtient de même après ponction. On peut rencontrer ces abcès siègeant, symétriquement, sur les deux mains. Le diagnostic se fera surtout par la radiographie qui démontrera, d'une part l'intégrité du squelette, et, d'autre part, la présence de l'abcès profond.

Obs. 169. — *Abcès froid. Pas de lésions osseuses à la radiographie.* — Pa... Henri, 12 ans et demi, à son arrivée à Berck, le 11 mai 1910.

EXAMEN A L'ARRIVÉE. — Abcès du dos de la main, d'origine mal précisée. On a porté le diagnostic de spina-ventosa.

RADIOGRAPHIE, *le 25 mai* 1910. — Ne montre pas de lésions du squelette.

EXAMEN CLINIQUE, *le 25 juillet* 1910. — Père bacillaire. Deux sœurs mortes de méningite. La tuméfaction du dos de la main a commencé au mois d'août 1909. Aucune douleur. Gêne pour écrire.— *Janvier* 1910 : Pleurésie gauche avec épanchement ponctionné. — *Etat général* : Médiocre. Nombreux ganglions carotidiens et sous-maxillaires des deux côtés de la nuque; inguinaux. Cicatrices de brûlures sur la face antérieure du thorax. — *Main droite :* Tuméfaction sur la face dorsale. Peau violacée, amincie, soulevée en deux bosselures. Fluctuation. La tuméfaction recouvre le 3ᵉ métacarpien dans toute son étendue. La palpation de l'os est difficile. Mouvements conservés. Ganglion sus-épitrochléen à trois travers de doigt au-dessus de l'épitrochlée.

Dans l'observation 170, il s'agissait de lésions d'origine vraisemblablement périostique, de l'ordre de celles que nous avons décrites page 67.

Obs. 170. — *Pas de lésion osseuse nette. Forme périostique?* — P... Edmond, 6 ans.

EXAMEN A L'ARRIVÉE. — Fistule d'opération faite à Paris à la paume de la *main gauche*, supposée en relation avec des lésions métacarpiennes. Gomme ulcérée de l'avant-bras gauche, face antérieure. Ostéite fistuleuse du tiers inférieur de l'humérus gauche. — Petit abcès froid de la paume de la *main droite*. Abcès de la face antérieure de l'avant-bras droit d'origine cubitale.

RADIOGRAPHIE *du mois d'août* 1909. — On n'y voit aucune lésion osseuse. (Je n'ai pu retrouver cette radiographie.)

24 *Août* 1909 : L'abcès de la main droite s'est fistulisé. — 20 *Septembre* : Les abcès des deux mains sont en voie de cicatrisation. — 13 *Décembre* 1909 : Abcès du dos du pied gauche, épaississement du 2e métatarsien. — *Février* 1910 : Incision de l'abcès du dos du pied, curettage de la poche. On ne trouve pas de lésions osseuses *après incision du périoste*. Le canal médullaire présente un aspect normal. *La lésion semble superficielle.*

L'observation suivante se rapporte à une tuberculose de la gaine des fléchisseurs de l'index; on avait porté antérieurement le diagnostic de spina-ventosa :

Obs. 171. — *Tuberculose de la gaine des fléchisseurs.* — L... Léon, 11 ans et demi, à son arrivée à Berck le 10 août 1910.

EXAMEN A L'ARRIVÉE. — Fistule à la face palmaire de l'index gauche, au niveau de la 1re phalange de ce doigt. Origine difficile à préciser.

EXAMEN CLINIQUE, *le* 24 *août* 1910. — *Antécédents :* En 1909 chute sur le doigt, gêne consécutive des mouvements. Le doigt reste en extension. Deux mois après nouveau traumatisme. — En avril 1910 tuméfaction considérable, progressivement apparue, à la suite d'un troisième traumatisme, invoqué par l'enfant qui est très intelligent. Les mouvements sont devenus douloureux. Pas de fistule à ce moment. — A Paris, diagnostic très hésitant : fracture, lésion de la gaine, spina-ventosa. Ponctions qui donnent du pus, fistulisation de l'abcès à la face palmaire de la base de la 1re phalange. — *État général bon,* ganglions carotidiens et sous-maxillaires des deux côtés. — *Main gauche :* L'index est en extension complète de tous ses segments : il est augmenté d'épaisseur au niveau de sa 1re phalange. Sur la face palmaire la peau est violacée, et une fistule donne issue à du liquide séreux. La phalange n'est pas déformée. Mouvements métacarpo-phalangiens possibles mais incomplets, et seulement provoqués. De même les mouvements inter-phalangiens que l'enfant ne peut exécuter spontanément et qui, recherchés, sont douloureux. Les articulations ne semblent pas en cause. Au devant du doigt les parties molles sont infiltrées et, au milieu de cet empâtement qui suit la face palmaire du doigt, passe le tendon fléchisseur de l'index.

RADIOGRAPHIE, *le* 30 *août* 1910. — Aucune lésion n'est visible sur les pièces squelettiques de l'index. Les articulations sont saines.

Caractères de la lésion osseuse. — Nous avons vu, au
cours de l'anatomie pathologique, toute la valeur que possède la Radiographie, comme moyen d'examen permettant de
préciser le siège et la forme, le degré et l'étendue des
lésions.

Allaire (1) dès 1902 a divisé les spina-ventosa en deux groupes,
suivant qu'il existait ou non une ulcération des téguments ; il indi-
qua les caractères essentiels qui les différencient sur les radiographies. Kienböck (2), dans une étude comparative très complète des
spina-ventosa syphilitique et tuberculeux, a étudié les aspects radiographiques de ces affections. Il ne s'est adressé qu'aux lésions *non
fistuleuses* des ostéites tuberculeuses, à celles qui peuvent surtout prêter à erreur avec les manifestations syphilitiques. Il a observé d'une
part des formes de début, avec seulement réaction périostique ;
d'autre part, des lésions plus avancées, où il y avait toujours gonflement de l'os lui-même. Kienböck a groupé les aspects observés alors,
en trois types, suivant que l'on constate sur la diaphyse un *dépôt d'os
nouveau*, qui lui donne une coloration un peu plus foncée ; que l'*aspect caractéristique du spina-ventosa*, est réalisé (coque renflée et
cavité médullaire agrandie) ; ou que l'os atteint présente un *état
vacuolaire* particulier.

Veluet (3) a cherché, en rapprochant des observations nouvelles de
celles qui avaient été publiées, à constituer des images types du spina-
ventosa, établissant le point de départ périostique ou osseux des lésions. Je ne crois pas qu'il soit utile de pousser si loin l'analyse :
nous avons vu des observations dans lesquelles apparaît nettement
le siège périostique de l'abcès ; dans les autres cas l'action du foyer
intra-osseux réagit sur les divers éléments de la pièce squelettique.

Ce que peut montrer la radiographie, et ce qu'on doit lui
demander, c'est, ainsi que nous l'avons étudié grâce à ses
images, l'aspect anatomique du foyer, comprenant :

1° Le siège des lésions et par suite la forme en présence
de laquelle on se trouve (*fig.* 6, 38) ;

2° L'état de la diaphyse osseuse ; l'existence d'un séquestre (*fig.* 14, 15) ;

(1) ALLAIRE : Etude radiographique des lésions du spina-ventosa, *in Bull. officiel de Soc. fr. d'Electroth.* Paris, avril 1902, p. 130 et suiv., 4 obs.
(2) KIENBÖCK R., de Vienne : *Zeitsch. f. Heilk. Chir.* 23, p. 130-221, chez
Braumüller, Wien et Leipzig, 1902. — Hic Obs. avec fig., Bibl.
(3) VELUET : *L'aspect radiographique du spina-ventosa.* Thèse de Paris, G. Steinheil 1909.

3° L'état de la gaine périostique (*fig.* 23, 24, 25);

4° L'état des articulations (envahies ou menacées) (*fig.* 31, 34, 52);

5° Le retentissement du foyer sur les éléments voisins (*fig.* 21, 47, 50).

Par contre, l'interprétation pathogénique de l'image d'une lésion, doit rester sous le contrôle des notions de l'anatomie pathologique et de la clinique.

2° Diagnostic de la nature de l'ostéite chronique. — La clinique et le Laboratoire.

Dans l'immense majorité des cas, le diagnostic positif de la tuberculose osseuse est facile, grâce au véritable syndrome qui accompagne ses manifestations. Ce ne sera donc que dans des circonstances assez rares que l'on hésitera, la marche de la lésion, ou les petits signes révélés toujours par l'examen minutieux du malade ou de la radiographie, ayant attiré l'attention sur une erreur possible. On peut dire que dans cette partie de la question, la radiographie devient d'une aide insuffisante.

Abadie (1) a publié une observation avec radiographie. dans laquelle, dit-il, le diagnostic fut fait par la clinique seule.— Kienböck conclut à l'impossibilité de reconnaître, sur l'image, les lésions tuberculeuses de celles qu'engendrent la syphilis ou les ostéomyélites infectieuses. Comme nous le savons, Kienböck a étudié les cas non fistuleux, la suppuration des lésions étant une indication excellente contre la syphilis.

Il existe, fait observer Kienböck, une forme particulière des manifestations syphilitiques, *la forme gommeuse*, qui donne aux lésions un aspect, sur la radiographie, très particulièr. Nous verrons aussi que chaque processus marque sa valeur actionnelle par des particularités, souvent minimes, de ses lésions. qu'il est permis de rechercher sur la radiographie précisant l'examen clinique.

Les renseignements fournis par l'observation clinique complète, y compris ceux donnés par les antécédents, et par

____

(1) ABADIE : Un cas de spina-ventosa multiple, *Nouv. Montpellier méd.*, t. I, 1900, p. 786.

quelques moyens simples de laboratoire, constitueront alors les éléments essentiels pour le diagnostic soit positif, soit différentiel.

DIAGNOSTIC POSITIF DE LA NATURE TUBERCULEUSE.

L'importance du syndrome clinique est absolue. Nous avons dit toute la valeur du groupement des foyers tuberculeux en lésions contemporaines. La recherche en est *essentielle*. La découverte d'un mal de Pott, d'une coxalgie, ou d'une autre localisation, ayant, elle aussi, la valeur d'une signature excellente de tuberculose (1), pourra fixer le diagnostic. A défaut de ce foyer, l'on recueillera, au cours de l'examen complet, la conviction clinique qu'il s'agit d'un tuberculeux et l'on sera autorisé à conclure logiquement à la nature identique des diverses manifestations, localement exprimées sur ce terrain.

Si parfois le doute subsiste, cela se produit plus particulièrement lorsqu'un ou quelques spina-ventosa sont les seules lésions tuberculeuses cliniquement apparentes. Cet isolement du spina-ventosa peut d'ailleurs ne durer qu'un temps ; et il n'est pas rare de voir apparaître d'autres manifestations qui font le diagnostic.

Pour établir la confirmation de l'opinion dictée par les données cliniques, on peut, soit s'assurer que l'enfant réagit à la tuberculine (2), ce qui démontre au moins qu'il est porteur de bacilles (3), soit rechercher l'existence de l'agent spécifique au niveau des lésions. L'examen direct des tissus ou

---

(1) Je n'ignore pas que l'on a décrit des manifestations vertébrales et coxofémorales de la syphilis, répondant au mal de Pott ou à la coxalgie. Ces observations, encore peu nombreuses, sont intéressantes.

(2) MANTOUX a trouvé, chez les enfants de 1 à 15 ans : de 1 à 2 ans, 11 %, — de 2 à 4 ans 12 %, — de 4 à 7 ans 45 %, — de 7 à 15 ans 66 % de réactions positives ; il s'agissait d'enfants cliniquement non tuberculeux (Service de M. Broca).
F. HAMBURGER et E. SLAKA : *Jahrb. f. Kinderh.*, 1905, p. 515. — J. LEMAIRE : Th. de Paris, 1908-09. — F. ARLOING : *Prov. méd.*, 21 août 1909. — CH. MANTOUX et J. LEMAIRE : *Trib. méd.*, 1909, p. 551. — MANTOUX : *Presse méd.*, 1910, t. 1, p. 10.

(3) Cette question semble encore complexe, étant donné le nombre des enfants qui réagissent, et l'intensité des réactions. — On sait aussi que la réaction est modifiée par des causes incidentes nombreuses ; la rougeole, par exemple, rend la cuti-réaction négative (von Pircket).

des liquides bacillifères et les ensemencements sont difficiles ; *l'inoculation au cobaye* reste le moyen le meilleur de reconnaître la présence du bacille de Koch. Quand il s'agira de rechercher d'autres agents, on fera toujours, contradictoirement, cette inoculation au cobaye.

DIAGNOSTIC DIFFÉRENTIEL.

C'est surtout avec les lésions de la *syphilis* et des *ostéomyélites* que l'on pourra confondre les ostéites tuberculeuses des petits os longs.

Syphilis. — Il s'agit ici de la syphilis héréditaire qui peut se manifester soit chez les nourrissons, et alors le tableau clinique, au milieu duquel elle apparaîtra, fera faire sans peine le diagnostic ; soit au cours de la deuxième enfance, et jusque vers l'âge adulte. C'est à cette dernière forme, que M. Fournier (1) a décrite, que l'on donne, avec lui, le nom de *syphilis héréditaire tardive*. Elle se voit entre 2 ans (minimum) et 19 ans ; avec ses manifestations surtout, pourront être, dans certains cas, confondues celles de la tuberculose.

Les lésions des petits os ne sont pas, chez les syphilitiques, les localisations ostéo-périostiques les plus habituelles ; c'est sur les grands os, et surtout sur le tibia (2), que portent les atteintes de la syphilis ; elles apparaissent chez des « héréditaires », et ces circonstances réalisent d'emblée la meilleure assurance de la possibilité du diagnostic clinique. Ici comme pour la tuberculose il faut examiner complètement le malade, le diagnostic étant une résultante du rapprochement des signes contemporains.

(1) FOURNIER : Leçons sur la syphilis héréditaire. *France méd.* 1883. — La syphilis héréditaire tardive, *Leçons professées en 1886 ; « Ostéo-périostite »*, p. 260.

(2) LANNELONGUE : *Soc. de Chirurgie*, 1881, p. 370.— Leçons Cliniques, Paris, 1905 p. 391.— Communication à l'*Acad. de méd.*, Séance du 3 mars 1903.— *Bull. méd.*, 1903, p. 167-179.

M. LANNELONGUE dit dans sa leçon clinique : « Les extrémités des membres, les mains et les pieds, sont épargnés d'habitude ; toutefois j'ai vu deux fois une exception à la règle sur les phalanges et les métacarpiens.

Voir aussi thèse de BERNE, Paris 1884, et pièces déposées au musée Dupuytren par M. LANNELONGUE.

La syphilis osseuse constitue par ses signes un syndrome, tout comme le fait la tuberculose (3); les manifestations, ainsi groupées, de ces deux affections peuvent se différencier cliniquement.

Le tableau de la syphilis osseuse héréditaire tardive est tracé dans l'observation suivante; elle a été prise à Berck, et je la dois à M. Benazet, qui a bien voulu me la communiquer, très aimablement, avant de la publier lui-même dans sa thèse :

Obs. 172.— *Lésions multiples des os des membres. Hyperostose des deux tibias, des deux cubitus, du radius droit.— Spina-ventosa syphilitique de la 2ᵉ phalange du médius gauche. — Testicule syphilitique.* — L. C..., 5 ans, arrive à Berck en juin 1909. A l'hôpital des Enfants-Malades, M. Broca avait nettement déclaré qu'il s'agissait de syphilis osseuse. Au contraire, deux médecins des hôpitaux de Paris avaient rejeté ce diagnostic, en raison de l'existence d'un spina-ventosa au niveau de la 2ᵉ phalange du médius gauche.

Pour eux, cette lésion devait être rattachée sans hésitation à la tuberculose, et, en conséquence, les autres lésions aussi. L'enfant fut donc envoyé à Berck.

Examen clinique. — A son arrivée à l'hôpital Maritime, on constate de nombreuses lésions du squelette. — Les fémurs sont purs de forme, mais sur la partie moyenne des deux *tibias*, se présente un renflement visible, et, surtout, sensible au toucher. Ce renflement fusiforme est beaucoup plus accentué à gauche. En effet, sur le tibia gauche, au niveau du tiers moyen de l'os environ, la déformation est nettement visible, sans radiographie, à travers les parties molles. A cet endroit, la peau, très épaissie, glisse moins sur les plans sous-jacents; le tissu cellulaire sous-cutané est infiltré comme dans toute périostite, et le doigt y imprime le godet caractéristique de l'œdème; la pression en ce point est douloureuse. Ce renflement, nettement imputable à une affection du tibia, s'étend depuis le voisinage du cou-de-pied, jusqu'au tiers supérieur de l'os. Sur le tibia droit, état semblable, à un degré beaucoup moindre. Le fuseau est à peine indiqué extérieurement. La pression par contre, est douloureuse sur une étendue de 10 centimètres en-

---

(3) La Syphilis et la Tuberculose ont, dans leurs expressions, certains caractères communs qu'elles doivent surtout à la personnalité réactionnelle des éléments qu'elles atteignent. La réaction d'une pièce phalangienne, par exemple, à l'agent de la syphilis, ne se peut guère différencier du début de la réaction du même segment ostéo-périostique à l'agent tuberculeux. Plus tard au contraire, l'aspect change, en raison de l'intensité d'action différente des deux infections. D'autres particularités, que nous indiquerons, peuvent naître du siège anatomique précis des lésions.

viron. La peau est épaissie, et légèrement œdémateuse. — *Le cubitus gauche* est pris dans toute sa longueur. La douleur à la pression est manifeste en haut, manifeste aussi, au voisinage du poignet. La portion de
l'os qui est superficielle, et qui peut aisément être sentie par la palpation, est déformée. En deux points différents, voisinage immédiat du
poignet sur une faible étendue, et portion supérieure de l'os sur les
3/4 environ de sa longueur totale, le doigt trouve une surface osseuse
saillante et irrégulière.— *Le cubitus droit* est renflé à un degré beaucoup
plus accentué, que du côté gauche. Le fuseau, parti de l'extrémité supérieure de l'os, dépasse vers le bas la moitié de sa longueur totale.

*En dehors de ces lésions communes des grands os des membres, se voit un
spina-ventosa au niveau de la 2ᵉ phalange du médius gauche.*

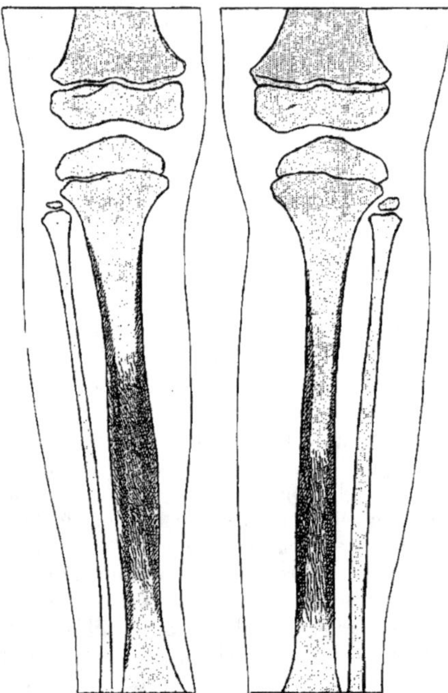

Fig. 57. — Ostéo-périostite syphilitique des tibias. La diaphyse a pris l'aspect
d'un fuseau par dépôts à sa surface de couches de périostose. (Obs. 172.)

*En ce point, le doigt est manifestement renflé, comme on le voit d'habi-
tude dans cette affection, c'est-à-dire sur toute la longueur de la diaphyse*

et exclusivement à son niveau. La région malade est à peine sensible à la pression.

Le même malade est encore atteint d'une lésion testiculaire gauche, orchite syphilitique. Le testicule gauche lui-même, et non l'épididyme, est renflé, dur, régulièrement hypertrophié sans irrégularité de forme, et peu sensible à la pression. L'épididyme et le cordon sont indemnes.

À noter en outre ce fait important, qu'*aucune des lésions* que nous venons de décrire, soit osseuse, soit testiculaire, *ne présente de tendance à la suppuration.*

ETUDE RADIOGRAPHIQUE.— *Le tibia droit* (fig. 57), présente un renflement usiforme net, quoique bien moins accusé que celui du tibia gauche. Il est moins allongé et moins soufflé que du côté gauche, il est aussi plus bas situé. Son point maximum se trouve environ à l'union des tiers moyen et inférieur de l'os.

Le cubitus gauche est atteint en deux régions différentes. On aperçoit sur l'image radiographique une petite portion seulement, saine d'apparence, et qui est située entre les deux points déformés. En effet, l'image radiographique nous montre, outre le volumineux fuseau supérieur, d'ailleurs sensible à la palpation, l'ébauche d'un se-

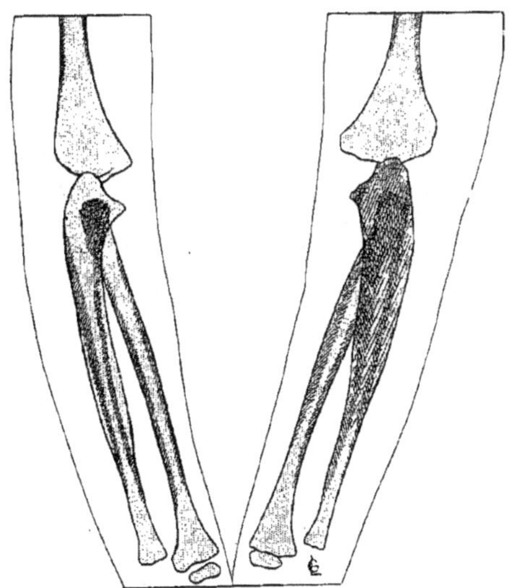

FIG. 58.—Ostéo-périostite syphilitique des os des deux avant-bras. (Obs. 172.)

cond petit fuseau, dont la saillie externe, du côté du radius, est plus accentuée que l'interne. La partie située entre les deux renflements, ainsi que le bout inférieur de l'os semblent sains. Son point maximum, se trouve environ à l'union des tiers moyen et inférieur de l'os (*fig.* 58).

Le cubitus droit est considérablement déformé dans ses 5/6ᵉˢ supérieurs. Il constitue un véritable cône ostéo-périostique dont la base répond à l'extrémité supérieure de l'os. La netteté de son bord postérieur normal a complètement disparu ; la surface de ce cône osseux est arrondie.

Les radius sont l'un et l'autre atteints. *A gauche,* un fuseau périostique occupe la partie moyenne de la diaphyse. *A droite,* la déformation, plus accentuée encore, siège plus haut et s'étend jusqu'au col de l'os, pour finir en bas à l'union du tiers moyen et du tiers inférieur (*fig.* 58). Ces lésions ont l'aspect de *périostose.*

La 2ᵉ phalange du médius gauche (*fig.* 59) est augmentée de volume ; elle est plus foncée, sur l'image radiographique que l'homologue du médius droit. Elle a 2 millimètres de plus de largeur, au niveau de sa base, à gauche qu'à droite. Sa longueur est supérieure, du côté gauche, de 2 millimètres. Son point épiphysaire est volumineux de ce côté. La phalange semble recouverte d'une réaction périostique continue; *sans solution de continuité.* Il n'y a pas de lésion perceptible des articulations voisines.

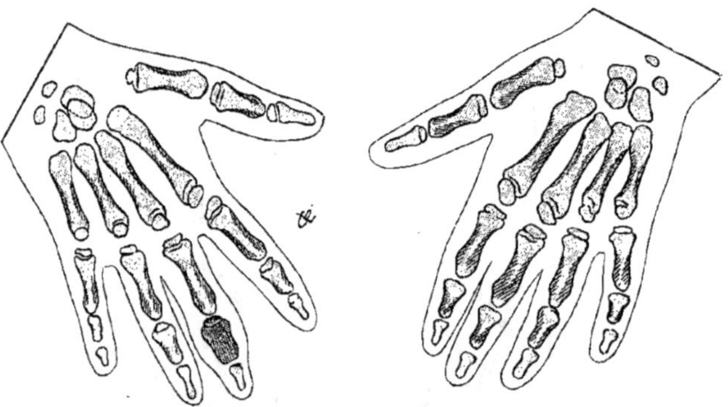

Fɪɢ. 59. — Ostéo-périostite syphilitique de la 2ᵉ phalange du médius gauche. La diaphyse est plus large et plus longue que l'homologue du côté droit. (Obs. 172.)

Tʀᴀɪᴛᴇᴍᴇɴᴛ. — On institue à Berck le traitement mercuriel. Pendant trois mois, injections quotidiennes de biodure de Hg., faites dans l'une et l'autre fesse, par série de 18 à 24 par mois.

Ces injections, quoique pénibles à supporter pour le malade, sont suivies d'une *amélioration très sensible* de toutes les lésions osseuses. — A la fin du séjour à Berk (octobre 1908), tous les os malades ont à peu près cessé d'être sensibles à la pression ; le renflement a diminué ; l'œdème s'est résorbé ; on n'imprime plus à la peau, par la pression du doigt, de godet.

Le spina-ventosa lui-même a manifestement diminué; par contre la lésion testiculaire fut peu modifiée par le traitement mercuriel.

Le testicule qui paraît pourtant moins dur a à peine diminué de volume. Le traitement est à continuer après le séjour à Berck.

Cette observation schématise encore la question du diagnostic, que M. Ménard (1) résume ainsi : « L'ostéite syphilitique héréditaire des os longs est assez fréquente et d'un diagnostic en général facile, en raison des caractères objectifs des lésions et du *cadre clinique* dans lequel elles évoluent. Si des difficultés de diagnostic se présentent, c'est pour les cas où la lésion évidente est unique, sans autre stigmate de syphilis. »

Le diagnostic de la nature syphilitique des ostéo-périostites des petits os longs, est le plus souvent possible, et même facile par le simple examen complet de l'enfant. L'attention doit être éveillée sur la possibilité de cette origine des manifestations osseuses, par certaines particularités anatomiques et cliniques des foyers syphilitiques. C'est ainsi que la question se pose le plus souvent, lorsqu'il ne s'agit pas d'un enfant manifestement spécifique. Si l'aspect personnel des lésions n'est pas d'une valeur absolue, comme nous le verrons, sa constatation a du moins l'immense utilité de provoquer l'examen minutieux, au cours duquel on trouvera, dans la majorité des cas, les véritables éléments du diagnostic, les manifestations évidemment syphilitiques. La difficulté est plus grande lorsque les petits foyers osseux sont les seules expressions d'une infection latente partout ailleurs, à ce moment du moins. Aussi faut-il, en pareil cas, renouveler l'examen, avec l'espoir qu'au bout d'un temps, qui se montre parfois assez court, un moyen nouveau de diagnostic sera apparu, sous forme de localisation nouvelle chez le malade que nous savons être un « ensemencé ». L'on pourra, ici encore, conclure légitimement à la similitude d'origine de ces manifestations, de même ordre, coéxistant sur un même organisme. L'esprit qui doit présider au diagnostic positif de la syphilis est ainsi celui qui a dû (p. 233), guider le diagnostic de cette autre infection générale, très comparable, la tuberculose.

Des méthodes de laboratoire permettent d'obtenir le contrôle du diagnostic clinique. Au même titre, l'on devra garder sa place au traitement spécifique auquel il faudra parfois recourir pour juger la question.

(1) MÉNARD, LEMOINE et PÉNARD : *Gaz. des Hôpitaux*, 1908, 48-51.

CARACTÈRES DES LÉSIONS SYPHILITIQUES DES PETITS OS. — La syphilis héréditaire tardive conserve, au niveau des petits os longs, les aspects anatomiques particuliers qui accompagnent ses manifestations sur les grands os, qu'elle affectionne tout particulièrement.

Sa forme de périostose diffuse est la plus fréquente.

Les atteintes sont beaucoup moins profondes que celles de la tuberculose. Il est très légitime d'insister sur le pouvoir destructeur de cette dernière, quand surtout on la compare à la syphilis. Celle-ci ne provoque pas les dégâts qui suivent, le plus habituellement, l'évolution du bacille de Koch ou du staphylocoque. Kienböck, étudiant l'aspect que ces lésions donnent à la radiographie, fait observer très justement que la tuberculose ou l'ostéomyélite s'accompagnent d'une « atrophie aiguë » du tissu osseux, tandis que la syphilis engendre l'hyperostose et la sclérose, facteurs essentiels d'édification. La puissance actionnelle du spirochète est évidemment, dans la forme tardive, du moins, que nous étudions, d'une efficacité moindre que celle des agents bacillaires. De là semble résulter la personnalité des lésions que l'on observe dans ces cas.

La réaction périostique au niveau de la diaphyse détermine soit l'apparition d'une gaine complète, dont l'aspect radiographique est si comparable à celui de la gaine du spina-ventosa non suppuré, c'est-à-dire régulière, avec des zones plus ou moins foncées, mais sans trépanation, que Kienböck a conclu avec raison à leur similitude complète; soit l'élargissement d'une extrémité diaphysaire, par dépôt de périostose sur ses bords (*fig.* 60).

Les lésions dépassent volontiers la zone du cartilage de conjugaison. Dans certains cas, comme celui de la figure 61, elles sont très nettement dia-épiphysaires, et leur aspect évoque ceux que nous avons attribués (p. 132), à ces mêmes localisations du processus bacillaire. L'expression des lésions syphilitiques est, ici encore, un peu particulière; il semble que l'épiphyse envahie ait subi une rétraction, qui n'a rien de l'aspect de destruction osseuse que donne la tuberculose.

Assez fréquemment semble-t-il, comme dans notre observation 173, et dans l'observation X de Kienböck, la syphilis atteint les zones articulaires, provoquant l'augmentation de volume des points épiphysaires ou l'élargissement de l'extrémité articulaire de la diaphyse (*fig.* 60). Ces particularités, jointes surtout à la marche des lésions, ne sont pas le fait de la tuberculose.

D'après cette description anatomique, l'on voit que les ostéo-périostoses de la syphilis pourront être confondues surtout avec les lésions peu actives de la tuberculose. Les foyers actifs du bacille de Koch engendrent une destruction osseuse avec suppuration, absolument rare dans la forme actuelle de syphilis osseuse, et ne se produisant, en tout cas, avec des manifestations encore différentes, qu'à une période très tardive. Les atteintes de la syphilis disparaissent soit après le traitement, soit spontanément (la syphilis procède par poussées), leur existence peu bruyante et parfois longue, ne laissant comme traces que les couches de périostose qui ont subi l'organisation osseuse, échappant ainsi à l'action réparatrice de la guérison.

A ces signes objectifs des foyers de la syphilis pourront se joindre les douleurs auxquelles on a décrit certains caractères (douleurs nocturnes). En tout cas, l'évolution lente des lésions, sans tendance à la suppuration vers laquelle s'orientent plus nettement les foyers, périostiques même, du spina-ventosa, lorsqu'ils n'ont pas une marche, également nette, vers la guérison spontanée, reste une manifestation qui doit évoquer l'idée de syphilis.

EXAMEN CLINIQUE. — En présence d'ostéo-périostites qui présentent ces caractères, il faut rechercher, en examinant l'enfant complètement, les autres manifestations possibles; elles sont même de règle dans cette infection. Très souvent, en des régions et sur des pièces symétriques (obs. 173), on percevra, comme dans l'infection tuberculeuse, l'existence d'autres foyers osseux, la multiplicité de ces foyers étant, ici encore, habituelle.

A mesure que s'étendra l'examen, se multiplieront les indices de syphilis. Toutes les régions ainsi explorées, peuvent apporter des éléments de diagnostic. Le crâne présenterait quelquefois un aspect, dit natiforme, auquel on a peut-être attaché une valeur trop importante (M. Ménard). Les lésions de kératite,, les déformations dentaires et palatines, l'affaissement, si particulier de sos du nez, peuvent-être relevés au cours de l'examen de la face. Les gommes du sterno-cleido-mastoïdien paraissent assez spéciales à la syphilis. Sur les grands os longs, l'exploration révélera, avec l'émoussement de leurs bords, les convexités de leurs faces qui, en s'accentuant, réaliseront les fuseaux de périostose dont les caractères devront être précisés sur l'image radiographique (*fig.* 57). Les tibias, prenant l'aspect qu'a décrit Lannelongue, sont une excellente indication de syphilis. L'atteinte du péroné aurait aussi une certaine valeur. Les fémurs, les cubitus, les radius peuvent être plus ou moins déformés, d'une façon analogue, par des lésions ostéo-périostiques de leur diaphyse; l'association des os correspondants d'un côté à l'autre, paraît plus fréquente que leur isolement.

ANTÉCÉDENTS. — Leur recherche comporte certaines difficultés, souvent très réelles, mais elle peut être utile. Le passé obstétrical de la mère de l'enfant pourrait, en particulier, éveiller l'attention et conduire à pratiquer l'examen clinique entraînant le diagnostic.

RECHERCHES DE LABORATOIRE. — L'inoculation au cobaye conserve ici toute sa valeur de moyen de diagnostic positif des lésions bacillaires. La réaction de Wassermann, lorsqu'elle est positive, paraît être un moyen utile d'établir l'origine spécifique des manifestations.

Sa technique a été simplifiée et est devenue d'une application facile.

Le diagnostic entre les lésions syphilitiques et les mycoses, après élimination, par l'inoculation au cobaye, de la tuberculose, se fait par les moyens que nous dirons.

TRAITEMENT SPÉCIFIQUE. — Le traitement spécifique, soit à l'aide des sels solubles, soit sous la forme du traitement mixte, est parfois le moyen de trancher la question du diagnostic. Au cas où l'iodure de potassium aurait été administré, il sera bon de s'assurer qu'il n'a pas agi sur une manifestation mycosique.

Obs. 173 (communiquée par M. MÉNARD). — T..., garçon 6 ans présentant des signes de syphilis héréditaire : angle arrondi des tibias, convexité de leur face interne. Des lésions apparaissent au niveau de la main.

A droite. — Augmentation de volume de la 1re phalange de l'annulaire occupant toute la diaphyse, mais surtout marquée vers l'extrémité inférieure de l'os.

A gauche. — Tuméfaction nette au niveau de l'articulation métacarpo-phalangienne de l'annulaire. Nulle tendance à la suppuration ni sur l'une, ni sur l'autre de ces lésions.

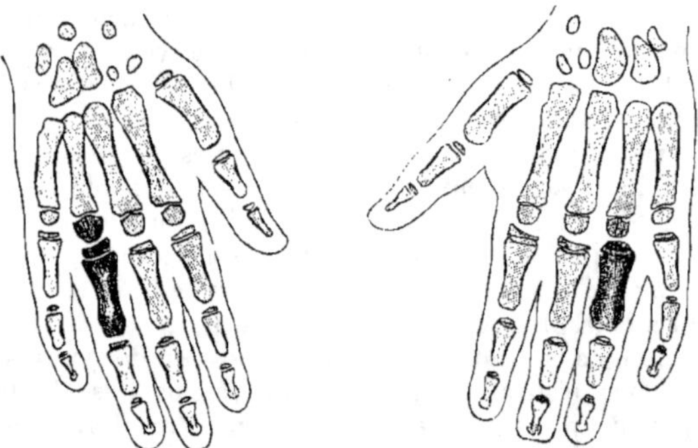

FIG. 60. — Ostéo-périostite syphilitique, lésions portant sur la 1re phalange de l'annulaire des 2 mains, avec retentissement articulaire. — A gauche, atteinte de l'articulation métacarpo-phalangienne ; augmentation de volume des points épiphysaires phalangien et métacarpien. Une tache grise recouvrait, sur la radiographie, la zone articulaire. — A droite, lésions de périostose surtout marquée sur les bords du corps phalangien, vers son extrémité inférieure. (Obs. 173.)

RADIOGRAPHIE, *août* 1908. — *Main droite.* — La 1re phalange de l'annulaire est élargie, surtout au niveau de sa moitié inférieure. Ses bords sont le siège d'un dépôt périostique très marqué. Ces lésions paraissent avoir retenti sur l'articulation inter-phalangienne. — *Main gauche.* — La base de la 1re phalange de l'annulaire est élargie. Son point épiphysaire est beaucoup plus développé qu'à droite. L'articulation métacarpo-phalangienne est atteinte ; le point épiphysaire du 4e métacarpien est d'un volume double de celui de la pièce correspondante à droite. L'extrémité inférieure du métacarpien lui-même est élargie (*fig.* 60).

Toutes ces lésions ont guéri rapidement sous l'influence du traitement mixte.

Obs. de Kienbock (*loc. cit.*, obs. X, p. 149, résumée). — Jeune fille de 23 ans, hérédo-syphilitique, présentant *depuis deux mois* des tuméfactions douloureuses, sans rougeur de la peau, au niveau des cubitus et des deux mains (lésions symétriques).

A droite. — La lésion intéresse les articulations métacarpo-phalangiennes des 1er, 2e et 3e doigts, ainsi que les articulations inter-phalangiennes des 2e et 4e doigts.

A gauche. — Les articulations métacarpo-phalangiennes de l'index et du médius sont intéressées.

La radiographie montre que les corps osseux sont normaux, et que les zones articulaires des pièces citées plus haut sont augmentées de volume.

Obs. 174. — *Ostéo-périostite syphilitique du 2e métacarpien gauche.* — D... Camille, 8 ans et demi, à Berck, le 11 novembre 1908, sorti le 10 mars 1909.

Examen a l'arrivée. — Ostéite du 2e métacarpien gauche, datant de 2 ans, n'ayant pas suppuré, localisée à son extrémité inférieure, avec hyperostose très limitée. Sans infiltration des parties molles ; ni œdème, ni douleur. — *Tibias raboteux* sur leur crête ; leur face interne est arrondie dans les deux sens. *Ganglion sus-épitrochléen des deux côtés.*

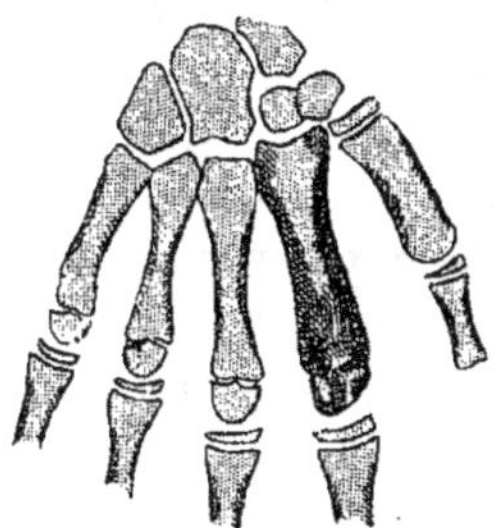

FIG. 61. — Ostéo-périostite syphilitique du 2e métacarpien gauche. Lésions diaépiphysaires. (Obs. 174.)

Radiographie, *novembre* 1908. — Les lésions du 2e métacarpien gauche portent sur l'extrémité inférieure de la diaphyse, la zone dia-épi-

physaire et l'épiphyse. — *La diaphyse* est élargie à cette extrémité :
une réaction périostique commence à la limite diaphysaire du cartilage
de conjugaison, où elle est maxima, et finit sur la moitié inférieure de la
diaphyse, en s'atténuant. L'extrémité supérieure est de largeur égale
des deux côtés. La diaphyse elle-même est décalcifiée au contact du
cartilage et sur une hauteur de plusieurs millimètres. — *La zone dia-
épiphysaire* est atteinte dans toute sa largeur. — *L'épiphyse* est moins
volumineuse qu'à droite ; elle n'a que 8 millimètres transversalement
pour 12 millimètres à droite. Elle est occupée par une tache claire.
Longueur dia-épiphysaire du 2e métacarpien : 49 millimètres pour 52
du côté droit. *Les articulations semblent saines.* — Diagnostic : *Syphilis*
Traitement spécifique.

L'observation suivante de Kienböck semble répondre à
l'existence d'une forme d'ostéite syphilitique de la phalange unguéale.

Obs. de KIENBOCK, (*loc. cit.* obs. II, p. 130). — Jeune fille de 25 ans,
qui depuis 6 ans, se plaint de souffrir d'ulcérations chroniques au bout
des doigts ; raccourcissement et légère incurvation des doigts. La radiographie montre que le squelette est *atrophié*, mais ne présente pas de
modifications de forme ni de perte de substance, sauf à l'extrémité de
la dernière phalange du pouce gauche, où il existe des petits séquestres.
Le père était syphilitique et la malade avait de la kératite parenchyma-
teuse, et tous les stigmates de la syphilis héréditaire. Le diagnostic
porté fut celui de panaris syphilitique.

On peut rencontrer, à côté de cette forme diffuse des lésions syphilitiques héréditaires tardives, une forme localisée gommeuse, intra-diaphysaire (1), pouvant suppurer, à foyer
unique parfois, rare chez les enfants et les adolescents (Lannelongue) ; son aspect à la radiographie est très particulier ;
il fait le diagnostic. L'épreuve radiographique, dit Kienböck, est caractéristique, avec ses ombres obscures représentant les condensations osseuses, à côté desquelles on voit
des taches beaucoup plus claires répondant à la raréfac-
tion du tissu osseux.

Ostéomyélites. — Les ostéites tuberculeuses peuvent être
confondues avec l'*Ostéomyélite* si l'on se trouve en présence

---

(1) Voir : la description de GANGOLPHE. — MORGAN : in *The Med. Press and Circular*, déc. 1872. — TAYLOR : *The american Journal of Syphiligraphy*, janvier
1871, et *Arch. gén. de med.*, 1871, vol. II.

d'un foyer assez ancien pour que l'on ne puisse que difficilement rétablir la réalité de sa période aiguë, ou s'il s'agit
d'une ostéomyélite chronique d'emblée. Le plus souvent il
existe, avec les ostéomyélites des petits os, qui d'ailleurs
ne sont pas fréquentes, de gros foyers osseux qui aideront au
diagnostic (1).

L'âge auquel se font ces lésions est aussi celui où l'on rencontre la forme dia-épiphysaire des ostéites bacillaires (2),
avec laquelle surtout, on pourra les confondre (3). Les radiographies pourront ne donner que des renseignements in-
suffisants (4); beaucoup plus souvent dans l'ostéomyélite, on
observerait des décollements dia-épiphysaires témoignant de
l'activité du foyer (5). C'est surtout par les renseignements,
par l'ensemble des signes cliniques (6), que l'on fera le diagnostic. L'examen du pus, son ensemencement, l'inoculation
au cobaye seront indispensables pour établir la nature des
foyers isolés, et compléter le diagnostic d'ostéomyélite, par
l'indication de l'agent causal (staphylocoque, streptocoque);
les mêmes moyens permettront encore de différencier ces
infections d'une part, les infections tuberculeuses de l'autre,
des ostéo-périostites, parfois subaigues, mais rares et carac-
térisées par les conditions étiologiques particulières dans lesquelles on les observerait, dues au pneumocoque et même
au bacille d'Eberth.

Il est des cas où, en l'absence de ces moyens, la solution
reste difficile, comme dans l'observation suivante; la lésion du doigt y était la seule manifestation perçue :

(1) Broca : Ostéomyélites prolongées à foyers multiples, *Leç. Cliniq.*, II série,
leç. XVIII, p. 268 (ostéomyélite du 5ᵉ métacarpien).

(2) Duplay : *Soc. de Chir.*, 1878.

(3) Cottin : *De l'ostéite épiphysaire des os longs de la main et du pied*, Th.
Paris, 1879. Parmi les observations relatées dans la thèse de Cottin, il en est plusieurs (obs. VI, IX, par exemple), qui semblent bien se rapporter à des ostéites
tuberculeuses dia-épyphisaires; en tous cas, on peut dire (obs. IX), que ce sont des
ostéites évoluant chez des tuberculeux. Leur siège particulier les avait fait rattacher à l'ostéomyélite; nous avons vu la forme dia-épiphysaire des ostéites bacillaires.

(4) Kienböck : *Loc. cit.*

(5) Kirmisson : *Précis de Chir. Infant.*, p. 365, fig. 245.

(6) Lannelongue : *Cong. de Chirurgie*, 1892 et 1895 — *Cong. de Pédiatrie de
Bordeaux*, 1895.

Obs. 175. — D... Suzanne, 14 ans et demi, à son arrivée à Berck, le 10 août 1910. — Parents, frère et sœur bien portants. Rougeole, et scarlatine il y a plusieurs années. — Début de l'affection actuelle au mois de mars ; l'enfant raconte qu'elle a eu *de la fièvre, des sueurs*, et que le *gonflement du doigt s'est développé rapidement*. En même temps sont apparus deux panaris superficiels sur les doigts 2 et 4 de la main gauche.

Elle dit encore qu'elle *a souffert* pendant six semaines. Au mois de mai 1910, on la radiographie : l'os apparaît augmenté de volume. Pas d'opération. Au mois de juin, le doigt s'ulcère. Incision et grattage à Paris.

Examen a l'arrivée. - L'index droit est considérablement déformé. La peau est rouge et violacée. Le gonflement commence au-dessous de l'articulation métacarpo-phalangienne et descend jusqu'à la 3e phalange.

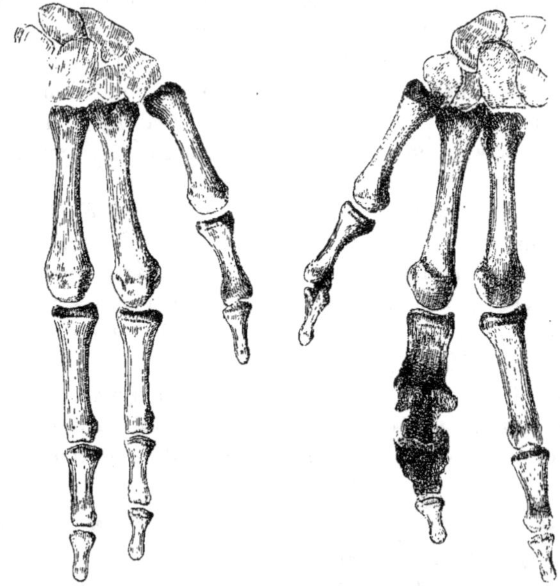

Fig. 62. — Grosse réaction périostique sur la 1re phalange de l'index droit ; son extrémité inférieure est séquestrée ; elle est restée en rapport avec la base de la 2e phalange. — Celle-ci est recouverte d'une gaine de périostose très épaisse allant en s'atténuant vers l'extrémité inférieure de l'os (Obs. 175.) 1/2 grand. nat.

Sur la face dorsale une large ulcération, laisse passer des bourgeons charnus et du pus sans caractères nets. Sur la face externe, autre ulcération présentant des caractères semblables ; de même sur la face interne.

Mouvements : Les métacarpo-phalangiens sont conservés. On peut également mobiliser la 3ᵉ phalange sur la 2ᵉ. La 1ʳᵉ articulation inter-phalangienne est détruite. — Gros ganglions sus-épitrochléens. L'examen complet de l'enfant ne révèle aucune autre localisation.

RADIOGRAPHIE, *le 23 août* 1910. — Graves lésions portant sur la 1ʳᵉ et la 2ᵉ phalange et leur articulation. L'extrémité inférieure de la 1ʳᵉ phalange apparaît séquestrée, entourée à sa base d'une grosse réaction périostique s'étendant, en diminuant, jusqu'à l'extrémité supérieure de la diaphyse phalangienne. L'articulation est complètement détruite et l'extrémité de la 1ʳᵉ phalange s'enfonce dans la base, élargie par une énorme périostose, de la phalange sous-jacente (1) (*fig.* 62).

Ostéomyélite des nacriers. — On désigne sous ce nom une affection spéciale, se localisant volontiers aux petits os longs, de préférence chez les adolescents. Elle a été décrite par Englisch (2) à Vienne, et par C. Güssenbauer (3) à Berlin. En France, M. Broca lui a consacré une leçon clinique ; cette ostéomyélite des nacriers a été étudiée par MM. Broca et Tridon (4), dans la Revue de Chirurgie. On l'observe sous l'aspect de localisations métacarpiennes, à marche spéciale, guérissant le plus souvent sans intervention. Les radiographies, comme le démontrent nettement celles qu'ont publiées MM. Broca et Tridon, ne permettent pas de faire le diagnostic auquel on sera conduit si l'on interroge l'adolescent sur sa profession.

Mycoses. — Tous ces diagnostics épuisés (5), il reste en-

(1) Coupe longitudinale de la pièce répondant à l'observation 175. — 1ʳᵉ *phalange*. Sa moitié inférieure est à l'état de séquestre blanc, éburné, au milieu d'une cavité remplie de fongosités. Ce séquestre est comme implanté dans un bloc de réaction périostique considérable, représentant la partie supérieure du corps phalangien dont l'extrémité articulaire n'est pas détruite. — 2ᵉ *phalange*. Elle est entièrement détruite au niveau de sa base et de son point épiphysaire qui a complètement disparu ; une énorme périostose constitue un cône creux à base proximale dans lequel s'enfonce l'extrémité distale de la 1ʳᵉ phalange. La plus grande partie du corps de la 2ᵉ phalange est séquestrée. Les lésions paraissent avoir débuté par la base de la 2ᵉ phalange.

(2) ENGLISCH : Ueber multiple rezidiveren de Knochenentzündung, *Wiener medic Presse*, 1869, n°ˢ 15-24, *Wiener medic. Wochenschrift*, 1870, n°ˢ 41 à 45.

(3) C. GÜSSENBAUER : *Archiv. für klin. Chirurgie*, Berlin, 1875, XVIII, 4, p. 630.

(4) A. BROCA et P. TRIDON : Ostéomyélite des nacriers, n° 10, 10 octobre 1903 ; hic Bibl.

(5) Je n'exposerai pas ici les diagnostics auxquels peuvent donner lieu, chez l'adulte, les ostéites chroniques des petits os longs, de nature diverse, les unes toxiques, les autres dyscrasiques ou nerveuses.

core, en présence d'une lésion chronique des petits os longs,
une possibilité au cas où l'inoculation du cobaye serait négative. C'est celle que l'on se trouve en face d'une infection
osseuse de nature mycosique.

Un travail de Caraven a utilement groupé les notions et
les faits actuellement acquis sur les lésions ostéo-périostiques engendrées par les différentes mycoses. Le diagnostic
de ces affections est, comme le dit Caraven, « d'une importance capitale ; il libère le malade du soupçon de syphilis ou
de tuberculose, et il peut lui éviter des interventions ou
même des mutilations irréparables. En dehors de quelques
cas spéciaux (séquestres), le traitement médical est en effet
tout puissant ».

Le diagnostic de ces mycoses peut se présenter dans deux
ordres de circonstances : tantôt il existe des lésions mycosiques généralisées et caractéristiques ; tantôt, en l'absence de
cette généralisation, l'ostéite est le seul foyer mycosique.
C'est alors qu'on peut le confondre avec le foyer dû aux autres
infections chroniques, et, plus particulièrement, à la tuberculose et à la syphilis. Les cas d'ostéo-périostite mycosique
primitive sont très peu nombreux.

Caraven (2) a étudié des observations ayant trait à ces
lésions. Nous lui empruntons les indications suivantes s'a-
dressant à des mycoses des petits os, mais on lira utilement,
dans sa thèse, les observations qui se rattachent à d'autres
localisations.

Obs. de Hyde-Montgomery (in Caraven, obs. 8, p. 24). — Blasto-
mycose. — Homme 24 ans, machiniste, habitant Chicago. Ce malade
avait subi une amputation du gros orteil pour une lésion présumée tuberculeuse ; trois semaines après appparaissent de fortes douleurs dans
la hanche, puis dans le genou droit. Ce genou se tuméfia beaucoup
dans la suite, puis se fistulisa. Le malade fut perdu de vue. Le pus des
fistules contenait des blastomycètes.

Dans l'observation suivante de Gilchrist (1), il s'agit de granulo-
mes coccidioïdaux ; les lésions sont généralisées à la peau de la nu-

(1) Caraven : *Des ostéites et ostéo-arthrites mycosiques*. Th. de Paris, G. Steinheil
1909-1910, n° 165.
(2) Gilchrist : *The Johns Hopkins Hospital Reports*, I, 1896, p. 209.

que et de la face, avec extension aux cartilages du nez et des oreilles, au tibia gauche, et aux viscères, poumon, foie et péritoine :

« Sur la main droite, entre l'index et le médius, il existe une autre cavité menant sur de l'os mort, et qui laisse s'écouler du pus jaunâtre et épais ; sauf au point exact de perforation, la peau n'est pas malade. L'extirpation montre que la cavité est creusée dans la tête du 2e métacarpien ; l'articulation métacarpo-phalangienne est entièrement désorganisée... « Le pus des cavités tibiale et métacarpienne contient un nombre immense de protozoa semblables à ceux que l'on a constatés dans les lésions cutanées pendant la vie du malade » (in Caraven, p. 27).

Balzer et Galup ont publié une observation d'un malade de 28 ans, entré à Saint-Louis pour des ulcérations sporotrichosiques :

« A la face dorsale de la main (gauche), au niveau des 2e et 3e métacarpiens, existe une tuméfaction de la grosseur d'un œuf de poule, mais assez régulièrement arrondie, dure à la palpation, sans aucun point de fluctuation, non mobilisable sur les plans profonds, mais adhérente à la peau ». La culture n'a pas été faite.

Chez le malade de Lagoutte et Briau, il s'agissait de sporotrichose cachectisante mortelle, avec gommes fistulisées des doigts et des orteils. Plusieurs articulations inter-phalangiennes avaient été ankylosées par atteinte du processus sporotricosique.

Dans tous ces cas, il ne semble pas que la lésion des petits os ait pu prêter à erreur avec les lésions tuberculeuses ; elle n'apparaît que comme un élément très secondaire, dans l'ensemble clinique auquel s'attache le diagnostic de mycose. Beaucoup plus intéressante est l'observation de Faroy et Caraven, outre qu'elle a donné lieu à des cultures de sporotrichum (et de divers cocci). « Quant à la malade que j'ai vue avec Faroy, dit Caraven, elle présentait un spina-ventosa du 1er métatarsien, qui donna à la culture du sporotrichum et des cocci ; cette lésion était-elle primitivement ou secondairement sporotrichosique ? Il n'est guère possible de l'établir. »

Bollinger a rapporté une observation d'actinomycose primitive des os du tarse pour laquelle on fit le diagnostic d'ostéite tuberculeuse et où l'examen microscopique démontra qu'il s'agissait d'actinomycose.

On voit en somme, dans cette question très nouvelle encore, qu'il faut admettre comme possible l'ostéite mycosique des petits os longs.

(1) Balzer et Galup : *Bull. soc. fr. de Derm. et de Syph.*, avril 1908, p. 145.
(2) Lagoutte et Briau : *Soc. méd. des Hôp.*, 28 mai 1909.
(3) O. Bollinger : *Münchener mediz. Woch.*, 6 janvier 1903.

Le tibia paraît être plus volontiers l'os de la mycose. Lorsque ces lésions se présentent au milieu d'autres manifestations mycosiques, leur diagnostic est assez facilement réalisable. Pour elles, ainsi que pour la tuberculose et la syphilis, la démonstration de leur nature, par les procédés précis dont nous disposons, se montre comme l'aboutissant auquel on parvient sans peine, lorsque l'attention est éveillée. Il faut donc redire, ici encore, l'importance de l'examen clinique au cours duquel doit se faire cet éveil.

Le diagnostic des mycoses se réalise au moyen des cultures, si l'on peut se procurer du pus ou de la sérosité, puisés au niveau des lésions ou même des lésions coexistantes, et, en l'absence de ces cultures, par la recherche des réactions humorales du malade, agglutination (Widal-Abrami), fixation. Je n'exposerai pas ici ces procédés qui sont d'une technique facile. Pour tous les cas où le diagnostic se pose avec une lésion mycosique, il faut commencer par faire l'inoculation au cobaye, ou, du moins, la faire toujours concurremment avec la recherche des champignons qui peuvent s'associer aux lésions tuberculeuses.

L'aspect radiographique des ostéo-périostites mycosiques n'a rien de caractéristique.

PRONOSTIC ET TRAITEMENT

§ I. — **Pronostic.**

La nature tuberculeuse de ces ostéites, domine leur *pronostic général*, comme elle établit l'orientation de leur traitement. Nous avons vu que les premiers ensemencements qui réalisent le syndrome tuberculeux auquel appartiennent les spina-ventosa, sont des disséminations abondantes, et fertiles en de nombreux points, du bacille, dont la valeur pathogénique peut être momentanément moindre, mais dont la nature ne diffère pas de celle de l'agent des tuberculoses viscérales.

La multiplicité des foyers constitue d'ailleurs une forme qui menace les doigts au présent, et reste menaçante aussi pour l'avenir de l'enfant. J'ai cherché ce que devenaient les mutilés (1) par le spina-ventosa; il semble qu'on puisse dire d'une façon presque générale, qu'ils disparaissent; on les retrouve peu, arrivés à l'âge d'adultes, parmi les malades d'hôpital; après les petits foyers, que M. le Pr Kirmisson compare volontiers aux graines qui seraient jetées à pleine main à la surface du corps de l'enfant, viennent les grosses localisations profondes, puis la tuberculose pulmonaire ou rénale, si la bronchopneumonie ou la méningite n'ont pas interrompu déjà la série des manifestations de la même aptitude du terrain. Une forme de tuberculose pluri-osseuse

(1) Les difformités que laissent après elles les ostéites des petits os des doigts sont le plus souvent très facilement rattachées à leur cause. Ces lésions peuvent cependant être réalisées par d'autres processus que celui de la tuberculose ; la Syphilis occupe ici encore une des premières places ; la Lèpre (JEANSELME, in *Presse méd.* 16 octobre 1897), la Syringomyélie ne peuvent guère prêter à erreur dans ce diagnostic rétrospectif. — Voir in th. DURAND, p. 48.

a été décrite (1) chez l'adulte ; elle représente une véritable forme prolongée.

Cette façon de concevoir la valeur générale réelle des spina-ventosa ne doit pas exclure un point incontestable de leur *pronostic local* : ces ostéites sont, avec les petits foyers tuberculeux qui les accompagnent, les manifestations bacillaires qui guérissent le mieux (2). Non seulement elles gué-rissent souvent spontanément avant que de grosses lésions aient été créées, mais, à moins de conditions générales mauvaises réunies, elles guérissent toujours, peut-on dire, si l'on veut comprendre sous le nom de guérison, l'extinction de l'activité du foyer.

Le résultat de cette guérison reste essentiellement différent (p. 201), suivant la phase de l'évolution des lésions à laquelle elle se réalise.

Lorsque le spina-ventosa guérit, avons nous vu, avant la formation d'un abcès, ce qui est fréquent, et se voit le plus ordinairement dans les cas où les spina-ventosa, en petit nombre, sont les seules manifestations tuberculeuses perceptibles (3), le résultat est parfait, tant au point de vue fonctionnel qu'au point de vue morphologique (p. 143, 189). Le pronostic reste bon lorsque les lésions guérissent après abcès fermé ou suppuration ouverte de courte durée. Cependant des des-

---

(1) Nicaise et Reclus. *Bull. Soc. Chir.,* Paris 1886, p. 147.

(2) La moyenne de la durée du séjour à Berck, pour spina-ventosa est de 6 mois ; la durée de ce séjour pour les autres foyers tuberculeux, est indiqueé, d'une façon générale, par les chiffres suivants, réunis pour l'année 1907 :

Durée moyenne du séjour des enfants, se trouvant à l'hôpital en 1907 : 8 mois.

	mois	jours		mois	jours
Mal de Pott	12		Spina-ventosa	6	
Coxalgie	11	5	Arthrite du poignet	7	5
Ostéo-arthrite du genou	10		Tuberculose ganglionnaire	5	
Tub. osseuses multiples	12		Rachitisme	5	
Arthrite du coude	11		Lymphatisme	3	
Tuberculose du tarse	7		Divers	6	

(3) En consultant la statistique publiée par Claeys, j'ai remarqué qu'il a constaté une proportion très supérieure à celle qui se rencontre à Berck, de cas dans lesquels l'examen n'a révélé qu'un seul spina-ventosa ; il a trouvé, pour 3.750 enfants, 361 spina-ventosa des petits os de la main et des doigts, dont 136 foyers uniques ; sur 102 spina-ventosa du pied et des orteils, 68 foyers uniques. Cette différence tient évidemment à ce qu'une importante proportion des enfants n'ayant qu'un spina-ventosa ne sont pas envoyés à Berck et guérissent à Paris.

tructions graves seront déjà possibles dans ce cas ; mais elles
deviennent beaucoup plus menaçantes si la suppuration,
pour une raison générale ou locale (séquestre), se prolonge.
C'est à une phase avancée des lésions que se produisent les
dégâts essentiels que nous avons vus à l'origine des déformations définitives des doigts. S'il survient un envahissement
articulaire, l'activité du foyer peut en éprouver une recru-
descence marquée ; le fait s'observe pour les envahisements
carpiens d'origine métacarpienne ; leur pronostic est sérieux.

On devra ainsi concevoir le pronostic de ces ostéites
comme étant essentiellement différent suivant la phase de
leur évolution : lésions non suppurées, abcès fermés, doivent être traités avec l'espoir de les voir guérir sans opération ; abcès ouvert doit être surveillé et examiné avec soin :
souvent au bout de quelques semaines ou mois, la fistule se
fermera et la guérison se réalisera ; parfois la suppuration sera
entretenue par un séquestre dont l'ablation se trouvera indiquée s'il est trop volumineux pour que son élimination
semble pouvoir se faire spontanément ; dans quelques cas
enfin le foyer progressera et menacera la gaine ostéo-périostique de destruction, les articulations et les gaines tendineuses d'envahissement. A ce moment sera incontestablement justifiée l'opportunité de l'intervention.

§ 2. — **Traitement.**

L'utilité du traitement général s'étend sur toutes les phases de l'évolution de ces ostéites tuberculeuses, pour lesquelles l'acte chirurgical doit rester le moyen d'empêcher une
lésion dont la gravité dépasserait plus tard, dans la majorité
des cas, notre puissance d'action.

Il nous faut donc, avant tout, traiter l'enfant porteur de
spina-ventosa, comme un bacillaire chez qui les manifestations
tuberculeuses locales guériront d'autant mieux que la résistance de l'organisme sera meilleure. La facilité avec laquelle
s'éteignent les spina-ventosa isolés, est la démonstration de
cette importance de la valeur de l'état général. Incontestablement, l'ensemencement, qui n'a pu être efficace qu'en de

rares points, a été général, ici comme chez les enfants porteurs de 20, 30 ou 40 foyers ; encore les quelques lésions qui,
pour une raison locale mal connue, ont été les seuls résultats perçus de cet ensemencement, partout ailleurs inefficace,
guérissent-elles, le plus souvent, spontanément.

La première des prescriptions comporterait l'exposé des
soins prophylactiques qui doivent présider à l'élevage des
enfants ; surveillance de l'alimentation par le lait, d'une
part, éloignement de toute sorte de contagion tuberculeuse
d'autre part ; c'est évidemment dans les premiers mois de
sa vie que l'enfant reçoit les innombrables agents qui l'ense-
mencent. Nous avons vu combien les voies digestives, zones
cutanéo-muqueuses, muqueuses naso-bucco-amygdalo-pha-
ryngienne, intestinale, sont indiscutablement des points de
pénétration dont la valeur est démontrée d'ailleurs, par la
présence des ganglions auxquels aboutissent les lymphatiques de ces zones ; l'appareil respiratoire peut être lui aussi
la porte d'entrée vers les ganglions trachéo-bronchiques.

Il est difficile de dire s'il est possible de soustraire l'enfant
à la contamination par un agent aussi répandu que l'est le bacille de Koch ; du moins devons-nous chercher à éviter les
contaminations abondantes, comme l'est celle qui résulte de
l'emploi d'un lait bacillifère ou du séjour dans un milieu
contaminé.

1. — INDICATIONS GÉNÉRALES (1).

Il résulte de tout ce que nous savons de la tuberculose,
que ses lésions, traitées à temps, et, à plus forte raison, traitées au cours même de la latence qui caractérise leur début,
guérissent merveilleusement, ou, mieux encore, dans le second cas, n'apparaissent pas.

Un traitement général *précoce* est à l'heure actuelle, en
l'absence d'un moyen spécifique efficace, le mode d'action

---

(1) Les indications générales qui s'adressent aux malades atteints d'ostéites des
petits os longs sont celles qui se posent en face de toute manifestation tuberculeuse même dite chirurgicale. Je ne les développerai pas ici, car il me faudrait
exposer le traitement général de la tuberculose, mais, en l'état de la question, elles
sont capitales.

le meilleur qui soit contre la tuberculose. C'est dans ce sens qu'il faut orienter tous les efforts, en s'adressant surtout aux enfants qui sont en puissance de manifestation tuberculeuse, de par une aptitude particulière de leur terrain ou les conditions de contamination auxquelles il ont été soumis.

L'apparition du spina-ventosa semble être souvent cette première expression locale ; elle doit avoir, comme telle, une valeur indiscutée, et comporter l'application immédiate de mesures qui seront autant que possible absolues. Un danger réel peut résulter à ce moment de demi-mesures suggérées par les difficultés qu'entraîne l'application des préceptes médicaux.

Ces préceptes, qui appartiennent à tous les cas, avec, pour chacun d'eux, des indications plus précises, peuvent se résumer en deux formules que seules j'énoncerai ici : « les enfants atteints de tuberculose ostéo-articulaire doivent vivre au grand air, à la grande lumière » ; « ces enfants doivent être soumis à une hygiène parfaite ».

La résistance de l'organisme paraît recevoir l'appui le plus utile, des moyens les plus simples. Des prescriptions thérapeutiques, les préparations arsénicales, l'huile de foie de morue, l'iode, les phosphates, ont conservé un reste de la faveur qu'on leur avait accordée. En plaçant l'enfant dans les conditions les meilleures pour l'activité de sa défense, on soumet l'agent à des influences qui ont une incontestable action sur sa vitalité qu'elles atteignent : ainsi paraît agir en particulier la lumière, le soleil.

Vie en plein air. — Il faut la comprendre dans le sens le plus large du mot : vie au dehors, promenades et jeux, si le siège des lésions, après soins locaux précis, permet la marche ; vie au dehors encore, sur une voiture, et, par mauvais temps, sur une galerie ouverte. Le choix du climat doit être influencé par quelques considérations, mais le climat marin est, en tout état de cause chirurgicale, le meilleur. Il doit comporter deux éléments essentiels, l'abondance de l'aération et celle de la lumière. Des indications particulières peuvent venir de l'âge de l'enfant, qu'il faut quelquefois n'exposer qu'avec prudence à un climat violent, ou de l'existence de lésions pulmonaires, qui seraient aggravées dans les mêmes conditions.

Hygiène. — La suralimentation peut en être soigneusement proscrite ; elle est dangereuse pour l'estomac et l'intestin des enfants, dont le bon état est un puissant auxiliaire de tout traitement général utile. Ici encore je ne pourrais qu'appliquer aux enfants porteurs de spina-ventosa, les conseils justifiés pour tous les tuberculeux.

2. — Indications locales

Ce traitement comporte certains moyens d'action applicables à toutes les périodes du spina-ventosa ; telles sont l'immobilisation et la compression ; si je les décris parmi les indications de la phase pré-opératoire, je les évoquerai également, comme moyens très utiles, aux phases suivantes.

a). — Période Pré-Opératoire

Elle s'étend depuis l'apparition du spina-ventosa jusqu'aux indications que nous fixerons plus loin de l'acte chirurgical. La guérison spontanée qui en est l'objectif peut être d'autant plus facilement réalisée que les lésions sont plus jeunes (p. 189, 201).

1° **Traitement avant l'abcès**. — *Immobilisation*. — Depuis Bonnet, de Lyon, l'on sait combien le repos améliore toutes les lésions locales dues à la tuberculose. Il n'est pas de raison pour que ce précepte général ne soit pas applicable au spina-ventosa, et la difficulté, que l'on rencontre parfois, à bien immobiliser les doigts, n'est peut être pas suffisante pour que l'on s'abstienne, alors même que le siège osseux et diaphysaire des lésions donne à ces foyers un caractère personnel.

Parrot et Goetz vantaient déjà les applications d'*emplâtre de Vigo*, taillée en lamelles imbriquées, et entourant le doigt. Des résultats excellents ont en effet été obtenus par ce moyen qui joint à l'immobilisation une compression semblant aussi avoir son utilité.

On a également employé des petites planchettes, sur lesquelles le doigt est maintenu, et peut être comprimé par sa face dorsale ; l'attelle s'applique à la face palmaire, et, si l'on veut, à la main, par une portion élargie qui facilite la fixation de l'appareil.

Barbarin (1) a repris la description d'appareils, en plâtre, qui peuvent avoir une certaine utilité pour immobiliser les doigts. On trouvera dans l'article de Barbarin, les indications permettant de construire très simplement ces appareils, qui laissent possible la compression sur la face dorsale des doigts ou de la main. Des appareils en gutta-percha, ont été également recommandés, mais sont d'une réalisation moins facile.

M. Lannelongue insiste sur les excellents effets de l'immobilisation. Barbarin dit que grâce à cette façon de faire, l'acte chirurgical disparaît, à part l'extraction possible d'un séquestre. L'immobilisation ne saurait être accusée d'entraîner des raideurs articulaires ultérieures, car une articulation ne s'ankylose, comme le fait observer le Pr Kirmisson, par l'immobilisation, que lorsqu'elle est malade. En outre, la nécessité d'assurer au doigt, dont les pièces squelettiques ont été plus ou moins gravement atteintes par l'acte chirurgical, une sécurité complète, me paraît recommander, d'une façon très nette, l'immobilisation après l'intervention et jusqu'à complète guérison, comme le dit M. Lannelongue. Ce sera le meilleur moyen d'éviter, dans une très réelle mesure, les déformations liées à une solidité insuffisante de la tige squelettique ménagée au cours de l'évidement (p. 156, 159).

Compression. — Elle peut s'allier utilement, nous venons de le voir, à l'immobilisation, que l'on emploie la simple gaine de Vigo, la planchette palmaire, ou même la gouttière plâtrée. Elle s'exerce sur la face dorsale du doigt ou de la main.

Ignipuncture. — M. le Pr Kirmission recommande l'ignipuncture profonde, faite à l'aide des pointes de thermocautère, qu'il a fait construire, à cet effet, de petit diamètre et longues.

D'autres procédés sont abandonnés, la tunellisation d'Ol-

(1) BARBARIN : Traitement du spina-ventosa, *La Clinique*, Paris, 1906, I, 420-422 5 figures.

lier (1), l'évidement et la cautérisation au thermo (2). Les pointes de feu superficielles sont, parfois encore, employées comme révulsif d'une efficacité aussi problématique que celle de la teinture d'iode en applications cutanées.

Méthode sclérogène. — Elle a été préconisée par Lannelongue. Mauclaire (3), l'a décrite dans sa thèse et on trouvera dans ce travail, de même que dans celui de Perlis (4) plusieurs observations se rapportant au spina-ventosa. M. Ménard a lui-même obtenu quelques résultats heureux de cette méthode dans des tuberculoses métatarso-tarsiennes.

Agents physiques. — L'Héliothérapie, la Photothérapie, la Radio- et la Radiumthérapie sont particulièrement intéressantes, lorsqu'il s'agit du traitement des tuberculoses externes. Ces moyens d'action apparaissent comme les adjuvants possibles des autres modes de traitement, dont nous disposions (5). Cette question est à l'étude encore.

2° Traitement des abcès non ouverts. — Il peut se faire que l'immobilisaiion et la compression, même rigoureusement appliquées dès le début des lésions, n'empêchent pas l'apparition d'un abcès. Dans ce cas, il faut éviter le plus possible de laisser cet abcès s'ouvrir spontanément. On le traitera, comme tout abcès froid, par les ponctions suivies ou non d'injections modificatrices, et souvent on obtiendra de cette façon la guérison du foyer ; il en sera ainsi, en particulier, dans les formes périostiques (obs. 22), et dans les cas sans séquestre volumineux.

(1) OLLIER : *Traité des résections*, t. II, p. 578.

(2) PHOCAS : Du spina-ventosa, son traitement, *Gaz. des hôp.*, Paris 1892.

(3) MAUCLAIRE : *Exposé de la méthode sclérogène*, p. 141. — Obs. se rapportant à des ostéites des petits os longs traitées ainsi, obs. 19, 21, 22, 23, 24, 25, 26, 27, 72, 132, 133, 134, 135.

(4) PERLIS : Th. Paris, 1893.

(5) ALLAIRE : *loc. cit.* — BELLEMANIÈRE : *Etude de la photothérapie dans l'adénite et l'arthrite tuberculeuses*, thèse de Paris, 1904. — REBOUL : Héliothérapie dans les affections chirurgicales tuberculeuses, *Congr. de la Tub.*, 1905. — REDARD : Radiothérapie dans les tumeurs blanches et dans les tuberculoses osseuses, *Congr. de la Tub.*, 1905 (hic, obs. d'amélioration de spina-ventosa des phalanges des orteils). — ROLLIER : Le traitement de la tuberculose chirurgicale à l'altitude, *Congr. de la Tub.*, 1905. — ID. Statistique de la cure d'altitude et d'héliothérapie, *Congr. de Physiothérapie*, Rome, 1907. — etc...

Ponction. — Je ne décrirai pas sa technique, qui est aujourd'hui bien établie. Un point est cependant à indiquer : il faut, avant d'entrer dans la cavité de l'abcès, faire parcourir à l'aiguille un trajet sous-cutané assez long; s'il s'agit d'un abcès de la face dorsale de la main, on fera entrer l'aiguille au niveau du bord opposé du métacarpe ; de même, pour les abcès des doigts, on enfoncera l'aiguille loin de la collection et on lui fera traverser une étendue suffisante de parties saines. Ces remarques ont une importance toute particulière ici, où l'abcès est très superficiel.

Injection modificatrice. — Gangolphe (1) se contente de la ponction et de l'évacuation. On a proposé de multiples substances modificatrices (2), dont nous retiendrons seulement: l'*Ether iodoformé*, à 10°/₀, et le *Thymol camphré* (3); à ce dernier, M. Ménard fait ajouter une partie égale d'éther sulfurique. Le naphtol camphré a donné des accidents qui n'ont pas été observés avec le thymol (4). Les quantités à injecter dans les abcès des spina-ventosa ne peuvent être que minimes ; les injections d'éther iodoformé, cependant, seront faites avec les précautions toujours indiquées dans l'emploi de cet agent.

3° **Traitement des abcès ouverts.** — Des soins d'asepsie parfaite devront entourer la fistule qui succède à l'ouverture de l'abcès; ce sera, dans les conditions les plus habituelles, le seul moyen d'empêcher, relativement au moins, la péné-

---

(1) GANGOLPHE : *Cong. de la Tub.*, 1905.
(2) VILLEMIN : *Bull. mensuel de Soc. Etud. scient. sur la Tub.*, n° 7, 1907.
(3) Camphre : 200.
   Thymol : 100.

M. Ménard emploie aussi, comme substance modificatrice, la solution suivante :

Iodoforme............................. 5 gr.
Ether .... 10 —
Gaïacol . ⎰
Créosote. ⎱ àà.................... 2 —
Huile d'olive stérilisée................ 100 cc.

(4) GUINARD : *Soc. de Chir.*, Paris, mai 1904. - RISACHER : *Thymol camphré*, Th. Paris, 1907.

tration dans le foyer, des germes associés (1). Les pansements aseptiques doivent être fréquemment renouvelés; il se produit, au-dessous de ces pansements, laissés plusieurs jours en place, une macération qui doit favoriser la culture des agents septiques. L'exposition des plaies à l'air et au soleil, pratiquée dans des milieux où cet air est à peu près pur de germes (Leysin, Berck, etc.), paraît donner des résultats appréciables. Une autre difficulté est de maintenir un pansement efficace sur la main de l'enfant; à ce point de vue encore, l'immobilisation peut devenir une ressource utile.

Ces soins s'adressant à la période de suppuration des lésions, peuvent ne pas amener la guérison du foyer; la présence de certaines conditions anatomiques peut en être l'explication qui relève, d'autres fois, de la seule résistance du foyer ou de la déchéance de l'organisme, sous l'influence, souvent, de grosses localisations tuberculeuses (obs. 34, 37).

b).— Acte chirurgical.

On désigne parfois sous ce nom, une intervention essentiellement anti-chirurgicale, le curettage, dans laquelle l'introduction d'un instrument tranchant à travers une fistule à peine agrandie, expose à créer, opératoirement, les lésions que nous avons vues à l'origine des difformités des doigts. Ces actes aveugles sont définitivement condamnables.

Je ne crois pas, étant donné que les lésions guérissent souvent sans intervention, par les soins que nous avons décrits, et que les résultats ainsi obtenus sont meilleurs que tous les résultats opératoires, que l'on soit autorisé à proposer, contre le spina-ventosa, une intervention précoce.

---

(1) Halbron (*Tuberculose et infections associées*, Th. Paris, 1906, p. 31), cite les recherches de Petroff (Infection mixte dans la tuberculose chirurgicale, *Ann. Inst. Pasteur*, 1904, tome XVIII, p. 502). Les résultats de Hoffa, Garé, Lannelongue et Achard avaient été contredits par ceux de Von Brunn. Petroff a trouvé sur: *Abcès ouverts*, 44 cas : 41 cultures positives (staphylocoques, 23 ; streptocoques, 18 ; bacilles pseudo-diphtériques, 8 ; bacilles pyocianiques, 4, etc...) ; *Abcès fermés*, 57 cas: 49 cultures stériles ; sur les 8 cas positifs, il s'agissait de staphylocoques blancs, streptocoques, microcoques non virulents.

Chalot (1), de Toulouse, partant de l'idée que la guérison est
moins fréquente que l'ulcération, pratique l'évidement très
tôt, avant l'abcès.

Un autre argument, essentiel aussi, doit intervenir ici : la
gravité de la déformation succèdant à une telle intervention
qui supprime la diaphyse d'une pièce osseuse, sans rétablir,
entre les extrémités articulaires de l'os, l'équivalent du corps
osseux.

Il en est ainsi dans les interventions précoces, dans lesquelles la gaine ostéo-périostique n'a pas eu le temps d'ac-
quérir une solidité suffisante pour jouer le rôle, après évidement de l'os, de tige squelettique solide.

Résection sous-périostée. — On peut lui adresser au maximum le reproche d'entraîner des déformations graves des
doigts, parmi lesquelles le doigt plus court, par affaissement
du périoste de la phalange, n'est que la difformité la moins
grave, le doigt ballant pouvant être souvent la conséquence
d'une résection. Ollier lui-même (2) n'a pas conseillé cette
opération pour les ostéites tuberculeuses; il dit, au contraire : « Les indications des vraies résections sont très
rares; on a d'ailleurs, par les opérations économiques (abra-
sion, tunellisation), des *résultats orthopédiques meilleurs
dans les phalangites de l'enfance, que par de véritables résections.* »

Goetz (3) donne une observation d'évidement sous-périosté.
Brezzi (4) en rapporte lui aussi des exemples, et Roussel
(5) publie plusieurs observations venant également du service de M. Lannelongue. La résection, si l'on veut bien,
accordant à ce terme sa signification précise, ne pas la con-

---

(1) Thèse de VALETTE. — Chalot se sert d'instruments petits, construits pour cet
usage. « On creuse l'os en nacelle dans laquelle on met de la glycérine ou de la gaze
iodoformée; pas de suture » Chalot a obtenu un cas de guérison après bourrage
de la cavité avec des éponges aseptiques. — La statistique rapportée par Valette
porte sur 11 évidements, ayant donné 7 guérisons complètes, avec conservation
des fonctions.

(2) OLLIER : in *Traité des Résections*, t. II, p. 578.

(3) GOETZ : in thèse, p. 93, obs. IV : Spina-ventosa ulcéré de la 1re phalange du
médius gauche, *évidement* sous-périosté.

(4) BREZZI : in thèse, obs. X, XII, XV, XIX (métacarpiens), XI, XIII, XVII, XVIII,
XXIV (phalanges 1), IX, XIV (phalanges 2).

(5) ROUSSEL : in thèse, obs. XVII, XVIII, XIX, XX.

fondre avec un évidement plus ou moins complet, est passible de la condamnation que l'on doit porter contre toutes les interventions pouvant laisser après elles une solution de continuité d'une pièce osseuse des doigts (1). Nous verrons plus loin les moyens proposés pour remédier aux conséquences d'une telle lésion.

Evidement (p. 101, 106). — Ses indications (2) sont celles de l'acte chirurgical lui-même; ainsi posé il doit être pratiqué suivant des règles précises et absolues. Son principe est en accord avec la nécessité (3) d'arrêter les progrès du foyer qui menace le doigt d'une des lésions graves que nous avons vues; il est en accord aussi avec la nécessité formelle, de ne pas interrompre la continuité de la pièce squelettique de ce doigt. Or, nous avons dit que l'os lui-même est le plus souvent compromis dans le spina-ventosa; à sa surface s'est formée une coque, d'abord périostique, puis ossifiée, parfois volumineuse, qui, étendue d'une extrémité osseuse à l'autre, joue le rôle de corps diaphysaire, tant que sa solidité est suffisante.

Cette coque, en effet, se trouve envahie pour son compte, de dedans en dehors, par les lésions bacillaires qui ont détruit le tissu osseux; elle fait de l'ostéite raréfiante (p. 93).

L'évidement doit ainsi avoir un double but : ouvrir cette coque et détruire le foyer tuberculeux, en supprimant, le plus complètement possible, les éléments malades, non seulement de l'os lui-même, mais encore de la coque ostéo-périostique qui peut-être envahie; respecter la continuité du squelette.

A cet effet, il comporte, après un *curettage minutieux* du

(1) L'extension proposée par Ollier pour lutter contre la rétraction de l'enveloppe périostique, les tractions recommandées par ceux qui ont pratiqué la résection, ne peuvent avoir une réelle efficacité contre la déformation du doigt.

(2) M. Ménard écrit : « On prévient ces désordres par une intervention, qui devient indiquée dès que la période de réparation se fait attendre plus de trois ou quatre mois après la fistulisation. »

(3) M. Ménard fait encore très justement observer que les conditions anatomiques dans lesquelles se trouve un spina-ventosa arrivé à ce degré des lésions, sont très défavorables pour la réalisation de la guérison spontanée. On se trouve en présence d'une cavité, souvent importante, pleine de fongosités, qui ne peut se combler par l'activité de ses parois, dont les couches périostiques nouvelles se déposent à la surface extérieure *(Tub. infantile* extrait, p. 21).

foyer intra-périostique, une résection de la coque, dans toute
la mesure où le permettra la conservation d'une tige *solide*
inter-épiphysaire, en laissant un foyer largement ouvert.

a) **Opération. Technique.** — Nous avons déjà décrit l'o-
pération (obs. 25, 153), telle que la pratique M. Ménard. Elle
se compose de plusieurs temps :

Premier temps : *Incision des parties molles. Mise à découvert de la gaine d'hyperostose.* — Incision dorsale pour un
métacarpien ou un métatarsien, latérale pour une phalange,
s'étendant d'une extrémité à l'autre de la pièce osseuse, et
permettant ainsi de voir largement dans le champ de l'opération. On aura choisi de préférence, pour l'incision, la ligne
passant par la fistule (1), dans laquelle on a préalablement introduit une sonde cannelée. On incisera successivement, en
évitant les tendons extenseurs, jusqu'à la gaine ; on a pu,
dans ce trajet, ménager soit l'artère, soit le nerf collatéral.
Le suintement est arrêté à l'aide d'une compresse introduite dans la plaie et faisant tampon ; ce moyen remplace
avantageusement, pour l'hémostase définitive, l'emploi de la
bande d'Esmarch (M. Ménard). — On reconnaît alors, à la surface de la gaine, l'orifice dans lequel est, le plus souvent, en-
gagée la sonde qui a suivi le trajet fistuleux. Par cet orifice
sortent souvent des fongosités établissant la continuité entre
les foyers extra-et intra-osseux. Les parties molles avoisinantes sont plus ou moins infiltrées. — On apprécie dès ce
moment la solidité de la gaine qui, au pourtour de la trépanation peut être déchiquetée et mince, plus ou moins solide
sur ses autres points. Sa coloration est d'un blanc jaunâtre.
Elle est lisse ou irrégulière suivant l'âge de la lésion.

Deuxième temps : *Ouverture de la gaine et évacuation de
son contenu.* — On agrandit alors l'orifice de trépanation (2) ;

---

(1) Cette précaution permettra d'atteindre beaucoup plus rapidement la pièce
osseuse, en l'abordant par la zone sur laquelle siège la trépanation.

(2) M. Ménard se sert, pour attaquer l'os, d'un instrument approprié à son volume. C'est une curette analogue, par sa forme et ses dimensions, à celle qu'on
emploie dans le curettage du lupus, mais beaucoup plus résistante. Avec elle, on
ouvre seulement une des faces de l'os, qui se trouve transformé en une gouttière
étroite, profonde et longue. « En procédant avec douceur, et par petits coups, j'évite
l'éclatement et les fractures des petites phalanges des jeunes enfants qui, parfois
réduites à la couche d'hyperostose, sont peu résistantes. » (*Ibid*, p. 32.)

s'il existe un séquestre, on le reconnaît *sans chercher à l'extraire* avant d'avoir assez largement ouvert la gaine ; tout effort pourrait provoquer sa solution de continuité. Pour commencer la résection de celle-ci avec moins de difficulté, M. Ménard a fait construire une pince coupante, petite, à mords étroits, qui permet d'entamer progressivement les bords de la trépanation. Une fois le contenu mis à découvert, par une *large ouverture*, on extrait facilement le séquestre quel que soit son volume ; de petits séquestres parcellaires peuvent être perdus au milieu des fongosités que ramène la curette.

Après avoir évacué ainsi le contenu de la gaine dont la paroi supérieure (1) a été réséquée, on se trouve en présence d'une *nacelle* dont les parois latérales et inférieure sont constituées par les parois correspondantes de la gaine, et dont les extrémités répondent, l'une au cartilage de conjugaison, l'autre à l'extrémité opposée de la diaphyse ; à chacune de ces extrémités est située une cavité articulaire. Il ne faut alors agir avec la curette que sous le contrôle de la vue ; on doit également respecter les deux extrémités de la nacelle qu'il s'agit de débarrasser de toutes ses fongosités ; il est d'un intérêt important de ne pas laisser de tissu tuberculeux, mais à aucun prix aussi, il ne faut entamer soit le cartilage actif, soit le cartilage diarthrodial de l'autre extrémité osseuse (1). A la fin de ce 2ᵉ temps, on doit avoir complètement nettoyé la petite cavité intra-périostique.

Troisième temps : *Résection des bords de la gaine.* — On continue alors la résection des bords ostéo-périostiques, jusqu'à ne laisser de la gaine que la partie répondant environ à son quart antérieur ou latéral. Cette portion, légèrement concave transversalement, doit être soigneusement ména-

---

(1) Dans cette description, je suppose le doigt reposant sur la table par une de ses faces latérales (phalange), ou la main par sa face palmaire (métacarpien).

(2) On peut n'être pas conduit jusqu'à ces cartilages qui restent protégés par du tissu spongieux non envahi. « Lorsqu'il n'y a pas de séquestre, écrit M. Ménard, et que le corps diaphysaire est adhérent à la couche d'hyperostose, on rencontre souvent un tissu osseux résistant, pâle, de mauvais aspect ; c'est le tissu de la diaphyse, malade elle-même ; il faut enlever patiemment, par petites couches, tout ce qui paraît suspect. »

gée. Il est utile que toute sa couche profonde, *pénétrée par
les fongosités*, ait été soigneusement enlevée préalablement
avec la curette, cette couche pouvant être l'origine de récidives.

Toute l'attention doit porter sur l'intégrité de cette tige
ostéo-périostique, qu'on laissera d'ailleurs plus ou moins
large, suivant son épaisseur et sa solidité.

QUATRIÈME TEMPS : *Bourrage de la cavité ainsi créée.* —
Après ou non un lavage au chlorure de zinc au 10°, on s'assure de l'hémostase des parties molles, et on introduit dans
la cavité, au fond de laquelle est la tige ostéo-périostique devant jouer le rôle de tige squelettique, de la gaze stérilisée.

On laisse la plaie largement ouverte, avec, au besoin, un
point de suture à chacune de ses extrémités.

Pansement légèrement compressif, maintenant le doigt en
extension parfaite et l'immobilisant.

*b) **Suites opératoires**.* — Le premier pansement n'est enlevé qu'après 8 ou 10 jours. On le remplace alors par une
nouvelle mèche, introduite comme la première dans la cavité
opératoire, et destinée à empêcher la cicatrisation trop rapide
de ses bords. Il y a avantage à ce qu'elle se comble de la
profondeur vers la surface.

La cicatrisation se fait en général en un ou deux mois. Il
subsiste une infiltration des parties molles qui disparaît
ultérieurement.

*c) **Résultats**.* — Ce procédé opératoire donne de bons résultats, quand il est soigneusement appliqué ; nous verrons
plus loin les incidents qui peuvent altérer la marche régulière de la guérison.

Obs. 176. — *Évidements. Bons résultats.* — Ma.. Marcel, 13 ans, à
Berck, le 15 octobre 1909.

EXAMEN A L'ARRIVÉE. — Spina-ventosa du 1er métacarpien droit, non
fistuleux. Spina-ventosa de la 1re phalange du médius droit, fistuleux.
Spina-ventosa de la 1re phalange du pouce gauche ; ostéite localisée à
l'extrémité de la phalange, fistuleuse.—Vieille cicatrice de la partie interne du coude gauche. Cicatrices de gommes sur la jambe droite, face
interne. Cicatrice adhérente dans la fosse sus-épineuse droite.

30 *Octobre* : Ponction de l'abcès qui siège au niveau du 1er métacarpien droit ; quelques gouttes de pus. Injection d'éther iodoformé .

RADIOGRAPHIE, *le 2 novembre* 1909. — *Main droite.* — 1er *métacarpien :* Lésions nettement diaphysaires ; ligne dia-épiphysaire respectée ; légère ossification sur sa partie externe. Longueur 42 millimètres pour 40 à droite. Largeur 15 millimètres pour 10 millimètres à droite. Articulations saines. Réaction périostique marquée. — 1re *phalange du médius :* Lésions étendues à toute la partie supérieure de la diaphyse, *depuis la zone dia-épiphysaire* qui est ossifiée, jusqu'à l'extrémité inférieure, à l'union de cet extrémité avec le corps diaphysaire. Sur toute cette zone, large tache claire et séquestre. La réaction périostique paraît avancée, taches sombres. Longueur dia-épiphysaire : 43 millimètres pour 40 à gauche. Les articulations sont saines.

Main gauche : La 1re phalange du pouce est atteinte dans son tiers inférieur ; tache claire, réaction périostique avancée ; pas d'envahissement articulaire.

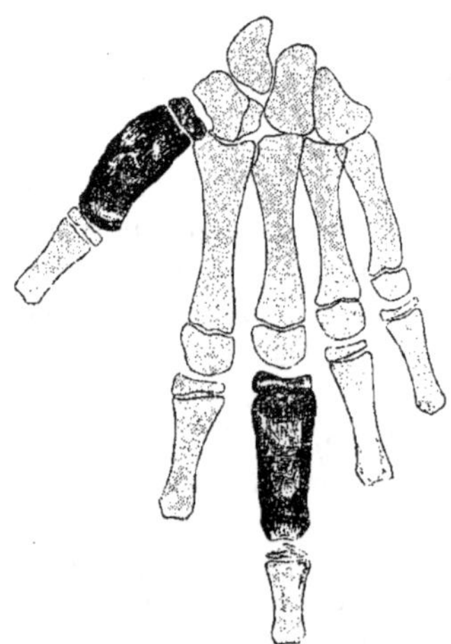

Fig. 63. — Radiographie, (main droite), du 2 novembre 1909, avant l'évidement (Obs. 176.) 2/5 grand. nature.

INTERVENTION, *le 29 novembre* 1909. — 1° Évidement suivant la technique décrite, du 1er métacarpien droit ; gaine d'hyperostose bien ossifiée, pas de séquestre, large brèche et pansement à plat. — 2° Évidement de la 1re phalange du médius droit, séquestre diaphysaire. Gaine épaisse et ossifiée, large brèche. — 3° Évidement de la 1re phalange du pouce. Les lésions vont très loin en avant et menacent le cartilage diarthrodial, pas de séquestre. Pansement à plat comme pour les deux précédents.

EXAMEN CLINIQUE, *le 7 septembre* 1910. — Excellent état général, pas de bacillose viscérale, traces de lésions bacillaires anciennes de la peau. Ganglions carotidiens et sous-maxillaires bilatéraux.

Main droite. — *Médius.* 1re *phalange* : Sur sa face interne, cicatrice de 2 centimètres 1/2, adhérant à l'os, peu déprimée. Au centre, trace de fistule récemment fermée. La face correspondante du doigt est à peine déformée ; la phalange présente une dépression longitudinale. *Mouvements* : sont tous conservés mais un peu gênés encore par la raideur consécutive à la longue immobilisation du doigt. Le médius droit, de l'articulation métacarpo-phalangienne à son extrémité à 3 millimètres de plus que le gauche. — *Pouce.* 1er *métacarpien* sur sa face dorsale cicatrice de 3 centimètres adhérente à l'os, qui est gros transversalement ; sur sa face postérieure dépression en gouttière ; pas notablement déformé. Le pouce droit a 9 millimètres de plus que le gauche, qui se répartissent : 5 millimètres pour le métacarpien et 4 millimètres pour la 1re phalange. *Mouvements* normaux.

Ganglion sus-épitrochléen.

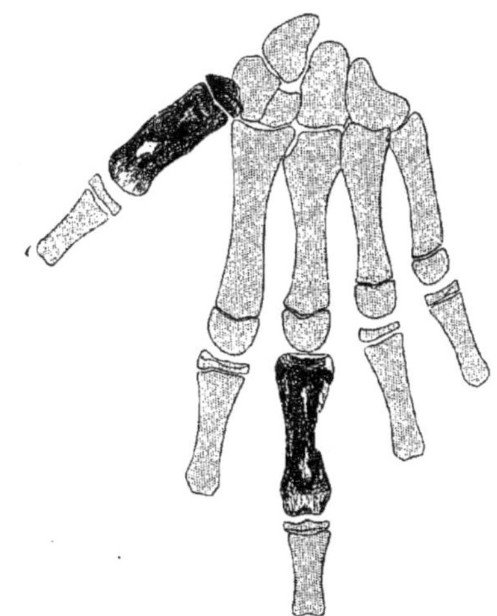

Main gauche. — Sur la face externe de la 1re phalange du pouce, cicatrice adhérente, avec fistule fermée. La phalange excavée sur son bord interne est légèrement déformée ; *l'articulation* inter-phalangienne est intacte, sauf un peu de raideur due à l'immobilisation.

Cicatrice de ganglion sus-épitrochléen suppuré.

RADIOGRAPHIE, *le* 19 *juillet* 1910. — 8 mois et demi environ après l'intervention. — *Main droite*. — 1er *métacarpien* : Sur sa diaphyse, perte de substance laissant, autour d'elle, la base de la diaphyse en haut, la tête métacarpienne en bas, et, en dedans et en dehors, deux bandes de tissu ostéo-périostique, devenues riches en sels calcaires (sombres sur la radiographie). — Véritable aspect cicatriciel de l'os. — 1re *phalange du médius :* Perte de substance encore très large, la phalange n'est plus représentée que par la partie antéro-externe de sa diaphyse, constituant un moyen d'union entre les deux extrémités qui sont intactes. C'est l'aspect schématique presque, de ce que doit réaliser l'intervention. Ossification marquée de la partie restante et commencement de réunion des bords l'un à l'autre.

Obs. 177. — *Evidement. Bon résultat.* — A... René, 6 ans, à son arrivée à Berck, le 16 mars 1910.

EXAMEN A L'ARRIVÉE. — Spina-ventosa de la 1re phalange du pouce droit. Spina-ventosa de la 1re phalange du 3e orteil droit. — Adénites cervicales fistuleuses. Gommes de la face dorsale du poignet gauche. Gomme de la face interne de la cuisse droite.

RADIOGRAPHIE, *le* 21 *mars* 1910. — *Main droite :* La 1re phalange du pouce est volumineuse. La diaphyse est recouverte d'une couche d'hyperostose qui paraît ossifiée. La zone dia-épiphysaire est atteinte. Le point épiphysaire n'est pas envahi et l'articulation métacarpo-phalangienne est saine, mais menacée. Les lésions sont moins marquées vers l'extrémité inférieure de la phalange. L'inter-phalangienne est saine. Longueur : 17 millimètres à droite pour 19 millimètres à gauche. — *Pied droit :* La 1re phalange du 3e orteil est grosse, infiltrée dans sa totalité. La gaine d'hyperostose est bien marquée. La zone dia-épiphysaire est peu nette, les articulations sont saines.

TRAITEMENT. — Ponctions répétées des ganglions. — 23 *avril* 1910 : *apparition d'un mal de Pott dorso-lombaire.* Ostéite du temporal.

25 *juillet* : Evidement du temporal. *Evidement du spina-ventosa de la phalange du pouce.* Evidement du tiers inférieur du radius droit, petit séquestre.

15 *août* : Apparition d'un abcès froid sur la face dorsale de l'avant-bras droit, ponctions et thymol.

EXAMEN CLINIQUE, *le* 30 *août* 1910. — *Pouce :* La plaie de l'opération est complètement cicatrisée ; les mouvements sont tous conservés. Le pouce reste gros et infiltré au niveau de sa 1re phalange. Ulcération sur face dorsale de l'avant-bras répondant à l'abcès apparu le 15 août. Ganglion susépitrochléen. — 3e *orteil droit.* Sur la face dorsale de la 1re phalange, une ulcération s'est formée. La phalange est augmentée de volume. Ses articulations sont saines. N'a pas été opéré.

Obs. 178. — F... Robert, 4 ans, à Berck le 15 octobre 1909.

EXAMEN A L'ARRIVÉE. — *Spina-ventosa du 5ᵉ métacarpien droit fistuleux.* — Ganglions cervicaux.

RADIOGRAPHIE, *le* 11 *décembre* 1909. — Le 5ᵉ métacarpien droit est atteint dans la totalité de sa diaphyse qui est augmentée de volume ; il a 27 millimètres de long, pour 25 millimètres à gauche. La réaction périostique est très nettement limitée à la diaphyse. Les articulations sont saines.

INTERVENTION, *le* 4 *juillet* 1910. — Evidement du métacarpien de la main droite.

EXAMEN CLINIQUE, *le* 31 *août* 1910. — *Main droite* : Cicatrice sur la face dorsale du 5ᵉ qui est encore entouré d'une infiltration marqué des parties molles. Les téguments cicatrisés redeviennent souples et mobiles. Les articulations sont mobiles. Le doigt a quelques millimètres de plus que son homologue de gauche.

Plusieurs incidents peuvent se produire :

1° *Les déviations et déformations* du doigt. Lorsque l'évidement a été fait suivant les règles que nous avons énoncées, c'est-à-dire sans solution de continuité de la gaine ostéopériostique, et sans envahissement articulaire, elles peuvent être liées à deux causes.

Un défaut d'immobilisation suffisante du doigt : la meilleure mesure contre ce danger, dû à la cause suivante, doit être l'immobilisation telle que nous l'avons vue réalisable.

Une insuffisante solidité de la gaine : dans ce cas les choses se passent comme si l'on avait fait une résection sous-périostée ; l'observation qui suit en est un exemple ; elle a trait à une opération faite tardivement, la gaine étant partiellement détruite :

Obs. 179. — *Gaine ostéo-périostique mal développée, puis très envahie. Mauvais résultat de l'évidement.* — F... 4 ans, à son arrivée à Berck, le 8 avril 1908.

EXAMEN A L'ARRIVÉE. — Spina-ventosa fistuleux du 1ᵉʳ métacarpien droit. Ostéite du radius droit guérie. Gomme tuberculeuse de l'avant-bras droit.

1ʳᵉ RADIOGRAPHIE, *en août* 1908. — Augmentation de volume du 1ᵉʳ *métacarpien*. Sur la partie moyenne de cet os dont la réaction périostique *est minime,* tache claire de décalcification. Longueur dia-épiphysaire : 28 *millimètres à droite,* 23 *millimètres à gauche.* — 1ʳᵉ *phalange* : 19 millimètres à droite, 18 à gauche. Les points épiphysaires sont mieux marqués à droite.

Décembre 1908 : Varicelle.

18 *février* 1909 : Abcès de la face postérieure de l'avant-bras ; ponctions renouvelées.

2° RADIOGRAPHIE, *le* 29 *décembre* 1909. — *Main droite* : Le 1er métacarpien est atteint dans toute son étendue ; vers la partie moyenne de sa diaphyse tache de décalcification, répondant à une perte de substance de la gaine. Celle-ci paraît peu épaisse et très envahie. *Longueur* : 30 millimètres et demi à droite et 25 millimètres à gauche. La zone dia-épiphysaire a presque complètement disparu par soudure. Les articulations sont saines. — La 1re *Phalange* a 19 millimètres et demi à droite et 18 et demi à gauche. — Tous ces documents rapprochés deviennent intéressants, en montrant que les lésions se sont accentuées du mois d'août 1908 au mois de décembre 1909. La coque périostique a subi une trépanation étendue, et elle a été en partie détruite. De plus, on voit que les pièces squelettiques du pouce ont subi un allongement, qui n'est pas le même sur chacune d'elles ; les pièces saines ont allongé de 1 millimètre pour la phalange 1, et de 2 millimètres pour le 1er métacarpien gauche ; au contraire l'os malade a allongé de 2 millimètres et demi et l'écart entre les deux métacarpiens homologues s'est accru d'un demi millimètre.

31 *janvier* 1910. — *Évidement du 1er métacarpien, mauvaise gaine périostique.* Curettage de gommes de l'avant-bras.

3° RADIOGRAPHIE, *le* 16 *septembre* 1910. — Elle témoigne des transformations complètes des lésions. — Le métacarpien, entièrement détruit, écrasé sur lui-même, n'est plus représenté que par une zone grise. — La 1re phalange se met par sa base en rapport avec ces débris ostéo-périostiques, elle est en abduction, à angle droit sur l'axe de la main et paraît envahie par sa base. — Entre les radiographies 2e et 3e se place l'intervention du 31 janvier, et l'isolement de l'enfant qui a eu la coqueluche. On avait constaté, au cours de l'intervention, que la réaction périostique était peu active, que la gaine offrait une mauvaise solidité.

EXAMEN CLINIQUE, *le* 1er *octobre* 1910. — État général bon, rien de viscéral. Ganglions carotidiens et sous-maxillaires. Cicatrices de gommes sur les deux faces de l'avant-bras droit. — *Main droite* : Le pouce est considérablement épaissi. Sa base se perd dans un empâtement qui remonte sur la face dorsale de la main, *suit les tendons extenseurs*, et gagne la face dorsale du poignet. Il descend de même à la face palmaire et occupe toute la région thénarienne. Sur la face postérieure du 1er métacarpien, une large ulcération a tous les caractères des envahissements bacillaires de la peau. Des bourgeons en occupent le fond et, par la fistule, du pus séreux s'écoule. Le 1er métacarpien a disparu, *le doigt serait ballant si n'était le gros empâtement qui infiltre les tissus.* Tout mouvement spontané du pouce est impossible.

Unger a fait, très justement d'ailleurs, remarquer que le résultat morphologique et fonctionnel du membre dépend de l'état des lésions auxquelles s'est adressée l'intervention, et *de la conservation d'une lamelle osseuse servant de soutien à l'os de nouvelle formation*. Les 39 interventions qu'il pratiqua sur 35 malades lui donnèrent les résultats énoncés dans le tableau suivant :

	Bonne guérison	Raccourcissement.	Immobilité.	Raccourcissement et immobilité
Nombre d'opérations. . .	29	6	1	3
Récidives.	5	2	2	1

Unger rattache le nombre important des cas où les résultats furent peu satisfaisants, au degré des lésions qui étaient fistuleuses au moment de l'opération.

2° *La non cicatrisation de la plaie* et la continuation de l'activité du foyer. Unger, dans sa statistique qui porte sur 51 malades, dont 35 furent opérés par évidement, donne 26 guérisons complètes en quelques semaines. Chez neuf malades il y eut récidive du foyer tuberculeux; cette récidive se fit chez un 4 fois, chez deux autres 2 fois, chez six autres 1 fois. Dans le tableau suivant, Unger rapproche les conditions dans lesquelles se trouvaient les malades, des résultats obtenus :

NOMBRE DE CAS OPÉRÉS 35	ASPECT AVANT L'INTERVENTION			
	de la partie malade		de l'enfant	
	sans fistule	avec fistules	vigoureux	chétif
Opérations	24	11	22	13
Sans récidive	22	1	17	9
Avec 1 — . . . . , .	2	4	3	3
Avec 2 —		4	1	1
Avec 4 —		2	1	

Il apparaît de ce tableau, que les cas sans fistule ont donné lieu beaucoup plus rarement à une récidive que les cas fistuleux. Je ne crois pas, cependant, que l'on doive conclure de ces chiffres de Unger à l'intervention avant la période de fistulisation des abcès. Ce qui importe au plus haut point, c'est, d'une part, l'absence de lésion grave (1), et, d'autre part, l'état *de nettoyage parfait dans lequel l'acte chirurgical laisse le foyer*. La source des récidives se trouve dans les lésions des parties molles et dans la pénétration de la gaine par le processus tuberculeux. C'est contre ces deux points de départ que l'on devra se mettre en garde. Il ne faut pas oublier que si les retouches ne s'adressant qu'aux parois molles du foyer, peuvent être rapidement suivies de cicatrisation, les grattages ont le plus déplorable effet sur l'avenir du doigt. On devra donc s'efforcer d'être, dès la première intervention, complet.

3° Il faut enfin considérer comme de véritables accidents, les fractures de la tige ostéo-périostique et les envahissements articulaires ; ils compromettent le doigt (2) et le mettent dans les conditions où se trouvent les doigts sur lesquels les dégâts sont, le plus souvent, devenus irréparables du fait du degré avancé des lésions.

Plombage des Os et Ostéoplasties. — Le plombage peut s'associer à l'évidement que nous venons de décrire ; les ostéoplasties apparaissent comme des opérations que l'on pourra opposer aux dégâts considérables, comme un dernier espoir avant l'intervention radicale qui doit être l'extrême ressource.

Plombage. — Il a pour but proposé de combler une cavité pratiquée dans une pièce osseuse ; on lui a accordé une action d'excitation sur l'activité du périoste, et même du

---

(1) Il est bien évident que je n'envisage ici que le cas où l'on assiste à l'évolution du spina-ventosa : si l'on se trouve en présence de lésions graves, il n'y aura plus lieu de s'adresser à l'évidement, p. 275.

(2) Les observations dans lesquelles est notée une désarticulation d'un doigt, établissent la cause de cette désarticulation, due, dans la très grande majorité des cas, à un envahissement articulaire.

cartilage actif, pouvant ainsi diminuer le raccourcissement qui succéderait souvent à l'intervention. (Bérard).

Parmi les observations rapportées, dans son travail (1), par Mosetig-Moorhof, il s'agissait cinq fois d'un métacarpien, deux fois de phalanges, une fois de métatarsien ; pas d'insuccès.

Bérard et Thévenot (2) décrivent longuement un cas où cette méthode fut appliquée à un 3ᵉ métacarpien, et que l'on retrouve dans la thèse de Renaud (3). A cette observation sont jointes deux radiographies ; sur la première, le mélange apparaît, ayant fusé hors du foyer évidé ; sur la 2ᵉ radiographie, faite 10 mois plus tard, le mélange a disparu, mais, point intéressant : la consolidation osseuse ne s'est pas encore faite, et le métacarpien est plus court d'environ 1 centimètre ; on voit réalisé, sur la 2ᵉ radiographie, un type parfait de doigt rentrant (Pl. II, fig. 3).

Vignard (4), Nové-Josserand (5), ont précisé les règles de la technique du plombage ; deux points surtout paraissent essentiels : le nettoyage parfait de la cavité d'évidement, et son assèchement également parfait. Au cours de la discussion qui eut lieu à l'occasion de la communication de Nové-Josserand (12 mars 1908), Gangolphe insista sur les avantages du mélange comme soutien de la coque périostique ; il émit, lui aussi, l'opinion que la présence du plombage pouvait réveiller l'activité du cartilage de conjugaison et atténuer le raccourcissement.

Vignard (6), le 7 mai 1908, présente un petit malade de 9 ans, porteur d'une ostéo-arthrite de la 1ʳᵉ avec la 2ᵉ phalange qu'il avait soigné ainsi : curettage de la lésion, plom-

(1) Mosetig-Moorhof : Die Iodoform-Knochenplombe, *Centralbl. für Chirurgie,* 18 avril 1903.
Le mélange est constitué de : Iodoforme........   60.
                 Huile de Sésame.. ⎱ ââ 40.
                 Blanc de baleine.. ⎰
(2) Bérard et Thévenot : *Rev. d'Orthopédie,* 1904, p. 325.
(3) Renaud, in thèse de Lyon, 1904, Obs. I.
(4) Vignard : *Soc. Chir. de Lyon,* 30 janvier 1908.
(5) Nové-Josserand : Spina-ventosa du 1ᵉʳ métatarsien, évidement et remplissage avec le mélange de Mosetig. *Soc. Chir. de Lyon,* 12 mars 1908. — *Lyon médical,* 1908.
(6) Vignard : *Soc. Chir. de Lyon,* 7 mai 1908.

bage sans occlusion ; le plombage s'était éliminé, mais la cicatrisation s'était faite en six semaines. Chez un autre petit malade de 6 ans, dont les parties molles ne sont pas envahies (gros spina-ventosa avec fistule de la 1re phalange de l'index), évidement, plombage, suture qui fut enlevée 15 jours après. Vignard conclut que le spina-ventosa non infecté paraît être une des meilleures et des plus fréquentes applications du plombage. Cette conclusion est la même que celle de Nové-Josserand : « J'ai aussi utilisé le mélange de Mosetig pour conserver la forme et la longueur du doigt dans des cas de spina-ventosa des phalanges, obligeant à faire une résection totale ou partielle de toute l'épaisseur de la diaphyse ; il faut, dans ce cas, faire, en outre, de la traction continue sur l'extrémité du doigt, et l'on peut obtenir ainsi la guérison sans déformation. » Bérard dit que dans le cas de tuberculose, il faut s'attendre à une légère élimination du mélange ; il ajoute qu'au point de vue esthétique il eut, dans deux cas opérés par lui, un résultat excellent, une fois peu de raccourcissement, une fois pas du tout.

Il semble résulter de ces faits, la limitation très nette du rôle du mélange de Mosetig à celui d'élément de remplissage, auquel on peut demander de combler des cavités, mais auquel on ne peut pas demander de résister à la déformation qui succède à une destruction trop étendue de la gaine ostéo-périostique. La figure de Bérard et Thévenot, les tractions invoquées par Nové-Josserand, sont la démonstration de cette insuffisance du mélange, alors même qu'il est toléré et lentement résorbé. Dans certains cas il est éliminé (1).

Ostéoplasties — Longtemps avant le procédé de Mosetig, on avait cherché à remédier aux pertes de substance qu'éprouvent les pièces osseuses. On peut diviser ces ostéoplasties, dont l'application aux lésions destructives du spina-

---

(1) Rendu, dans une thèse récente, a rapporté les résultats obtenus par Nové-Josserand. Sur 34 interventions pour spina-ventosa, on a fait 24 évidements, 7 résections partielles, 3 résections totales. Chez 3 malades, il y a eu récidive et nouvelle intervention ; dans deux cas, il y a eu ankylose et, dans trois autres, raideur articulaire.

ventosa fut particulièrement étudiée, en deux groupes, suivant que l'on fait, dans l'un, usage d'un corps mort, servant mécaniquement de tige rigide autour de laquelle se refait l'os primitif, au moyen de son périoste; ou que, dans l'autre, on demande au transplant de contribuer à la reconstitution de la pièce osseuse.

PREMIER GROUPE. — Glück (1) eut, le premier, l'idée de faire usage de tiges d'ivoire, qu'il enfonçait dans les restes osseux qui se trouvaient ainsi maintenus dans certains rapports désirables. Kümmel(2) employa, dans plusieurs cas d'ostéites tuberculeuses, les morceaux d'os décalcifié, utilisés aussi pour diverses réparations osseuses, par Senn, Mackie (3), Le Dentu (4).

Parmi les observations de Kümmel, deux se rapportent au 1er métacarpien; l'acte opératoire s'y trouve ainsi décrit:

L'os mis a nu est complètement carié. Il est entièrement enlevé, avec le périoste, les parties molles, les muscles voisins; la peau amincie et malade est enlevée. Implantation d'un morceau d'os rond, décalcifié (5) formant un noyau de même grandeur que le métacarpien, terminé par deux pointes qui sont enfoncées dans les cartilages articulaires de l'os, supérieur et inférieur.

Au 1er pansement, suppuration de la plaie. Les sutures sont enlevées, l'os est retiré, et la cavité remplie de gaze iodoformée.

Quand la plaie bourgeonne bien, on la curette et on remet l'os à nouveau. Quatorze jours après, le pansement est enlevé; les sutures ont pris. Une petite fistule se forme les jours suivants; elle guérit complètement. Un petit abcès apparu près de la cicatrice s'ouvre, puis la guérison est obtenue.

<hr>

(1) GLÜCK : *Berliner klin. Woch.*, 1890. Spina-ventosa du pouce, chez une petite fille de 3 ans 1/2; os carié remplacé par un morceau d'ivoire. — Spina-ventosa de la 1re phalange de l'index. Os remplacé par une tige d'ivoire.

(2) KUMMEL: *Deutsche medizin. Woch.* Leipzig, 1891.

(3) MACKIE : *Med. News.* Philad, 1890, LVII, 202-210.

(4) LE DENTU : in thèse BUSCARLET, 1891-92, n° 4.

(5) Décalcification de l'os : L'os privé de son périoste est mis dans une solution d'acide chlorhydrique à 10 °/₀, où on le laisse pendant huit jours en changeant le liquide chaque jour. On le lave ensuite à la potasse et on le conserve dans l'éther iodoformé. Avant de l'employer, le laver avec une solution faible de sublimé. Richard (in Keramgyader), curette la cavité osseuse avec soin, la lave au sublimé, puis avec une solution faible d'iode ou de chlorure de zinc, enfin la saupoudre d'iodoforme. Il ne faut conserver que le périoste sain; on introduit l'os et on suture, en ayant soin de drainer. Premier pansement au bout de dix jours.

Cet auteur traita de même un cas de carie d'un métatarsien.

Keramgyader (1) donne plusieurs observations de Piéchaud.

Kümmel a obtenu une guérison chez l'enfant en quatorze jours. Piéchaud a pu la réaliser en dix-huit jours, mais l'os met en moyenne 40 jours pour se reformer; il peut arriver aussi que l'os décalcifié ne soit pas toléré.

On trouve encore dans la thèse de Keramgyader une observation (III), de O'Zoun dans laquelle la substance utilisée pour combler la cavité phalangienne a été le catgut. Ce produit a le défaut de se résorber rapidement.

DEUXIÈME GROUPE. — Il est constitué par les faits dans lesquels le corps employé pour servir de tige diaphysaire est pris, sous forme d'élément ostéo-périostique vivant, sur l'individu lui-même, ou sur des animaux.

La transplantation ostéo-périostique est d'existence déjà ancienne, Ollier (2), Poncet (3), Mac Ewen (4), sont des noms qui s'attachent à cette étude, parmi d'autres (5).

Plusieurs techniques ont été successivement recommandées. On peut les diviser en deux groupes, suivant que le transplant ostéo-périostique est apporté, ou qu'il est constitué, sur place, par un morceau des pièces voisines.

---

(1) KERAMGYADER : *Contribution à l'étude du traitement du spina-ventosa*, thèse de Bordeaux, 1895-96, n° 89,

OBS. I. G... Mathilde, 5 ans, spina-ventosa de la 2e phalange du médius, ayant débuté il y a six mois; curettage de la phalange qui a été fistuleuse pendant deux mois. Coque périostique insuffisante et raccourcissement du doigt. Morceau d'os décalcifié de la forme de la phalange mis dans le lit périostique; suture des parties molles. Pansement iodoformé. Réunion par première intention. Revue guérie, le 15 février 1896 (opérée en novembre 1895). Le 18 avril, le doigt semble normal, motilité un peu pénible, phalange normale, ne cède pas, (Résumée.)

OBS. II. Alice S..., 4 ans, spina-ventosa de la 1re phalange de l'annulaire droit, fistuleux; début il y a 1 an 1/2. Le 8 janvier 1896, curettage; il ne reste de la phalange que quelques débris attenant au périoste. Le 28 mars : la phalange paraît régénérée et la motilité est redevenue presque normale, (Piéchaud.)

(3) OLLIER : *Acad. des Sc.*, 28 mars 1859. — *Congrès de Berlin*, 1890. — Voir in *Traité des Résections*.

(3) PONCET : *Congrès franç. de Chirurgie*, 1896. — *Lyon médical*, 1887 (Greffe d'une moitié de 1re phalange du gros orteil). — *Gaz. des hôp.*, Paris, 1887. — *Congr. fr. de Chir.*, 1889, p. 301.

(4) MAC EWEN : *Rev. de Chirurgie*, 1882. — *Annals of Surgery*, St-Louis, 1887, p. 289-306.

(5) ADAMKIEWICZ : *Acad. des Sc. de Vienne*, 1889. — SHERMANN : Reproduction de la phalange unguéale entière du pouce par une greffe osseuse unique, *Pac. méd. Journ.*, juin 1887, p. 357.

L'ostéoplastie par transplant pris sur un point éloigné de l'individu, le plus souvent sur le tibia, le cubitus, a été pratiquée, pour les destructions dues au spina-ventosa, par Ehrhardt qui appliqua, dans une importante proportion, la technique décrite par Müller (1), sous le nom de « traitement du spina-ventosa par l'autoplastie libre ».

Après hémostase, la diaphyse malade est extirpée avec ou sans le périoste, et les parties molles environnantes, atteintes par le processus tuberculeux, sont excisées. Il reste alors une cavité qui est limitée, à ses deux extrémités, par les deux épiphyses non malades. On enduit cette plaie d'iodoforme et on y implante un fragment de périoste large d'environ un demi-centimètre et épais de 2 à 3 mill., que l'on a pris, avec un fin couteau, sur le cubitus de l'extrémité atteinte. Le fragment implanté doit être choisi assez gros pour pouvoir être sans peine, inclus entre les deux épiphyses écartées l'une de l'autre par extension. La cicatrisation se fait par première intention.

Müller a rapporté 12 cas, dont quelques-uns, opérés plusieurs années auparavant, avec résultats fonctionnels bons et développement du transplant constaté par la radiographie.

Ehrhardt (2), à la clinique de Königsberg, a appliqué cette méthode sur six enfants pour six métacarpiens et une phalange. Dans tous les cas l'opération se fit très simplement ; la guérison fut obtenue, au bout de trois semaines environ, parce que l'immobilisation fut maintenue à l'aide de planchettes jusqu'à ce moment. Dans un cas il s'agissait d'un spina-ventosa fistulisé ; il guérit fort bien. L'opération, plus difficile chez les très jeunes, s'adressa à des sujets qui avaient respectivement 18, 21, 30 mois, 10 ans, 13 ans.

Schmieden (3) a traité plusieurs cas de spina-ventosa par

---

(1) MÜLLER : *XXXII. Congress der deutschen Gesellschaft fur Chirurgie*, Berlin, 3 juin 1903. — Müller présenta à ce congrès la coupe d'un doigt qu'il avait opéré deux ans auparavant pour un spina-ventosa, en remplaçant l'os par une greffe ostéoplastique.

(2) EHRHARDT : Ueber die Müller' sch Operation bei Spina ventosa. *München. med. Wochenschr.*, 1903, L. 1665-1665.

(3) SCHMIEDEN : Ueber plastichen Knochenersatz bei der Heilung der Spina ventosa und uber die Enderfolge, *Deutsche Zeitschr. für Chir.*, Leipzig, 1904, LXXV, 302-318, 12 radiographies.— Obs. résumées : 1er cas. — Fillette de 11 ans, spina-

l'opération ostéoplastique. Il obtint plusieurs guérisons complètes, maintenues encore un an et demi après.

Bardenheuer, de Cologne, dans un cas difficile, a préconisé une méthode ostéoplastique qui a été décrite par Thiel (1), et qui lui a permis de remplacer une deuxième phalange atteinte de spina-ventosa, pour laquelle on pouvait penser à l'amputation, par un lambeau pris sur la 1re phalange du même doigt et rabattu autour d'un fil d'argent traversant la tête phalangienne. Le résultat éloigné fut relativement bon : ankylose de la 1re articulation inter-phalangienne, mouvements de la 2e inter-phalangienne, et de la métacarpo-phalangienne. L'index est à peine augmenté de volume et sa forme n'est pas altérée notablement.

ventosa du 5e métacarpien. Pas de fistule. Résection de la diaphyse avec conservation des deux surfaces articulaires qui sont saines ; guérison par première intention, avec une petite fistulisation au niveau de l'angle inférieur, qui guérit en huit jours.

2e *cas*. — Garçon de 12 ans, atteint de lupus, et de spina-ventosa de la 1re phalange du petit doigt. Extirpation avec conservation des deux épiphyses et implantation d'un fragment de tibia. Tuberculose récidivante. Fistulisation et expulsion, du fragment implanté, au bout de trois semaines. Nouvelle prothèse avec un fragment d'os de bœuf macéré qui est également éliminé par tuberculose récidivante. Amputation du doigt.

3e *cas*. — Fillette de 15 ans. Spina-ventosa de la 1re phalange du gros orteil, avec fistule. Résection; opération ostéoplastique, trois semaines plus tard, à l'aide d'un fragment du tibia. Guérison après formation d'abcès cutanés.

4e *cas*. — Fillette de 8 ans; coxalgie grave et spina-ventosa du 2e métacarpien gauche. Résection et opération ostéoplastique avec un fragment de tibia. Revue quinze mois plus tard, la malade présente un spina-ventosa du 1er métatarsien qui est traité par la transplantation d'un os décalcifié. Fistule et expulsion du fragment.

5e *cas*. — Fillette âgée de 5 ans. Spina-ventosa ayant nécessité l'amputation du 5e doigt de la main droite avec son métacarpien. Spina-ventosa des 1er et 4e métacarpiens de la main gauche. Spina-ventosa des deux pieds traités par l'opération ostéoplastique ; carie partielle des fragments transplantés.

6e *cas*. — Garçon âgé de 1 an et demi. Spina-ventosa du 1er métacarpien gauche, du 1er métatarsien droit, et du 2e métacarpien droit. — Résection et implantation d'os de bœuf macéré. Abcès sous-cutanés qui sont incisés. Guérison par première intention d'un des foyers.

7e *cas*. — Fillette âgée de 6 ans. Péritonite tuberculeuse guérie par l'opération. Spina-ventosa de la 1re phalange du 3e doigt de la main droite. Extirpation et implantation d'un fragment d'ivoire qui est éliminé au bout de quatre semaines.

8e *cas*. — Garçon de 6 ans. Spina-ventosa de la 1re phalange du pouce sans fistule. Ostéoplastie primitive et guérison, par première intention, qui fut durable.

(1) Thiel : Osteoplasticher Ersatz einer Phalanx nach Exartikulation derselben wegen Spina ventosa. *Centralb. f. Chirurg.*, Leipzig, 1896, XXIII; no 35, 833-837, 5 fig.

3. — TRAITEMENT DES COMPLICATIONS.

Il ressort de tout ce que nous venons de constater que le spina-ventosa doit-être, au point de vue des interventions qui s'adressent à lui, envisagé d'une façon différente suivant qu'il s'agit de lésions n'ayant pas dépassé le degré d'extension auquel l'évidement conserve toute son efficacité, ou de propagation du foyer aux éléments anatomiques voisins, créant de graves complications. Dans ce dernier cas le but à atteindre est la conservation du doigt; le résultat morphologique et fonctionnel reste le plus souvent médiocre.

Envahissements articulaires. — Très souvent ils ne guérissent qu'après une suppuration qui dure des mois et des années. Au danger des progrès possibles du foyer, et en raison de la perte fonctionnelle ultérieure du doigt, on a proposé, comme dernière ressource, la désarticulation métacarpo-phalangienne, avec résection de la tête du métacarpien.

Il faut laisser à cette intervention tout son caractère de moyen ultime.

La résection des extrémités, après nettoyage complet du foyer, ne peut donner, le plus souvent (Ollier), que de mauvais résultats, et si le foyer guérit, le doigt reste fréquemment ballant. Il est des cas cependant où un résultat meilleur est obtenu; ainsi dans l'observation suivante.

Obs. 180. — *Envahissement métacarpo-phalangien du pouce. Résection des extrémités osseuses. Guérison avec ankylose solide.* — D... Edmond, 8 ans à son arrivée à Berck, le 11 décembre 1907.

EXAMEN A L'ARRIVÉE.— Spina-ventosa du 1ᵉʳ métacarpien droit, avec menace de l'articulation métacarpo-phalangienne. — Coxalgie gauche. Tuberculose du poignet gauche, paraissant se rattacher à la région radiale.

4 mai 1909 : *Intervention.* Evidement du 1ᵉʳ métacarpien. L'articulation est envahie; résection des deux extrémités osseuses correspondantes.

7 février 1910 : Une fistule persiste. Curettage du trajet qui ne va pas jusqu'au squelette.

RADIOGRAPHIE, *le 8 janvier* 1910. — *1ʳᵉ métacarpien droit* : Le quart inférieur de cet os est détruit : les 3/4 supérieurs, y compris le cartilage dia-épiphysaire et le point osseux, ne sont pas atteints. L'extrémité inférieure, irrégulièrement détruite, est au contact de la base de la phalange sous-jacente.

1re *phalange* : Son extrémité supérieure est détruite; une réaction ostéo-périostique entoure la diaphyse. La phalange forme avec le métacarpien un angle obtus ouvert en haut et en dehors.

EXAMEN CLINIQUE, *le 30 août* 1910. — Le pouce droit est très déformé; dans son ensemble, il est concave en dehors et en haut. Les restes de la 1re phalange et la 2e, articulée normalement avec la précédente, sont deviés en dehors sur le métacarpien. A la face dorsale, cicatrice d'abcès; fistule fermée, peau altérée, violacée. Sur la face externe cicatrice opératoire. L'os est épaissi; les mouvements trapèzo-métacarpiens sont très complètement conservés; les mouvements entre les 2e et 3e phalanges sont normaux. Le métacarpien et la 1re phalange sont soudés solidement. Le pouce est, dans ces conditions, très utile.

Etat général bon. Les autres foyers sont en voie de guérison.

C'est dans ces cas qu'il serait légitime, avant la suppression du doigt de s'adresser aux différents procédés auxquels on a dû quelques guérisons (p. 272, 274).

S'il s'agit du pouce, fait observer Ollier, la suppression devra toujours être repoussée; quelle que soit la déformation qui puisse résulter des lésions, un moignon reste d'une utilité absolue pour l'opposition des autres doigts.

Solutions de continuité. — Nous avons décrit tous les procédés qui se sont efforcés de remédier à cette lésion qui reste très grave et souvent irréparable. On peut parfois obtenir de la suppression complète de la pièce osseuse en ménageant son périoste qui constitue, en se rétractant, un noyau osseux interposé aux pièces sus et sous-jacentes, un doigt plus court, mais utile et solide; il en a été ainsi dans l'observation suivante; c'est là une exception indiscutablement, mais il ne reste que le choix entre ces tentatives et les ostéoplasties, ou la perte du doigt.

Obs. 181. — *Résection sous-périostée des restes d'une 2e phalange fracturée. Guérison avec grosse déformation.* — C... 2 ans à son arrivée à Berck, le 10 avril 1910.

EXAMEN A L'ARRIVÉE. — Spina-ventosa fistuleux de la 2e phalange de l'annulaire gauche; grosse infiltration des parties molles. — Adénopathies cervicales et inguinales.

Examen clinique, *le 25 juillet* 1910. — Le spina-ventosa a été opéré
en avril (gaine périostique mauvaise et fracturée; corps phalangien
détruit. Curettage du foyer en laissant le périoste qui s'affaisse sur lui-
même). Cicatrisation complète. La 2e phalange n'est plus représentée
que par un noyau irrégulier qu'il est impossible de distinguer de la
base de la 3e phalange. L'annulaire a 15 millimètres de moins que celui
du côté gauche; au-dessus de la 3e phalange, il y a 45 millimètres de
circonférence pour 30 millimètres à gauche. Le doigt est très déformé :
sa 3e phalange est déjetée en dehors et en arrière. De très légers mouvements subsistent seulement entre les restes de la 2e phalange et la 1re.

Le doigt est utile.

Obs. 182. — *Envahissement articulaire. Mauvaise gaine. Ablation
d'une* 1re *phalange. Guérison.* — M... Adrienne, 6 ans 1/2, à son arrivée
à Berck, le 14 février 1908.

Examen a l'arrivée. — Tuberculoses multiples. — Spina-ventosa de
la 1re phalange du médius gauche avec envahissement de la 1re articulation inter-phalangienne. Non opérée.

Tuberculose tibio-tarsienne opérée.

Tuberculose du bulbe supérieur de l'humérus droit.

Radiographie, *le 21 juin* 1908. — La 1re phalange du médius gauche est
très volumineuse; les articulations métacarpo-phalangienne et inter-
phalangienne sont prises.

17 *Août* 1908 : Incision au niveau de la 1re phalange du médius ; pas
de gaine d'hyperostose. Articulations prises. La phalange osseuse est
enlevée en totalité.

Examen, *le 29 août* 1910 : cicatrice dorsale.

Médius gauche plus court de 3 centimètres que le médius droit. La
2e phalange n'est plus représentée que par une petite masse osseuse,
irrégulière, qui s'articule avec la tête métacarpienne, et qui reçoit la base de la 3e phalange, des mouvements assez étendus subsistent. Extension limitée, mais flexion bonne.

Dans certains cas (p. 274), on a pu, après guérison du foyer,
tenter une ostéoplastie secondaire; il ne faudrait pas alors
laisser à l'infiltration des parties molles le temps de se sclé-
roser en provoquant une rétraction définitive des tissus.

Envahissements du poignet et du tarse.— L'évidement des
noyaux ostéo-cartilagineux atteints, l'ouverture large et le
nettoyage complet du foyer, sont les mesures indiquées. Il
est essentiel, au cours de ces interventions, de ne toucher
qu'aux éléments malades, en évitant soigneusement d'entamer

les pièces voisines. On obtient ainsi des guérisons satisfaisantes. Inversement il faudrait agir sur le foyer métacarpien origine possible de tuberculoses carpiennes.

Envahissement des gaines. — Le curettage très complet des gaines doit-être pratiqué. On cherchera à établir la communication de cette extension avec le foyer d'ostéite ; si celui-ci est en activité encore, on complètera son évidement aussi parfaitement que possible, sans chercher à réunir.

Obs. 183. — *Envahissement de la gaine du tendon extenseur. Suppuration se prolongeant après guérison du foyer osseux. Curettage de la gaine. Guérison.* — G... Emile, 4 ans à son arrivée à Berck, le 13 mai 1910.

Examen a l'arrivée. — Spina-ventosa du 5ᵉ métacarpien gauche opéré. Spina-ventosa du cubitus gauche avec limitation des mouvements du coude. — Abcès de la face externe de la jambe droite.

Radiographie, *le 16 août* 1910. — 5ᵉ *métacarpien gauche* : Large brèche opératoire au niveau du bord interne de l'os. L'hyperostose est ossifiée et les lésions tendent à guérir.

Examen clinique, *le 27 juillet* 1910. — Etat général bon. Ganglions carotidiens et sous maxillaires.

Le 5ᵉ métacarpien gauche est arqué, à concavité interne, avec excavation profonde sur cette face. Sur la face dosale de l'avant-bras de ce côté, un abcès fistuleux semble en relation avec l'envahissement de la gaine des extenseurs. Le gonflement, parti de la région interne de la face dorsale de la main, remonte sur la région radio-carpienne. L'extension de l'auriculaire se fait très incomplètement ; il n'y a rien du côté des articulations du doigt.

Intervention, *le 29 août* 1910. — Longue incision sur la face dorsale du 5ᵉ métacarpien. L'os est réparé, sa reconstitution est avancée. La gaine du tendon extenseur communique avec le foyer sus-jacent au métacarpien ; il existe, sous la peau de la face dorsale de l'avant-bras un décollement remontant le long des extenseurs. Les gaines de ces tendons sont soigneusement curettées. Pansement à plat avec réunion des téguments, en haut et en bas seulement.

Octobre 1910. Cicatrisation complète. Les mouvements d'extension sont limités.

*
* *

Il faut conclure de cette étude que si le traitement général peut étendre son influence sur toutes ces ostéites tuberculeuses, un traitement local utile devra reposer sur des indi-

cations précises fournies par l'anatomie pathologique, sans
que les cas particuliers puissent être confondus entre eux.
L'état du foyer dictera les résultats de ce traitement. La
recherche d'une guérison spontanée de lésions qui peuvent,
jusqu'à un certain degré de gravité, et en l'absence de conditions anatomiques spéciales, subir une réparation parfaite
(obs. 89), est légitime si des indications précises n'intervien-
nent pas en suscitant l'opération, qui, pour être efficace,
devra rencontrer et remplir elle-même certaines conditions.
La place qu'il faut accorder à l'anatomie de ces foyers est
ainsi largement justifiée.

Nous avons vu la forme périostique guérir après ponctions
(obs. 22, 23), comme le ferait un abcès véritablement extra
osseux; il ne saurait être question, dans ces cas, d'un acte
chirurgical, qu'en l'absence de radiographie permettant
d'établir leurs caractères (*fig.* 4, 5, 6).

La forme dia-épiphysaire n'engendre habituellement pas
de séquestre; elle peut, elle aussi, guérir après ponctions.
L'indication opératoire naît parfois du danger d'envahissement de l'articulation métacarpo-phalangienne que ne protège que le cartilage diarthrodial. Dans ce cas, après une
incision dorsale, on se trouve en présence d'une véritable
caverne creusée dans l'extrémité métacarpienne; le curettage minutieux en sera réalisé, avec le souci de ne pas entamer le cartilage dont la destruction modifierait complètement la destinée des lésions (obs. 109, 110).

Les ostéites intra-diaphysaires totales peuvent guérir elles
aussi spontanément; dans les observations 123, 143-145, la
guérison, dans le sens précis qu'il faut accorder à ce mot, en
lui attachant, outre l'idée de cicatrisation, celle de conservation fonctionnelle et morphologique de l'organe atteint, s'est
réalisée dans d'excellentes conditions; dans les observations
92, 98, 115, 120, 157 la cicatrisation ne s'est faite qu'après
épuisement complet de l'activité destructive, efficacement
dépensée, du foyer tuberculeux; il en est résulté la création
de difformités graves. La distance qui sépare ces deux ordres
de faits subsiste devant le traitement chirurgical. Nous
avons vu à l'origine de ces déformations (Anat. path. 2e par-

tie, p. 142), des lésions qui résultent de l'extension du foyer à des éléments dont l'intégrité dicte l'avenir du doigt atteint. Nous avons rencontré à l'anatomie pathologique encore, la raison des suppurations pouvant se prolonger, sous l'influence de conditions anatomiques rendant impossible, en cet état, le travail de réparation. Les séquestres, souvent volumineux, sont fréquents dans les spina-ventosa (obs. 25, 27, 28, 31, 34, etc.); leur élimination est lente ou ne peut se faire spontanément qu'après morcellement (obs. 29, 30, etc.). Une coque périostique souvent volumineuse (obs. 153-155, etc,) se constitue plus particulièrement dans certaines formes, et au sein de cette cavité très incomplètement ouverte par les trépanations, se perpétue l'activité d'un foyer qui reste menaçant pour la coque elle-même et pour les articulations voisines.

Nous avons conçu, grâce à ces notions, une heure à laquelle, la guérison spontanée n'apparaissant plus vraisemblable, se pose le devoir chirurgical d'intervenir contre ces obstacles à la guérison, suivant l'expression de M. Ménard qui ne croit cette opportunité justifiée qu'une année environ après le début des lésions, à moins d'indication précise se posant plus tôt. Au cours de cette attente, la guérison a pu survenir; si l'on intervient après cette période, ou aura toute chance de rencontrer une gaine périostique solide, pouvant se prêter à l'évidement et nous avons dit comment la radiographie permet de suivre son évolution (p. 100, 101, *fig.* 23, 24.)

L'anatomie pathologique, précisant les conditions de l'acte chirurgical, précise aussi les conditions qu'il devra remplir. La valeur de ses résultats est liée à la sauvegarde de la solidité et de la mobilité des pièces squelettiques. Si nous avons justifié l'opportunité de l'acte par le danger que fait courir à ces éléments l'activité durable du foyer, nous réclamerons d'une intervention méthodique de respecter leur intégrité, au prix même d'une destruction moins parfaite des éléments tuberculeux, auxquels l'opération peut s'adresser moins avec l'espoir de les détruire complètement, qu'avec celui de les placer dans des conditions biologiques nouvelles favorables au travail de réparation. Nous avons vu cependant qu'il faut s'efforcer de réaliser l'évidement le plus complètement possible.

En dehors de ces conditions, on se heurtera aux difficultés énormes qui résultent, les unes, des obstacles qui s'opposent à la réfection du corps diaphysaire de toute pièce osseuse, les autres, de la guérison des envahissements articulaires sans que soit gravement compromise la valeur du doigt.

Les résultats définitifs seront essentiellement différents suivant les conditions anatomiques dans lesquelles l'intervention aura laissé la pièce ostéo-périostique ; il est tout un groupe de lésions opératoires qui sont réparables ; il en est d'autres qu'il ne faut pas laisser apparaître, mais qu'il ne faut surtout pas créer, car leurs effets échapperaient presque complètement, comme le fait remarquer M. Kirmisson, à la Chirurgie orthopédique. L'importance de ces lésions est très supérieure à celle que peut avoir une cicatrisation plus ou moins rapide.

Les foyers périostiques traités par simples ponctions, ne laissent après eux aucune déformation (obs. 22) ; nous avons vu persister (obs. 23), un léger allongement qui se retrouve souvent après guérison des lésions intra-diaphysaires non suppurées, et qui disparaît plus tard. Les doigts allongés et plus longs ne perdent d'ailleurs que bien peu de leur valeur morphologique.

Le résultat éloigné de la forme dia-épiphysaire est lié à l'intégrité de l'articulation ; si elle est envahie, on peut être conduit à la perte du doigt ; dans les cas les plus heureux il ne subsiste, après guérison, qu'une limitation des mouvements, par simple raideur ou par luxation plus ou moins complète (obs. 109). Si le doigt est seulement rentrant, ses mouvements de flexion sont limités, mais sa valeur fonctionnelle est conservée (obs. 87, 109, 110).

Les conséquences des envahissements articulaires et des solutions de continuité sont les plus graves. Le doigt plus court, mais solide, après affaissement d'une de ses pièces phalangiennes ou atteinte de leur cartilage actif, reste utile. L'évidement, poussé trop loin vers les extrémités de la pièce

osseuse, peut conduire à des résultats mauvais, de deux ordres : les uns sont liés à la solidité insuffisante de la surface articulaire sur laquelle est appliquée, par là tonicité musculaire,
la pièce sous-jacente, et il en pourra résulter des déviations
latérales (obs. 97); les autres sont dus aux envahissements
articulaires dont la réalisation impose aux doigts des conditions fonctionnelles vraiment déplorables (obs. 47, 156),
qu'il s'agisse, dans les cas les moins mauvais, de raideur articulaire, d'ankyloses en rectitude (obs. 114), ou en flexion
(obs. 47), de subluxation ou de luxation complète (obs. 117).
Le doigt, dans ces cas, sera souvent véritablement compromis,
soit immédiatement, soit à échéance plus lointaine parce
qu'il sera gênant.

Les cas dans lesquels l'opération réaliserait, soit en raison
d'une technique mauvaise, soit à cause de circonstances anatomiques défavorables, ces lésions graves, sont dès lors acquis
au groupe de faits dans lesquels l'étendue des dégâts rend
irréalisable l'évidement tel que nous l'avons décrit. On se
trouve réduit, quand il s'agit de ces foyers, à des interventions
atypiques pouvant obtenir la cicatrisation des lésions après
un temps plus ou moins long, mais ne réalisant pas la guérison. Nous avons passé en revue les tentatives faites dans la
réparation de ces dégâts par les procédés d'ostéoplastie;
elles empruntent leur valeur, à notre sens, aux circonstances
dans lesquelles on a pu obtenir, grâce à elles, quelques résultats heureux. Elles ne peuvent être conçues comme interventions applicables d'emblée, et si elles échouent, l'amputation devient la seule ressource.

C'est en raison de ces considérations que nous avons cru
sage de circonscrire l'efficacité réelle du traitement de ces
ostéites à deux idées justifiées, l'une par la pathogénie, l'autre
par l'anatomie de ces lésions : en l'absence d'une guérison
qu'il faut rechercher tout d'abord par des moyens généraux
et locaux non opératoires, il faut soumettre ces foyers
tuberculeux à une intervention opportune et réglée.

CONCLUSIONS

1° Les ostéites des petits os longs de la main et du pied,
qui faisaient autrefois partie du tableau clinique de la scrofule, et qui *sont dues au bacille de Koch et à ses toxines*, ont la valeur *d'expressions locales d'un large ensemencement* auquel
répondent la *multiplicité* fréquente de ces lésions et leur *association à d'autres petits foyers* de tuberculose *cutanée, ganglionnaire, osseuse*.

2° Ces ostéites tuberculeuses se montrent surtout *au cours
de la 2ᵉ et de la 3ᵉ année* de l'enfance, et se présentent alors
sous le *type clinique et anatomique du spina-ventosa*, dont la fréquence et les caractères personnels répondent à la structure
particulière des petits os longs à cet âge. A ces caractères
s'opposent ceux des *ostéites tuberculeuses dia-épiphysaires* que
l'on rencontre chez des enfants plus âgés.

3° Les ostéites tuberculeuses des petits os siègent avec
une inégale fréquence sur les différentes pièces osseuses.
La statistique que nous apportons, établie sur 274 observations personnelles, précise cette fréquence. Ses chiffres permettent de concevoir *une relation entre le nombre des foyers
tuberculeux* siégeant sur chacune des pièces métacarpiennes
et l'activité de la croissance de l'os correspondant. Cette conception pathogénique pourrait justifier, en clinique, le groupement des foyers tuberculeux en tableaux de lésions contemporaines, et leur fréquente symétrie.

4° *Il existe une forme périostique* de spina-ventosa, mais *le
plus souvent le foyer naît au niveau du tissu spongieux diaphysaire*. Les *séquestres* sont fréquents. Les lésions peuvent irriter et atteindre le *cartilage de conjugaison*, envahir

les articulations du côté surtout où ne les protège pas un cartilage dia-épiphysaire. Après avoir traversé la *gaine* qu'a édifiée la réaction *du périoste,* elles envahissent les *parties molles* sous forme *d'abcès* qui tendent à se fistuliser.

La guérison spontanée est fréquente avant la suppuration extra-périostique ; elle se fait souvent encore après une période d'abcès plus ou moins longue. Dans certains cas, la suppuration se prolonge, sans tendance à la guérison, et *de graves dégâts sont alors à redouter* du côté du squelette du doigt atteint.

La forme dia-épiphysaire présente des caractères personnels.

5° *L'examen clinique complet* de l'enfant, après examen local précis ayant permis de faire le diagnostic d'ostéite chronique, autorise, le plus souvent, le diagnostic d'ostéite tuberculeuse, en groupant les données fournies par les foyers coexistant et les renseignements obtenus. L'aide du *Laboratoire* pourra confirmer la nature des lésions, dont on devra demander à la *Radiographie* de préciser le siège et l'étendue ; elle renseignera, utilement pour le traitement, sur l'existence ou non d'un séquestre, l'état de la gaine ostéo-périostique, la menace d'un envahissement articulaire.

6° *Le pronostic général* des ostéites tuberculeuses des petits os longs est dicté par la nature tuberculeuse des lésions dont le caractère dépasse ici, comme au point de vue de leur traitement, leur importance locale. *A ce point de vue local,* les résultats fonctionnels et morphologiques donnés par la guérison succédant spontanément à des lésions sans abcès, sont excellents. Ils sont encore très bons, lorsque l'abcès ne s'est pas accompagné de destructions graves qui ne surviennent, habituellement, qu'à une période avancée de la suppuration avec fistule. Le doigt pourrait alors être compromis.

7° En groupant les idées qu'expriment les conclusions qui précèdent, on arrive à cette conception du *traitement :*

Le traitement général bien institué ;

Le traitement local non opératoire tel que nous l'exposons, sont les indications à l'aide desquelles on doit, *avant toute intervention chirurgicale*, chercher à obtenir une guérison spontanée.

L'intervention ne sera justifiée qu'à défaut de cette guérison, lorsque la suppuration se prolongera indéfiniment (parfois gros séquestre), ou qu'il se produira une menace de lésion grave (envahissement articulaire).

8° *L'Evidement, dont l'indication sera posée seulement après les considérations précédentes*, pourra dans ces conditions, fait suivant les règles d'une précision absolue que nous avons exposées, donner de bons résultats. Il *pourra prévenir les destructions osseuses ou articulaires*, qui pourraient accompagner à une période avancée de son évolution la marche du foyer tuberculeux abandonné à lui-même.

Les interventions mal réglées sont à écarter. L'amputation doit rester une mesure extrême.

9° Les ostéites tuberculeuses des petits os longs de la main et des doigts, peuvent s'accompagner de lésions qui laissent subsister, après leur guérison, *des difformités des doigts compromettant l'avenir fonctionnel* de ces organes. *Une intervention mal conduite peut engendrer les dégâts* qui sont dûs à la puissance de destruction du foyer tuberculeux.

Etant donné la faible action qu'a le traitement sur ces difformités, *il faut s'efforcer surtout de les prévenir*.

BIBLIOGRAPHIE

1° INDICATIONS HISTORIQUES ANTÉRIEURES A 1803.

850. **Rhazès**, *Contin.*, Lib. X, C. V, in Edit. Venet., in-fol., 1529.

1514. **Vigo**, *Practica in arte chirurgica*, etc. Rom., in-fol. — In Edit. Lugdun. 1534, 8, Lib. IX, p. 279. — In Edit. Venet. 1584, p. 384.

1550. **Nicol. Massa**, *Epist. med.* Venet., t. II, p. 108.

1605. **Lange**, *Epist. med.*, Lib. I, Epist. 42, Edit. Hanoviœ, 8, p. 186.

1632. **Marc Aurèle Séverin**, *De recondita abcessum natura.* Edit. Neap., 4. — Edit. 1643, p. 288. — Edit. fr. 1688.

1658. **Godof. Mœbius** resp. Gaetzio, *Dissert. de Spina Ventosa.*

1672. **Paulus Ammanus** resp. Olitsch, *Dissert. de Spina Ventosa.* Lips.

1674. **Pandolphinus**, *Tract. de ventositate spinœ revis. cum adnotationibus novisque observationibus a* G. A. MERKLINO. Norimb.

1679. **Scultetus**, *Armamentar. Chirurgiœ.* Franckf. 4.

1682. **De Barbette**, *Opera chir. anat.* Edit. Mangeti, Genev., P. 3, cap. 3, p. 12.

1703. **Dolaens**, *Encyl. Chirurg.* Franckf., p. 630.

1705. **Gasto** proef. ADOLPHI, *Dissert. de Spina Ventosa.* Lips.

1705. **J. L. Petit**, *L'art de guérir les maladies des os.* Paris.

1720. **Méry**, *Mémoires Acad. des Sc.*

1721. **Juncker**, *Conspectus chirurgiœ.* Halœ, p. 341.

1723. **J. L. Petit**, *Traité des mal. des os.* Paris, 2 vol. in-12.

1736. **Schwarz**, *Diss. de ossium epiphysibus.* Lips.

1737. **J. L. Petit**, *Mémoires de l'Ac. des Sc.*

1741. **Van Swieten**, *Commentaria in Hermanni Boerhaave aphorism. de cognoscendis et curandis morbis*, t. I. Leyde, in-4. Trad. fr. par MOUBLET, Lyon 1772, 6 vol. in-12.

(1) Les indications bibliographiques justifiant quelques points particuliers de cette étude, sont placées à la suite des énoncés auxquels elles se rapportent :
Bacille tuberculeux et ses toxines; bibl. p. 11, 17, 20.
Tuberculose et traumatisme ; bibl. p. 40.
Pénétration des bacilles par les voies digestives; bibl. p. 42, 44.
Bacillémies; bibl. p. 46.

1743. **Trioen,** *Obs. med. chir.* Lugd. Batav., tab., icon.

1745. **Gotsius,** *Diss. de Spina ventosa.*

1746. **Maler** proef. Hamberger, *Diss. de spina ventosa.* Ien.

1746. **Bruckner,** *De spina ventosa.* Francfort ad Viadr.

1751. **Duverney,** *Traité des maladies des os.* Paris, 2 vol. in-8.

1752. **Dissel,** *Disputatio de Spina ventosa.* Kil.

1767. **De Mare,** *Tract. de cancro et spina ventosa,* etc. Vienne.

1768. **Portal,** *Précis de chir. prat.,* etc. Paris, 2 vol. in 8.

1769. **Portius,** *Demonst. de tumoribus et in specie de pœdarthrocace tumore, spina ventosa dicto.* Leuw.

1779. **Tartaglia,** *Trattato di Chirurgia.* Nap.

1788. **Callisen,** *Systema chirurgiæ modernæ,* t. I, p. 425.

1797. **Fredericus Ludovicus Augustin,** *De spina ventosa ossium dissertatio.* Halœ, tab. 4.

2° INDICATIONS BIBLIOGRAPHIQUES DE 1803 à 1911.

Abadie, Un cas de spina-ventosa multiples. *Nouveau Montpellier Médical.* 1900, t. I, p. 786.

Adenot, De l'origine osseuse de certaines ulcérations tuberculeuses en apparence exclusivement cutanées. *Rev. de Chir.,* 1893, p. 833.

Agnew, Necrosis of Phalanges. *Med. Times of Philadelphia,* 1870, I, p. 437.

Allaire, Etude radiographique des lésions du spina-ventosa. *Bull. officiel de la Soc. fr. d'Electroth.,* Paris, 1902, IX, 55-58.

Andrieu, *La tuberculose du tarse chez l'enfant.* Thèse de Paris, 1905.

Arbaud, *Un cas de spina ventosa chez l'adulte.* Thèse de Bordeaux, 1885-86, n° 8.

Astley Cooper, *Œuvre chirurgicale complète,* trad. de Chassaignac et Richelot. Paris 1837.

Audry, *Les tuberculoses du pied.* Thèse de Lyon, 1890.

Balzer et **Galup.** Trois nouveaux cas de sporotrichose en gommes disséminées. *Bull. de la Soc. fr. de Derm. et de Syph.,* avril 1908, p. 145.

Balteaux, *De la méthode en Radiographie.* Thèse de Paris, 1908.

Barbarin, Traitement du spina-ventosa *La Clinique,* 1906, 20 Juin, I, 420, 5 fig.

Bardenheur, *Centralbl. f. Chir.,* 1896, n° 35, voir aussi Thiel.

Bazière, Sur une obs. de gonflement considérable de l'os de la 1re phal. de l'annulaire, etc. *J. gén. de Méd., Chir., et Pharm.,* 1820, p. 70.

Bellemanière, *Etude de la photothérapie dans l'adénite et l'arthrite tuberculeuse.* Thèse de Paris, 1904.

Bennett, Necrosis of Phalanges of fifth Finger, etc. *St-George's Hosp. Report,* 1879, London 188, X, p. 149.

Bérard, Art. spina-ventosa, in *Dictionnaire en 30 vol.,* t. XXII, 1840.

Bérard et **Thévenot,** De l'obturation des cavités osseuses pathologiques (plombage des os), d'après la méthode de Mosetig Moorhof. *Rev. d'Orthop.*, 1904, p. 325.

Bidder, Ueber die Hemmung des Längenwachstums der ersten Phalanx eines rechten Mittelfingers in Folge von chronischer Ostitis. *Archiv von Langenbeck*, 1879, t. XXIV, p. 378.

Billroth, *Pathol. Chirurgicale*, 33ᵉ leçon, p. 512.

Binet et Voirand, Sur un cas de spina-ventosa du Péroné. *Prov. Méd.*, Paris 1910, XXI, 107.

Blum, *Chirurgie de la main* (Bibliothèque internationale).

Bollinger (O). Actinomycose primitive du tarse. *Münchener med. Wochensch.*, 6 Janv. 1903.

Boricaud, *De la carpectomie*. Thèse de Paris, 1900.

Bouchut, Engorgements digitaires ou dactylites ou spina-ventosa des doigts, in *Tté des mal. des enf. et des nouveau-nés*. Paris, 1878, p. 998.

Bouis, *De la dactylite unguéale scrofuleuse chez les enfants*. Thèse de Paris 1882-83.

Bouju, *Essai sur les indications thérapeutiques dans les tuberculoses chirurgicales*. Thèse de Paris, 1892.

Boyer, *Leçons du citoyen Boyer sur les maladies des os*, etc. Paris, an IX. (1803).

Boyer, *Tté des mal. Chir.* Paris 1814, t. III. — In édit, 1831, t. III, art. III. p. 571.

Boyer, *Dictionnaire en 60 volumes*. Paris 1821., art. spina-ventosa.

Brendenberg, *Corresp. Bl. f. schweiz. Aerzte*, p. 285, 1890,

Brezzi, *De l'ostéite tuberculeuse des métacarpiens et des phalanges, et son traitement*. Thèse de Paris, 1889.

Brissaud et Josias, Des gommes scrofuleuses. *Rev. mens. de Méd. et Chir.*, nov. et déc 1879.

Broca (Aug.). *Leç. Cliniq. de chir. inf.*, 2ᵉ série, Paris 1905, p. 249-257.

Broca, Traitement chir. des cavités oss. d'orig. pathol. *Congr. Ass. fr. de Chir.*, Paris, 1908.

Broca, Spina-ventosa des grands os longs. *J. des pratic.* t. XXIV, 23, 4 juin 1910.

Broca (Aug.) et **Tridon** (P), Ostéomyélite des Nacriers. *Rev. de Chir.*, nº 10, 10 oct. 1903, p. 422. — Hic. Bibl.

Brun, Sur le plombage iodoformé. *Corresp. Bl. f. schweiz. Aerzte*, nº 4, 15 février 1909.

Buscarlet, *Greffe osseuse chez l'homme et implantation d'os décalcifié*. Thèse de Paris, 1891.

Buscarlet, La greffe d'os morts (Rev. gén.). *Gaz. des hôp.*, 19 Déc., 1891.

Calvé (J.), *De la coxalgie double chez l'enfant*. Thèse de Paris, 1906.

Carivenc, *De l'allongement pathologique des os et son applicat. en chir. prat.* Thèse de Paris, 1872.

Caraven, *Ostéites et ostéo-arthrites mycosiques*. Thèse de Paris, 1909-10, nº 165.

Chassaignac, Phlegmon chronique de la 2ᵉ phal., etc .*Bull. soc. anat.*, 1ᵉʳ S., t. XV, 1840.

Claeys, Statistique des enfants traités dans le service du Dʳ Broca, pour tuberculose chirurg. *Arch. de méd. des enfants*, n° 5, mai 1910.

Cloquet, Art. spina-ventosa, in *Dictionnaire en 21 vol.* Paris, 1827, t. XIX, p. 149.

Collet et Troullieur, *Soc. des Sc. méd.*, 7 juin 1905.

Cornell, Tuberculous Osteomyelitis of terminal Phal. of index Finger succeeded by inv. of the Lungs. *Montreal med. Journ.*, XXIX, p. 104, 1900.

Cotte, Spina-ventosa et rhum. tuberculeux. *Lyon méd.*, 1905.

Cottin, *De l'ostéite épiphysaire des os longs de la main et du pied.* Thèse de Paris 1879, n° 570.

Demme, Ueber die Haufigkeit der Tuberculose und ihre hauptsachlischsten Localisationen im Kindesalter. *Arch. f. Kinderh.*, Stuttg., 1883.

Demme, *Berliner klin. Wochensch.*, 1884.

Dolbeau, Mémoire sur les tum. cartil. des doigts et des métacarpiens. *Arch. de méd.*, 1858, t. XXI.

Dubar, *Anatomie pathol. des ostéites.* Thèse d'Agrégation, Paris 1883.

Duplay, Forme particulière d'ostéo-périostite subaiguë. *Soc. de Chir.*, 1878. Discuss., Lannelongue.

Dupuytren, Lec. Cliniques, t. II.

Durand, *Contribution à l'étude des déformations et mutilations consécutives à la tuberculose osseuse des extrémités.* Thèse de Paris, 1903.

Ehrhradt, Ueber die Muller'sch Operation bei Spina ventosa. *Münch., med. Wochensch.*, 1903, t. I, 665.

Englisch, Ueber multiple rezidiverende Knochenentzundung. *Wiener med.*, Presse, 1869, n° 15-24.

Englisch, *Weiner med. Wochensch.*, 1870, n° 41-45.

Fontan, Résultats de 87 opérations pratiquées pour des tuberculoses locales. *Congr. fr. de chir.* Paris 1889, p. 159.

Foucher, Un doigt extirpé pour une ostéomyélite de sa 1ʳᵉ phalange. *Bull. soc. anat.*, 1856, t. XXXI, p. 175.

Fournier (A), *Leç. sur la Syph. osseuse héréd.*

Fournier (A), *La Syph. héréd. tardive.* in Lec. prof. en 1886, p. 260.

Fournier (A), *Comm. à l'Acad. de Méd.*, séance du 3 mars 1903, et *in Bull. méd.*, p. 167-179, 1903.

Fraval, *Contribution à l'étude hist. et clin. des tumeurs à myéloplaxes.* Thèse de Paris 1908.

Frédion, *Rapports de l'hérédo-syphilis osseuse tardive avec l'ostéite déform. progressive.* Thèse de Paris, 1903.

Fuehrer, Description microscopique du tubercule. *Arch. f. pathol. Anat. Virchow*, p. 89, 1880.

Gilchrist, *The Johns Hopkins Hospital Reports*, 1896, t. 1, p. 209.

Gangolphe, *Traité des Mal. inf. et parasitaires des os.* 1894.

Gerdy, *Maladies des organes du mouvement*, Paris, 1855.

Girard, *De la tuberculose du poignet chez l'enfant.* Thèse de Paris, 1908.

Glück, Die Invaginationsmethode der Osteo-und Arthroplastik *Berliner klin. Wochensch.,* 1890, p. 732, LII.

Goetz, *Etude sur le spina-ventosa.* Thèse de Paris, 1877.

Gosselin, Art. ostéite in *Dictionnaire de Méd. et chir. prat.,* 1878, t. XXV.

Gussenbauer, *Arch. f. klin. Wochensch.,* 1870, n° 4, p. 630.

Güterbock, De la nécrose totale des os longs. *Arch. f. klin. Chir.,* t. XIV, 1873.

Goupil, *Lymphangite tuberculeuse.* Thèse de Paris, 1892.

Hamilton, *Edinb. med. J.,* nov. 1881, p. 285.

Halbron, *Tuberculose et infections associées.* Thèse de Paris, 1906.

Heydenreich, Art. ostéite in *Dictionnaire encyclop. des sc. méd.,* 1882.

Hochsinger, Zur Kenntniss der hereditare-syphilitischen Phalangitis der Saüglinge. *Wien. med. Presse,* 9 déc. 1900, n° 50.

Imbert (A.) et Bertin Sans, Photographies obtenues par les rayons Roentgen. *Acad. des Sc.,* 17 fév. 1896.

Jeanselme, De l'inoculation secondaire de la peau par des foyers tuberculeux sous-cutanés et profonds. *Congr. de la Tub.,* 1888.

Karewsky (F.), *Die chir. Krankh. der Kind.* 1894.

Keramgyader (H.), *Contribution à l'étude et au traitement du spina-ventosa.* Thèse de Bordeaux, 1895-96, n° 89.

Kienböck (de Vienne), Zur radiographischen Anatomie und klinik der syphilistischen Knochenerkrankrungen an Extremitäten. *Zeits. f. Heilk.,* 1902, t. XXIII, n° 6, p. 130-221. — Hic. obs., rad. et indic. d'obs.

Kiener et Poulet, De l'ostéo-périostite tuberculeuse chronique, ou carie des os. *Arch. de physiol.,* 1883.

Kirmisson (E.), *Leçons Cliniq. sur les mal. de l'appareil locomoteur.* Paris 1890.

Kirmisson, De l'ignipuncture intra-cellulaire dans le traitement des arthrites tuberculeuses. *Union méd.,* 5 mai 1894.

Kirmisson, Art. Spina-ventosa in *Tté de chir.* DUPLAY et RECLUS, t. VIII, édit. 1899, p. 501.

Kirmisson, Art. Tumeurs des doigts, *Ibid.,* p. 708.

Kirmisson, *Les difformités acquises de l'appareil locomoteur pendant l'enfance et l'adolescence.* Paris 1902.

Kirmisson, *Précis de chirurgie infantile.* Paris 1906.

Koenig, *La tub. des os et des articul.* Trad. LIEBRECHT. Paris 1885.

Koenig, *Traité de chirurgie.* Trad. COMTE.

Kornprobst, *Du spina-ventosa des grands os longs.* Thèse de Lyon, 1907.

Kümmel, Ueber Knochen-implantation. *Deuts. medizin. Wochensch.,* n° 11, Leipz., 1891.

Lannelongue, Sur la syphilis osseuse héréditaire. *Soc. de Chir.,* 1881.

Lannelongue, *Bull. Soc. de Chir.,* 1880, 82, 83.

Lannelongue, *Abcès froids et tub. osseuse.* Paris 1881.

Lannelongue, Sur quelques déformations permanentes des doigts et de de la main, déterminées par la tuberculose de ces organes. *Congr. franç. de Chir.*, Paris 1889, p. 55, 4 obs.

Lannelongue, *Tuberculose chirurgicale* (Encycl. Leauté). Paris, 1894.

Lannelongue, *Congr. de Chir. franç.*, 1892 et 1895.

Lannelongue, *Congr. de Pédiatrie de Bordeaux*, 1895.

Lannelongue, Loi qui régit les attitudes et la déformation des luxations pathologiques dans les ostéo-arthrites tuberculeuses. *Bull. méd.*, 1904, p. 953.

Lannelongue, *Leçons de Clinique chirurgicale*. Paris 1905, p, 193 et 205, p. 391.

Lannelongue, *Acad de Méd.*, 3 mars 1903.

Lannelongue, Syphilis osseuse héréditaire tardive. *Bull. méd.*, 1903, p. 167, 179, et 1904, p. 953.

Lannelongue et **Vignal**, Recherches expérimentales sur la greffe de l'os mort dans l'os vivant. *Bull. Soc. de Chir.*, 1882, p. 373.

Lannelongue, Barthélemy et **Oudin**, De l'utilité des photographies par les rayons X dans la pathologie humaine. *Compt. rend. Ac. des Sc.*, 1896.

Laurent (L.), *Contribution à l'étude des applications des rayons Rœntgen à la chirurgie et à la méd.* Thèse de Paris, 1896.

Lebert, Mémoire sur les maladies du système osseux que l'on observe chez les scrofuleux. *Mém. Ac. de Méd.*, 1849, XIV, 597, 847.

Le Dentu, In thèse de Buscarlet.

Lejars, Lymphangite tub. *Etud. clin. et exp. sur la Tub.*, 1891.

Lepoutre, Ostéo-arthrite tub. du tarse et du métatarse, résection, résultat anatomique et fonctionnel. *J. des Sc. med.*, Lille, 1906, I, 53-56.

Linhart, Ein Fall von ulcerativ-nekrotisch. Ostitis mit Kontinuitätstrennung des Knochens an der ersten Phalanx des kleinen Fingers. *Med. Halle*, t. III, p. 461, Wien, 1862.

Luton, *Traitement de la tuberculose par les sels de cuivre*. Thèse de Paris, 1894.

Mac Ewen. The osteogenic factors in the development and repair of bone. *Annals of Surgery*. Saint-Louis, 1887, p. 289-306.

Mackie, Clinical observations on the healing of aseptic bone cavities by Senn's method of implantation of antiseptic decalcified bone. *Med. News. Philadelph.*, LVII, 202-210, 1890.

Mauclaire (P.), *Des différentes formes d'ostéo-arthrites tuberculeuses* Thèse de Paris 1893.

Mauclaire, Art. ostéo-tuberculose, in *Tté de Chir.* de Le Dentu et Pierre Delbet, t. II, p, 603.

Ménard (V.), Spina-ventosa tuberculeux. *Congr. fr. de Chir.* Paris, 1898, avec fig.

Ménard (V.), Spina-ventosa tuberculeux. *Tuberculose Infantile*, no 6, 15 déc. 1898, no 7, 15 fév. 1899.

Ménard (V.), Traitement opératoire de la tuberculose du tarse. *Congr. de la Tub.*, 1905.

Ménard, Lemoine et Pénard, Contribution à l'étude clinique et radiographique de la syphilis héréditaire des os longs. *Gaz. des hôp.*, Paris, 1908, n°s 48 et 51.

Michel, *Du spina-ventosa*. Thèse de Paris, 1842.

Mondan, *Recherches expérimentales et cliniques sur les atrophies des membres dans les affections chirurgicales*. Thèse de Lyon, 1882.

Moor, Inflamm. of. the skin of the dorsum of Hand and Fingers. *The Lancet* 1858, I, p. 639.

Mosetig-Moorhof, Die Iodoform-Knochenplombe. *Centralbl. für Chir.*, 18 avril 1903.

Mosetig-Moorhof, Erfahrungen mit der Iodoform-Knochenplombe. *Deut. Zeitsch. f. Chir.*, fév. 1904, p. 419.

Monisset, Dangers de la suralimentation chez les tuberculeux. *Congr. de la tub.*, 1905.

Müller, XXXII. *Congress der deutsch. Gesellsch. f. Chir.* Berlin, 3 juin 1903.

Morgan, *The Medical Press and Circular*, 18 déc. 1872, 15 janv., avril 1873.

Nélaton (Auguste), *Recherches sur l'affection tuberculeuse des os*. Thèse de Paris, 1836.

Nélaton (Auguste), *Arch. gén. de méd.*, 1837, 2e s. XIII.

Nélaton (Charles), *Le tubercule dans les affections chirurgicales*. Thèse Agrég., Paris 1883.

Nové-Josserand, Spina-ventosa du 1er métatarsien : évidement et remplissage avec le mélange de Mosetig Moorhof. *Lyon Méd.*, 1908, CX, 1292. *Soc. Chir. de Lyon*, 12 mars 1908.

Nicaise, Type de tuberculose exclusive des os et des articulations. *Bull. Soc. de Chir.*, Paris 1886, p. 245. — *Ibid.* p. 246, obs. rapportée par M. Reclus.

Ollier, *Traité de la régénération des os*. Paris 1867.

Ollier, Recherches expérimentales sur les greffes osseuses. *Journ. de physiol. de l'homme et des anim.*, t. III, 1860.

Ollier, *Traité des résections*, Paris, t. II, p. 556, 1885.

Ortholan, *De quelques déformations consécutives au spina-ventosa*. Thèse de Paris, 1889-90, n° 109.

Parrot, Sur des altérations d'apparence strumeuse observées chez un enfant tuberculeux d'un an. *Soc. anat.*, t. VIII, p. 580, 1873

Parrot, Etude sur le spina-ventosa. Leçons recueillies par H. Martin. *Gaz. méd. de Paris*, 1880, p. 661, 667 et 674.

Petitjean (G) et **Chalier** (A), Les ostéites tuberculeuses des os longs de la main et du pied, spina-ventosa. *Gaz. des hôp.*, Paris 1907, LXXX, 51 et 55.

Petitpierre, *D'une forme particulière tuberculeuse d'ostéites diaphysaires chroniques de la clavicule*. Thèse de Lyon, 1890.

Perlis, *Contribution à l'étude du traitement des tuberculoses locales par la méthode sclérogène*. Thèse de Paris 1892.

Piéchaud (T.), *Précis de chirurgie infantile* (coll. Testut) 1898.

Phocas, Du spina-ventosa ; son traitement. *Gaz. des hôp.*, Paris 1892.

Phocas, Tuberculoses multiples chez les enfants. *Soc. Chir.* 1891.

Pierre, *Nature des maladies dites scrofuleuses.* Thèse de Paris, 1895.

Poncet, Art. aff. tub. des os, *Tté. Chir.* de Duplay et Reclus, t. II, chap. III, p. 770.

Poncet, voir note (3), p. 272.

Post, Lecture on certain morbid. affect. of Fingers, etc. *Med. Rec.*, t. II p. 201, New-York, 1867.

Princeteau, Périostite primitive aiguë du 2e métatarsien du pied droit. *J. de méd. de Bordeaux* XXXVII, 475, 1906.

Puyhaubert, Spina-ventosa, *J. de méd. de Bordeaux*, XXXII, 250, 1907.

Ranvier, Description et définition de l'ostéite, de la carie, et des tubercules des os. *Arch. de phys.*, t. I, 1868.

Ranvier et **Cornil,** *Manuel d'histol. pathol.*, 1869.

Reboul (J.), *Contribution à l'étude du traitement de la tub., des os, des articul. et des synov. tendin.; de l'emploi des antisept. et en part. du napht. camph.* Thèse de Paris 1890.

Redard (P), Radiothérapie dans les tumeurs blanches et les tub. osseuses. *Congr. de la Tub.*, Paris 1905.

Reichel, Tub. diaphysaires, *Arch. f. klin. Chir.*, 1892.

Renaud (A.), *Du plombage iodoformé des os (méthode de Mosetig-Moorhof).* Thèse de Lyon 1904.

Rendu (A), *Contribution à l'étude de l'oblitération des cavités osseuses et articulaires tuberculeuses, par le mélange de von Mosetig-Moorhof.* Thèse de Lyon, nov. 1910.

Rieder, Ueber Kombination von chronischer Osteomyelitis (Sp. v.) mit Lupus Pernio. *Forsch. auf dem. Gebiete der Röntgenstrahlen*, t. XV, f. 3, 2 juin 1910.

Robert (L.), *Des rayons Rœntgen en Méd. et en Chir.* Thèse de Paris 1897.

Robert, *Du spina-ventosa.* Thèse de Paris 1839.

Rognetta, Mémoire sur quelques maladies du système médullaire des os. *Gaz. des hop.*, nos 74 et suiv., Paris, 1841.

Rollier (de Leysin), Le traitement de la tub. chirurg., à l'altitude. *Congr. de la Tub.*, Paris, 1905.

Rollier, Statistique de la cure d'altitude et d'héliothérapie. *Congr. de Physioth.*, Rome, 1907.

Roussel (G. A.), *Contribution à l'étude historique et thérapeutique du spina-ventosa.* Thèse de Paris, 1897.

Sahut, *Essai sur la tuberculose de la diaphyse des os.* Thèse de Paris, 1902-1903.

Schmieden, Ueber plastichen Knochenersatz bei der Heilung der Spina ventosa und über die Enderfolge. *Deuts. Zeitschr. f. Chir.*, LXXV, 302-318, 12 rad., Leipzig, 1904.

Sédillot, *De l'évidement sous-périosté des os.* Paris, 1867.

Senn (N.), Osteomyelitis involving the Metacarpal Bone of the middle Finger. *Intern. Clin. Philad.*, I, 126, 1907.

Shermann, Reprod. de la phal. ung. entière du pouce par une greffe osseuse unique. *Pac. med. Journ.*, p. 357, juin 1887.

Siegel, Le spina-ventosa. *Trib. méd.*, 2e s , p. 391, Paris, 1906.

Steinmann, Spina ventosa. *Corr. Bl. für schweiz. Aerzte*, Basel, XXXVIII, 23, 1907.

Sterne, Drop Phalangette. *The Amer. J. of Orthop. Surgery*, t. VI, no 3, fév. 1909.

Taylor, *The Amer. J. of Syphil.*, janvier 1871 et in *Arch. gén. de méd.*, vol. II, 1871.

Teevan, Partial Necrosis of the Phalange. *The Lancet*, I, p. 639, 1864.

Terrillon, Spina ventosa. *J. des Prat.*, Paris, 1884.

Thevenot (L.) et **Patel** (M.), Ancienne tuberculose mutilante des doigts et adénite extra-axillaire. *Arch. prov. de Chir.*, p. 235, 1901.

Thiel, Osteoplasticher Ersatz einer Phalanx nach Exartikulation derselben wegen Spina ventosa. *Centralbl. f. Chir.*, XXIII, n° 35, 833-837, 5 fig., Leipzig, 1896.

Timann, *Beitr. z. klin. Chir.*, p. 189, 1902.

Unger, Inaug.-Dissert., Berlin, 1889.

Valette (L.), *Etude sur le spina-ventosa*. Thèse de Toulouse, 1894-95, n° 76.

Varraguien de Villepin, *Du spina-ventosa*, etc. Thèse de Paris, 1855.

Veluet, *L'aspect radiographique du spina-ventosa*. Thèse de Paris, 1909.

Vermont, *Recherches pour servir à l'étude de quelques tumeurs des doigts*. Thèse de Paris, 1855.

Verneuil, Gonflement fusiforme des doigts. *Bull. Soc. Anat.*, 1re s., t. XXIX, p. 337, Paris, 1854.

Vignard et **Mouriquand**, Tuberculose diaphysaire (spina-ventosa) des grands os longs. *Rev. d'Orthop.*, Paris, 1908, 2e s., IX, 481-504.

Vignard et Mouriquand, *Prov. méd.*, 1906.

Vilar, Tuberculosis del Metac. del Pulgar derecho. *Bol. mens. d. Col. de med. de Gerona*, VIII, 19, 1903.

Vincent (F.), Ostéopathies scrofulo-tuberculeuses. *Encycl. intern. de Chir.*, t, IV, p. 322, 1885.

Virchow, *Archives*, vol. XV, p. 240, Berlin, 1858.

Virchow, *Pathol. des Tumeurs*, trad. Aronssohn, 1869.

Voguet, *Contribution à l'étude de la dactylite strumeuse infantile*. Thèse de Paris, 1877.

Volkmann, *Handbuch der allgemeinen und speciellen Chir.* von Pitha und Billroth, t. II, ab. 2, p. 269, Erlangen, 1865.

Volkmann, *Congr. deut. Chir.*, 1885.

Ward, Acute Periostitis and Necrosis of Finger. *Trans. Path. Soc. Lond.*, t. II, p. 3, 1848.

TABLE DES MATIÈRES

Le Mans. — Imprimerie Monnoyer. — 1911.

ERRATA

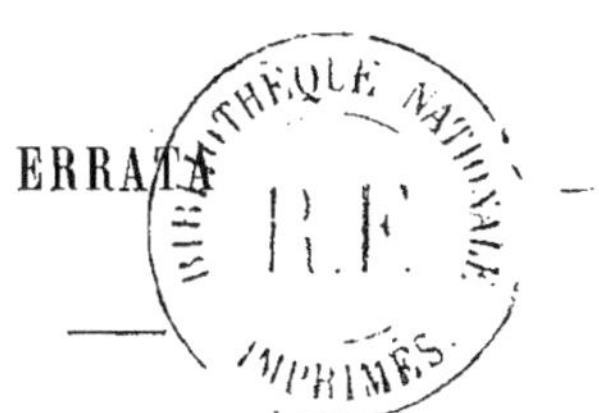
BIBLIOTHÈQUE NATIONALE R.F. IMPRIMÉS

lire : p. 12, ligne 25, *celles du poignet*, au lieu de celle du poignet.

— 28, ligne 18, *plus ou moins active*, au lieu de actif.

— 37, ligne 33, *évidement*, au lieu de évidemment.

— 41, ligne 21, *du tarse*, au lieu de tarse.

— 116, ligne 4, *extrémité supérieure*, au lieu de supérieur.

— 265, ligne 12, *infiltration marquée*, au lieu de marqué.

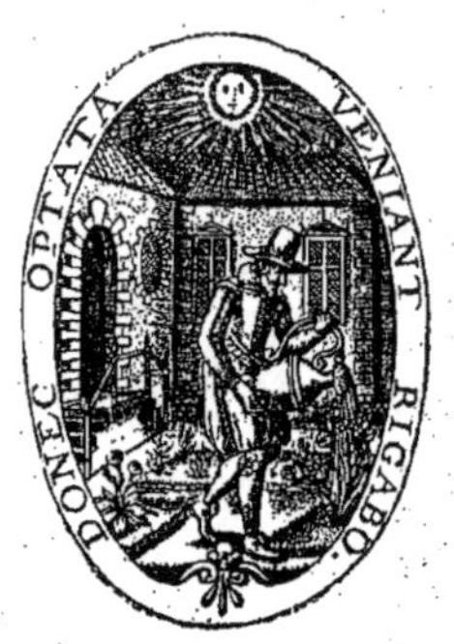

BIBLIOTHEQUE NATIONALE DE FRANCE
3 7531 02744407 5

www.ingramcontent.com/pod-product-compliance
Lightning Source LLC
LaVergne TN
LVHW051055060726
842525LV00003B/661